KB261297

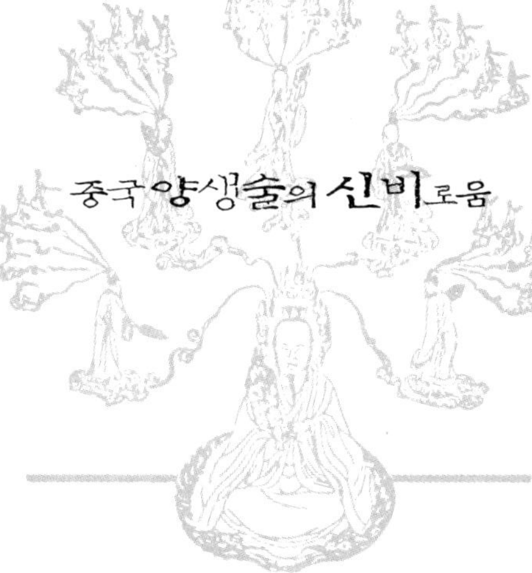

중국 양생술의 신비로움

중국 양생술의 신비로움

발행일 : 초판 2003년 3월 15일 | 지은이 : 치하오 | 옮긴이 : 정민성 | 펴낸이 : 김석성

펴낸곳 : 에디터 | 주소 : 서울시 서초구 양재동 371 희빌딩 502호 | 편집부 : (02)579-3315

영업·판매 : (02)572(3)-9218 | 팩스 : (02)3461-4070 | 등록번호 : 1991년 6월 18일 등록 제1-1220호

E-mail : editor1@thrunet.com

ISBN 89-85145-71-1 03510 | 값 20,000원

의술·무술·기공의 이해

중국 양생술의 신비로움

中國養生術 神秘

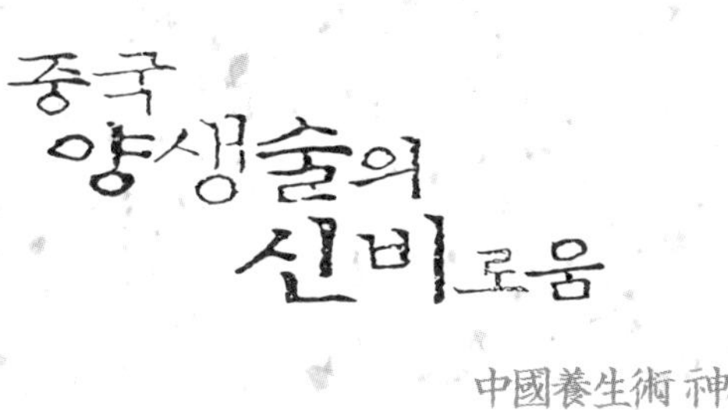
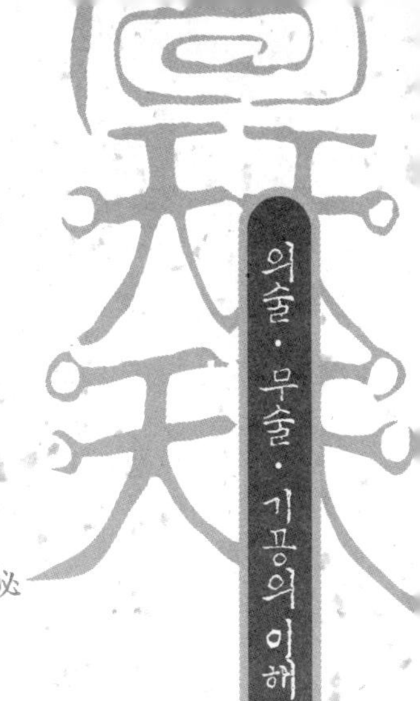

치하오 지음 | 정민성 옮김

에디터

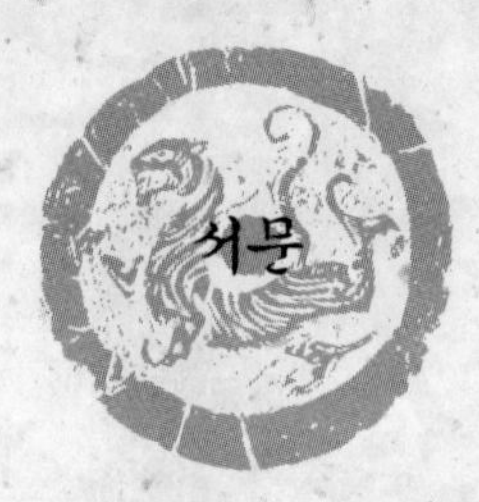

쳉 시더(程士德) | 북경중의학원 교수

중국의 의학과 약학은 위대한 보고(寶庫)이다. 그것은 각종 경험과 치료법이 수천 년래 근로 인민의 임상 실천 속에서 산생되어왔기 때문이다. 축유적(祝由的) 치료법에 관해 말한다면 일찍이 『황제내경·소문(黃帝內経·素問)』 이정변기론편(移精變氣論篇)에는 다음과 같이 기술하고 있다. "옛날의 치료는 오직 정(정신)을 옮기고 기를 변화시키는 축유가 있을 뿐이다." 후세의 오곤(吳昆)은 여기에 주석하기를 "고대에 다스리는 자는 그 정황을 분명하게 살펴서 병이 생긴 이유를 축설하고 병으로 치우친 바 있으면 그 승한 곳을 다스리고 그 생한 곳을 조화시킨다"고 했다.

이상에서 알 수 있는 것처럼 모든 축유요법에는 "마음의 병은 마음으로부터 다스려야 한다"고 하는 정신요법의 정의가 내재되어 있는 것을 알 수 있다. 더욱이 장개빈(張介賓·명나라 때 명의)은 "그 근본(병을 일으킨 정신적 요인)을 얻게 된다면 치료할 수 있는 방법이 있다. 그러므로 그 싫어하는 바를 살피고, 그 사모하는 바를 살피고, 그 승하는 바를 살피고, 그 생하는 바를 살핀다면 치료해서 효과 없는 것이 없다. 근대에 혹세무민하는 부류를 동일하게 말할 수가 있을까" 하고 말했던 것이다. 이것은 축유요법의 임상적 의의를 지적하고 있는 것뿐만이 아니고 「내경」에서 말하는 축유요법과 "근대에 세상을 현혹시키며 백성을 속이는 부류"인 부적이나 주술 따위의 미신적인 치료법과는 동일한 이야기가 아니라는 것을 지적하고 있다.

오늘날 중의(중국의학) 임상에서도 동일하게 정신요법 및 암시요법 등을 응용해서 환자의 정신 상태를 변화시켜 혹종의 질병을 치료한다고 하는 목적을 달성하는 경우가 있다. 이것은 「내경」에서 말하는 "정신을 옮기고 기를 변화시킨다"고 하는 의학사상에 그 근원을 갖고 있는 것이다.

진·한에서 당·원에 이르기까지 역대의 궁정에는 축유전문과가 설치되어 있었다. 축유적 치료법은 그러한 실천 속에서 끊임없이 발전하고 그 내용을 풍성하게 해왔다. 그러나 고대 의학으로부터 발전한 하나의 유파이면서 임상요법의 하나이기도 한 축유는 애석하게도 근대에 이르기까지 계통적으로 정리, 해명된 일이 없었고 「내경」에서 일깨웠던 것은 이렇게 해서 매몰해버렸던 것이다.

중의학원의 치 하오는 고대의 의학 문헌 연구에 힘을 기울여 여러 해를 걸려서 「중국 양생술의 신비로움—의술·무술·기공의 이해」을 저술해냈다. 이 책은 중의학과 축유요법의 원류 및 발전, 그 역사적·문화적인 배경과 변천 등을 계통적으로 고찰함과 동시에 고대의 축유요법 형식, 내용, 경험, 방법, 그 대표적 인물 등을 소개하고 있다.

그 내용은 광범하여 중의의 양생, 치료, 침구, 안마, 도인(導引), 기공, 심리요법 등의 각 방면에 이르고 있다. 아울러 하많은 고대 및 현대의 관련 자료를 인용하고 중국과 서양 의학의 특징을 비교해가면서 역사적 유물주의 입장에서 몇 가지 관점과 시점을 제기하고 있다. 또 이 책에서는 축유요법이 역사적인 조건에 따르는 한계와 부족한 부분, 잘못

된 점도 지적해놓고 있다. 이 책에서 인용한 자료는 매우 광범하다. 거기에는 고대 의학의 경전을 비롯해서 각종의 고전 및 제자백가의 저서 등을 포함하고 있다. 그것은 임상에 종사하는 의사 및 중의 연구가들에게 많은 편의를 제공해줄 것이다. 특히 근래 수년 동안 크게 발전해오고 있는 의료심리학에는 더없이 중요한 의의를 갖는 것이라 믿는 바다.

이상이 이 책을 광범한 독자에게 추천하는 까닭이다.

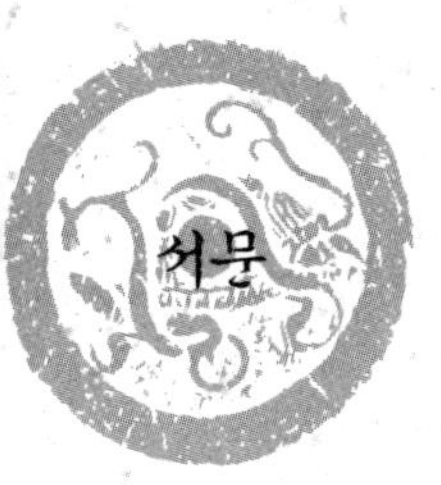

쏭 티엔빈(宋天彬) | 북경 중의학원 기공교연실 주임

치 하오는 중국 중의연구원 의사문헌연구실 연구생반을 졸업하고 수사학위를 취득했다. 그는 근면성실한 노력가로 광범한 자료를 섭렵하며 끊임없이 연구해서 기공의 문헌과 정보에 관해 다대한 공헌을 하고 있다. 최근 그가 『중국 양생술의 신비로움―의술·무술·기공의 이해』의 원고를 보여주었다. 그것은 내가 지금까지 연구해본 일이 없는 분야인데도 깊은 흥미를 느끼게 했다. 이 원고를 누구보다 먼저 읽게 된 것을 참으로 기쁘게 생각한다.

의술과 무술(巫術), 흔히 말하는 샤머니즘과의 관계란 조금은 미묘한 과제인데 그것을 섭렵한 사람은 아마도 지금까지 없었다고 생각한다. 우리들은 기공을 연구하는 과정에서 이 무술의 문제를 피할 수는 없다. 기공은 이미 무술이라고 하는 미신의 수렁에서 빠져나왔다고 표현하는 것만으로는 아무래도 설득력이 없다. 의술과 무술과의 관계는 어떻게든 역사적, 전면적으로 분석하지 않으면 안 된다. 그렇지 않고는 무술과 미신이 왜 민중 속에 깊이 뿌리를 내리게 되었는가? 그리고 오늘날까지 연면하게 성행하고 있는가를 도저히 해석할 수 없는 것이다.

작금에 와서는 기공이 붐을 일으키고 있다. 고대의 무술과 종교적 미신은 사람들의 흥미를 크게 끌고 있다. 상황에 따라서는 자태와 형식을 변화시켜서 시체를 빌려 혼을 되돌린다는 일이 없다고 할 수도 없다. 과학과 미신은 양립할 수 없지만 단순한 부정은 과학적인 태도라고 할 수 없다. 역사를 승인하고 현실을 정시해서 많은 양의 자료를 토대로 깊이 있는 연구를 하지 않으면 안 될 것이다. 치 하오의 내용 풍부한 원고를 보면서 자신의 역부족을 통감하게 된다. 짧은 시간 동안에 일독한 것뿐이지만 저자의 끈질긴 정신에는 그저 감동할 따름이다.

하나의 역사적 과제를 이처럼 다방면에서 자료를 수집, 인용해서 계통적·전면적으로 논술한다는 것은 태산에 오르는 일만큼이나 어려운 일일 것이다. 실로 많은 연구 가치가 있는 사료를 내용적으로 깊이 파헤쳐 이해하기 쉽도록 표현해 사람들 앞에 계통적, 그리고 전체적으로 드러내놓고 있다. 이것은 선구적인 의의를 갖는 작업인 것이다.

무술에 대한 견해로는 이를테면 주어(呪語), 무금(巫禁), 무전(巫篆), 무고(巫蠱), 법술, 상술, 점성술 등이 있는데 그것들은 현대의 의학, 심리학, 천문학, 지리학, 생물학, 문학, 사학, 철학 등의 방면에서 옳고 그른 것을 검토하지 않으면 안 되는 것이다. 그렇게 하고서야 비로소 미신의 옷을 벗기고 가치 있는 내용을 발견할 수 있는 것이다.

치 하오의 대담한 시도는 그렇게 하기 위한 기초적인 제일보의 작업이며 각 방면의 연구자들에게 유익한 역사적 문헌과 자료를 제공해주는 것이기도 하다. 아울러 그것은 각 계층의 광범한 독자들에 대해서 중국의 역사와 문화를 알 수 있는 절호의 문을 열어놓은 것이기도 하다. 식사나 차를 마신 뒤 여가 시간을 활용해 이 책을 읽는다면 지식을 중시함과 동시에 흥미진진한 양서가 될 것이다. 여기에서 전개되고 있는 많은 관점은 사람들을 사색하도록 권장하고, 혹은 그것을 위한 암시를 제공해주는 것들이다.

　　지금까지 잡지, 혹은 일부 학술 간행물에 이와 같은 명제를 다룬 글이 몇 편 발표된 일이 있다. 그러나 계통적인 전문서로서는 이 책이 최초의 것이리라고 단정한다. 따라서 그 내용에 미비한 점이 있다고 할지라도 그것은 어쩔 수 없는 일이다. 만사가 다 그러하듯이 출발이 어려운 것이다. 출발한 뒤에 한 걸음 한 걸음 앞으로 나아가며 발전해갈 수 있는 것이다. 이 책을 독자들에게 추천함과 동시에 저자의 과학 연구가 더욱더 풍부해지고 더욱 훌륭한 작품을 세상에 내놓게 되기를 기원한다.

차 례

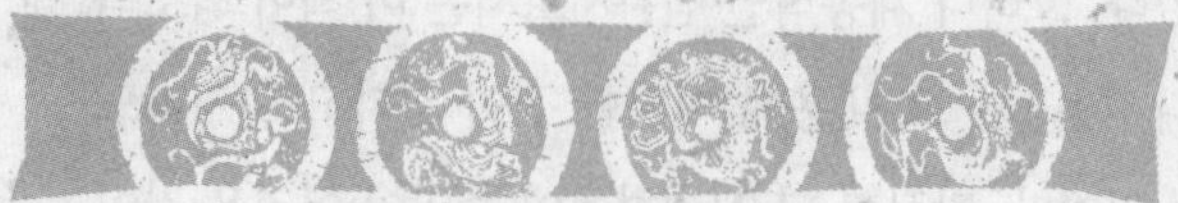

서장

제1장 의술의 기원은 무(巫)에 있다

제2장 무술과 의술의 세계관

제5장 의학에 있어서의 무

제6장 역사상의 무의

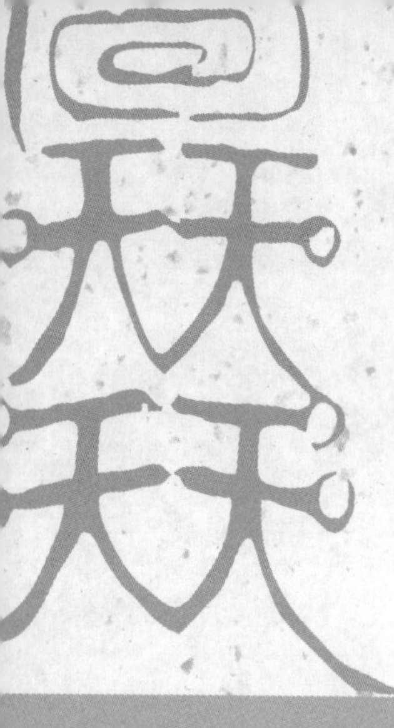

인간의 영혼에 관한 설은 어떻게 해서 생겨난 것일까? 태곳적부터 오늘에 이르기까지 사람들이 논해온 귀신은 어떻게 인간의 의식 활동을 지배해왔을까? 질병의 원인은 귀신으로 인한 것일까? 아니면 외부 환경과 사람들의 생체와의 상호 작용으로 인한 것일까? 또한 귀신을 쫓아버리는 것이 질병을 치료하고 예방하는 데 필요한 것일까? 기공은 무술인가, 의학인가? 인체에는 특이하면서 신비한 힘이 존재하는 것일까? '신령 현상(神靈現象)'은 어떻게 해석해야 할 것인가? 죽음이 찾아오는 것을 먼저 다루는 것은 고대의 신선술과 관계가 있는 것일까? 의학과 무술은 내용과 형식에 있어서 어떠한 관계가 있는 것일까? 인류는 어떻게 해서 정신과 육체의 고통에서 헤어나고자 했을까……?

중국의 전통적인 의학과 고대의 무술은 이상에서 본 문제에 관해서 수천 년에 걸친 발전사 속에서 나름대로의 답을 내놓고 있다. 이 책에서는 그것들을 독자의 눈앞에 펼쳐놓고 그들 상호 관계의 변화와 오늘날에 이르기까지 끼친 영향을 검토해보고자 한다. 물론 '의(医)'와 '무(巫)'라고 하는 핵심적인 문제에 관해서 논술하겠지만 그것은 또한 고대의 기공학과도 밀접한 관계를 갖는 것이기 때문에 이 책의 이름을 '중국 양생술의 신비 — 의술·무술·기공'이라고 하고자 한다.

서 장

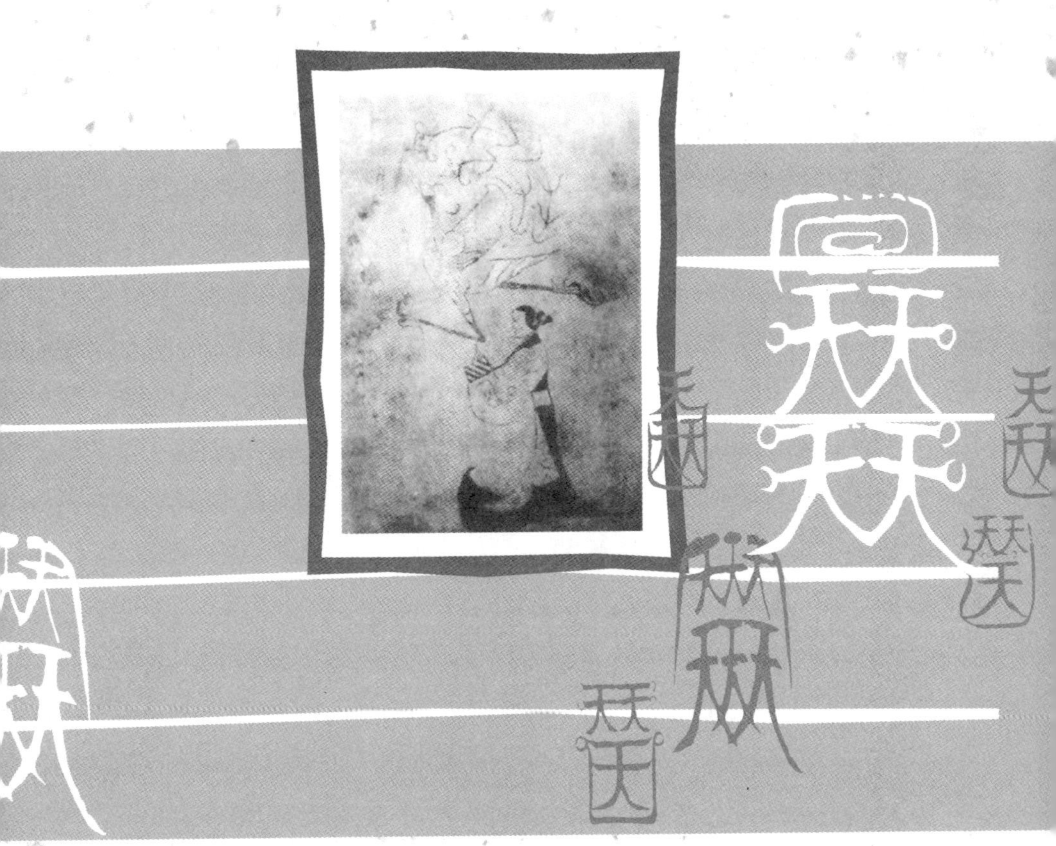

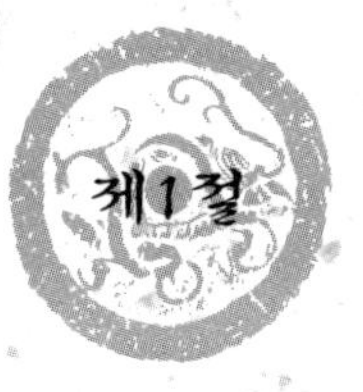

무의 탄생과 그 존재

인류의 조상은 자신들을 둘러싸고 있는 열악한 환경에 대해 공포와 곤혹을 세차게 느낄 때가 많았다. 그때마다 그들은 모두가 신령에 의해 만들어진 것이라고 생각하였다.

한나라 때 왕부(王符)는 『잠부론』(潛夫論)에서 "천지가 개벽해서 신과 사람이 생겨났다. 사람과 신은 맡은바 업(業)을 달리하여 정기를 통하게 했다. 실행함을 부르고 천명을 따르는데 하늘은 길흉의 때를 헤아리기 어려웠다. 성현은 살필지라도 홀로 멋대로 하지 않았다. 그러므로 복서(卜筮)를 세워서 신령에게 물었다"고 하고 있다. 고대 사람들의 생각에 따르면 생사, 길흉, 화복, 질병 따위 일체의 변화는 모두 신령에 의한 것이었다. 천기를 예지하기 위해서는 인간과 신령의 사이에서 소식을 전해줄 수 있는 중개자가 필요하기 때문에 복서에 의해서 신의 의사를 인간에게 전해주게 되는 것이다.

이리하여 무(巫)라고 하는 먼 옛날의 영혼적 존재가 필요에 의해서 생겨나게 된 것이다. 그러나 무는 단순한 연결자 역에 만족하지 않고 자신이 일종의 특수한 능력, 즉 신기한 힘을 빌려서 귀신을 항복시키고 사람을 위해서 재난을 털어내는 힘을 갖고 있다고 역설했다. 이것이 무술(巫術)인 것이다.

인간은 귀신을 창조하고 귀신은 또 무격(巫覡), 즉 샤먼을 탄생시켰다. 무격은 무술을 만들어내고 무술은 또 귀신을 제약한다. 이와 같이 연쇄적으로 순환하는 상호 제약 관계를 통해서 사람들은 심신의 자유를 속박하고자 하는 마귀의 영향에서 벗어나 한 가닥 환상적인 피난길을 발견해낸 것이다.

무술(샤머니즘)은 낮은 생산력을 기초로 해서 예전의 종교적인 색채를 농후하게 띠고 있는 원시인의 의식이다. 무의 출현은 인간의 외부 세계에 대한 본능적인 의식의 반영이며 일종의 심리적인 '승리감' 의 표현인 것이다. 그것은 자연을 지배하고 싶어하는 조상들의 욕망을 '만족' 시킨 결과이기도 하다.

무는 인류 문화의 초기 과정에 있어서 필연적인 현상이요, 인류 자신이 생명에 관한 지식을 결여하고 있었던 것과 그 답을 찾는 강한 소망을 반영한 것이다. 이러한 이유에서 신령 현상의 연구는 사람들에게 있어서 심리상의 억압을 드러낼 필요불가결한 것이 되었다.

1734년부터 1815년에 걸쳐서 오스트리아 의사 F. A. 메스머는 '동물자기' 이론을 창출해냈다. 그것은 서양 강신술(降神術)의 선두주자가 되었다. 동물자기 이론은 18세기 말까지 널리 퍼졌었다. 19세기 초 오스트리아의 의사 F. J. 가르는 속류 유물주의 이론인 골상학을 창출했다. 그것은 두개골의 외형에 따라서 그 사람의 심리적인 특징을 판단할 수 있다는 것으로 강신술에 이론적 근거를 제공했다. 19세기에 들어와서 40년대(1848년)에는 미국의 뉴욕 주 하이스빌 촌에 사는 폭스 가의 세 자매가 가구를 두들기는 따위 물리 현상을 이용해 자신들 가족 중 죽은 자의 영혼과 정보를 교환했다고 해서 당시에 큰 사건이 되었다. 이 사건 덕분에 유럽에서는 심령학, 샤머니즘, 초심리 현상 등을 연구하게 되었다. 1882년 영국에서 최초로 심령연구회가 발족하고 『영학가(靈學家)』라고 하는 강신술사를 위한 주간지를 발간하게 되었다. 그로부터 1백 년 동안 이 방면의 연구는 왕성하게 행해지며 시들 줄을 몰랐다.

엥겔스는 『자연변증법』 속에서, 베이컨과 뉴턴 및 다윈과 동시에 종의 자연 선택에 의한 변이 이론을 제출한 우수한 과학자 오 레스까지도 무술과 신령관에 대해서 매우 흥미를 갖고 있었다(그것은 분명 일종의 의학적인 목적을 갖는 것이다)고 지적했었다. 저 유명한 프란시스 베이컨도 이전에 자신의 경험을 귀납한다고 하는 새로운 방법을 응용하는 것에 의해 장생(長生)을 한다든가, 어느 정도의 회춘을 한다든가, 용모를 바꾼다든가, 삶을 바꾼다든가, 신종을 창조한다든가, 바람을 일으켜 비를 내리게 하는 힘을 갖게 된다든가 하는 것을 갈망했다. 그는 이러한 연구가 사람들로부터 평가되지 않는 것을 유감으로 여기고 자연사에 관한 저작 속에서 연금술과 기적을 완성하는 방법에 관해서 기술했었다. 마찬가지로 아이작 뉴턴도 만년에 「요한복음 묵시록」 해석에 몰두하고 유오네스는 공공연하게 "나는 이 문제(심령 현상에 관한 것)에 비상한 관심을 갖고 있으며 공들여 연구하고 싶다"고 표명했었다.

중국에서도 근년에 사람들은 무술 및 현대 과학 이론으로는 설명할 수 없는 기이한 현상을 단순하게 부정한다고 하는 과거의 태도를 바꾸었다. 기공 붐에 의해서 야기된 초능력(특이공능)에 대한 연구는 이미 전국적인 규모로 전개되고 있으며, 적지 않은 성과가 나타나고 있다. 이는 흥미를 갖는 사람들이 나날이 증가하고 있으며 중국의 무술에 관해서도 연구할 필요가 있음을 반증하는 것이다.

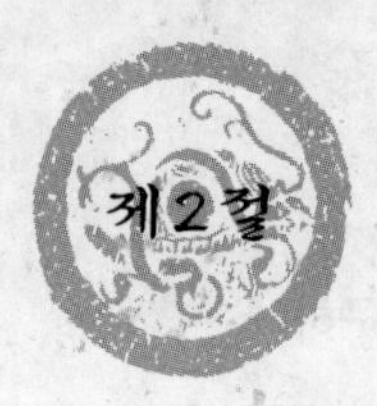

무의의 존재와 그 역사

중의학(중국의학)은 중국 인민이 오랜 기간에 걸쳐 질병과 싸우면서 쌓아온 임상 경험의 결정체이다. 그것은 의약이라고 하는 수단을 통해서 인체에 내재하는 메커니즘을 조정하고 자연스런 저항력을 회복시켜 사기를 몸 밖으로 내쫓음으로써 질병의 발생과 진행을 조절하는 것이다. 중의학의 질병에 대한 치료 효과, 그 합리적이고 과학적인 특성은 이미 역사와 과학적인 연구에 의해서 증명된 지 오래다. 그러나 의학의 발생과 발전은 그렇게 순조로운 것은 아니고 중국 전통문화의 일부분으로 의학의 사상 수준은 언제나 사회의 생산력 수준에 제약당해왔다. 무의(巫醫)의 존재는 틀림없이 이 같은 사실을 드러내고 있다.

귀신 숭배의 시대에는 일체의 사건은 무의 형식을 채택하고 있었다. 질병은 귀신의 사수 또는 조상이 준 벌의 결과라고 보고 기도, 제사, 저주 따위가 질병을 치료하는 주된 방법이었다. 그것은 또 '축유(祝由)'라고도 불렸다. 이를테면 『소문』의 이정변기론편에는 "옛날 사람들은 금수와 함께 자연 속에 살았으며 추울 때는 몸을 움직여 따뜻하게 하고 더울 때는 그늘에서 더위를 피했다. 안으로는 육친간의 감정의 얽힘도 없고 밖으로는 입신출세의 욕망 따위도 없었다. 이와 같이 소박하고 욕심 없는 삶에서는 사기(邪氣)가 깊이 침투할 수가 없다. 그러므로 독약을 써서 그 안을 다스릴 것이 없고, 침석(針石)을 이용해 그 밖을 다스릴 필요가 없었다. 그러므로 정신을 집중해서 축유를 할 뿐이다"라고 했다. 『세본(世本)』에서는 옛날 사람들이 행한 '축유' 의 기적에 관해서 말하기를 그 위력에 의해서 수목을 말라죽게 하고, 공중에 나는 새를 떨어뜨리기도 했다고 했다. 『설원』에는 태곳적에 묘부(苗父·무의의 한 사람)가 풀과 나무로 작은 개의 모습을 만들어 그것으로 질병을 치료하는 방법에 관해서 기술하고 있다. 『논어』에도 '무의' 라고 하는 이름이 나타나는데 이 무의는 실제로는 당시의 무술 문화의 토양 속에서 생겨난 기생물이다. 그 뒤 『산해경』에는 무사가 산에 올라가 약초를 채취하는 것을 묘사하고 있는데, 이는 무의가 이미 의약 기술을 부분적으로 습득하고 있었다는 것을 증명한다.

춘추시대 초기에는 전문적인 의자(醫者)가 나타나는데 그 영향은 아무래도 무를 넘어설 수가 없었다. 이를테면 『사기』 편작전 속에는 환자가 무를 믿은 나머지 의술을 믿으려 하지 않아 편작의 치료를 받아들이지 않고 마침내 죽어버렸다는 기록이 있다. 서한의 저서 『오십이병방』(근래에 중국 호남성 장사에서 출토)에도 역시 축유로 질병을 치료한 많은 기록이 있다. 동한의 장중경(張仲景)은 무를 중히 여기고 의를 가볍게 여기는 당시의 폐습을 맹렬히 비판했었다. 서한에서는 '상술(관상술)' '구궁' (제3장 4절 참조), 그 뒤의 장각 및 관로의 '복서풍각(서죽으로 치는 점)' 따위의 술은 모두 의학에 반영되고 있다. 『황제내경·영추』 구궁팔풍편에서는 '구궁팔풍(九宮八風)' 에 의한 도점(제3장 4절 참조)과 사계의 질병 치료와의 관계에 관해 논하고 있다. 『사기』에서는 편작이 제환공의 얼굴색을 살피고 죽을 때를 예측했다고 사마천은 기술하고 있다. 위·진 남북조시대 갈홍(葛洪)과 도홍경(陶弘景)은 부록으로 귀신을 제압하고 그것으로 질병을 치유하고 그에 따르는 내용을 더욱 발전시켰다. 수·당 시대에는 의학의 전문서로서 『천금방(千金方)』 『외대비요(外坮秘要)』가 저술되었다. 거기에 제기된 '금병법'에는 분명히 무술로써 질병을 치료하는 방법이 적지 않게 포함되어 있다. 그 밖에 풀로 만든 인형을 침으로 찔러서 귀신병을 치료한다고 하는 전승도 있다. 궁정의 병원에서는 '축금과'가 설치되었으며 송나라와 명나라 때에도 축금과가 있었다.

또 침구학에서 말하는 인신 및 귀신을 피하는 금시(禁時), 금위법(禁位法)은 청나라 때에 이르기까지 상당한 영향력을 갖고 있었다. 청나라 때 전겸익(錢謙益)은 의사 유창(喻昌)의 저작 『상론편』 서문에서 "이른바 천·지·인을 통하는 자는 의와 무뿐이다"라고 기술하고 있다. 이와 같이 중국의 역사를 조사해보면 그 어느 때에도 정도의 차이는 있지만 무와 의가 존재했으며 그 시대에 따라 특징적인 내용을 갖고 있었다. 무술적인 색채를 띤 의학 이론과 그 형식은 어느 정도 중의학의 체계 속에 들어 있으며 특히 기공학은 특출한 것이다.

요컨대 중국의 전통 의학과 고대 무술의 탄생은 각각 질병에 대한 인식이 한쪽은 무신론, 다른 한쪽은 유신론이라고 하는 관점에 기초하고 있었으나 이 구별은 상대적인 것으로서 발전 과정 전체적으로 볼 때 초기에는 의와 무가 혼재해 있었으며 중기와 후기에는 양자가 서로 경쟁하면서, 서로 이용하고 화합하고, 서로 침투해서 합일하고 있다. 그러므로 양자를 잘라 분리하는 사고방식은 객관적인 견해가 아니다.

의와 무의 관계가 이처럼 긴밀해진 것은 양자가 중국의 사회적·문화적 배경과 중국 의학의 발전 수준에 의해 결정된 것이기 때문이다.

첫째로 중국 의학은 원시 사회에서는 무속 문화의 환경 속에서 차례로 발생하여 발전하면서 완성된 것으로서 불가피하게 '무'의 낙인이 찍혀 있는 것이다. 둘째로 고대 중국인의 사회 의식은 실제에 있어서는 유신론과 무신론이 어느 정도 조화를 이룬 가운데 산생된 것이며, '천인합일'(天人合一)이라고 하는 철학사상의 영향을 받아 사람들은 종종 그 사회관을 의학에 이입했으며, 그 결과 무술이 의학 속에 존재할 수 있게 되었다. 셋째로 전통 의학은 예로부터의 경험 의학인데 중의학의 이론은 종종 그 시대의 임상 실천을 따라갈 수가 없었다.

따라서 당시 의학 이론으로 설명할 수 없는 혹종의 문제 및 현상에 대해서는 무술에 맡길 수밖에 없었다. 그리고 문화 수준이 낮은 민중 사이에서는 의학이란 아슬아슬한 경험에 지나지 않았으므로 완전한 과학 이론을 형성하고 있지 않았다. 그 때문에 무술적 요소가 용이하게 혼입해 들어갈 수 있었으며, 그리고 그것이 민속 및 습관과 결합하면서 곧 완강한 세력이 되었던 것이다. 넷째로 초기 의학은 무술의 형식을 갖추고 있었다. 무술 속에는 약을 사용하는 지식 및 기공 등 의학적인 내용이 적지 않게 포함되어 있었다. 또한 무술 자체에도 정신암시법 및 최면법 등 질병을 치료하는 방법이 어느 정도 들어 있었다. 따라서 무의란 무 및 의의 질병 치료를 합일시킨 것이며 양자의 내용의 상관성에 따라서 양자의 '친화력'이 증강된 것이다.

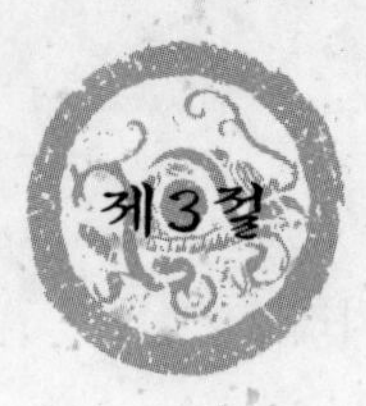

중국의 의술 및 무술을 연구하는 뜻과 목적

무술 속에 존재하는 중의학의 내용, 그리고 중의학 속에 존재하는 무술의 내용에 관해서는 오랜 세월 동안 객관적으로 논의된 일이 없었다. 수많은 저술(대부분 의학 전문서)에서는 겨우 '무와 의의 투쟁'이라고 하는 1절 속에서 의학이 무술에 승리했다고 결론을 내리고 있을 뿐이었다. 그것도 몇 줄밖에 안 되는 기술로 깊이 파고드는 논술을 기피하고 있는 것이다. 그리고 '의학'과 '무술'의 투쟁에 관해서만 다루고 있을 뿐 양자의 공존에 관해서는 언급하지 않았다. 즉 '의가 무에 승리했다'는 것만 논할 뿐, 때로는 무술이 의학을 압도했던 일에 대해서는 다루고 있지 않다. 다시 말해서 간단하게 '무의(巫醫)'의 존재를 논했을 뿐 그 존재의 역사 및 사회적인 원인에 관해서는 분석하지 않았다. 또 한편 그것은 어떤 일부의 입장에 선 견해이기 때문에 역사적 사실이 왜곡되어 있기도 하다. 그런데 사람들은 이 문제를 감히 연구하려고 하지 않았으며 또한 대부분의 사람들은 이 문제를 도외시해버렸다. 그러나 중국의 의와 무 사이에는 극히 풍부하게 상관하는 내용이 있으며 나아가 고대 중국의 심리, 의학, 철학, 정치, 민속, 기후, 천문력법 등 많은 분야에도 관련하고 있는 것이다. 현재 외국의 일부 유명한 중국 연구자는 이미 중국 의학과 무술의 상관 문제에 신경을 쓰며 연구하고 있다.

이를테면 미국의 학자 시빈(Nathan Sivin)은 이미 「중국의 전통 예의로 질병을 치료한다」는 논문을 썼으며 『도교와 과학』 『중국 연단술의 초보적 연구』 등의 저서도 내놓았다. 그리고 그 저서들에서 그는 고대의 무술과 중의 치료의 관계 등에 관해서 논술하고 있다. 또 독일의 유명한 중국 연구가 운슐트(Paul Unschuld) 교수는 『중국 의학-사상사(*Medicine in China, a History of Ideas*)』를 미국 캘리포니아 대학에서 출판했다. 그 책 속에서 그는 중국 의학을 역사적인 시기에 따라서 점복치료학, 무술치료학, 종교치료학(또는 종교의술), 실용약물치료법, 불교의학, 정체(整體)상관의학, 서양현대의학이라고 하는 7개 계통으로 분류하고 있다. 그 가운데 3개 계통에서 무와 의의 관련에 관해 논하고 있는데 전문적 연구가 아니므로 그다지 자세하지는 않다. 따라서 지금까지 중국의 의와 무에 관한 전문적인 저서는 아직 없다.

이상과 같은 상황에서 이 책의 목적은 중국의 의와 무의 문제를 고대 사회의 발전하는 역사적인 배경을 더듬으면서 생각하고, 의와 무의 상관 관계를 객관적으로 해명함으로써 무술이 중국 고대 의학에 끼친 영향을 탐구하고자 한 것이다. 또 고대 무술과 중국 의학과의 관련을 발굴하며 고대의 무의 활동의 형식과 내용, 그 대표적인 인물을 소개함으로써 염제 및 황제의 자손인 중국인이 심신의 고통으로부터 빠져나가기 위해 경험한 곤란을 일보전진해서 분명하게 하고 싶었다. 그리고 '기왓장을 주고 구슬을 얻는다' (새우로 도미를 낚는다)는 심경으로 국내외 뜻있는 분의 관심을 끌어 이 문제를 공동으로 토론하여 관련이 있는 갖가지 문제와 현상이 빠른 시일 안에 밝혀지기를 기대하는 바다.

이 책은 북경중의학원 교수 쳉시더(程士德) 선생, 동학원 기공연구실 주임 쏭 티엔빈(宋天彬) 조교수께서 심사 열람해주시는 영광을 입었고 또한 선생으로부터 이 책의 서문을 받았다.

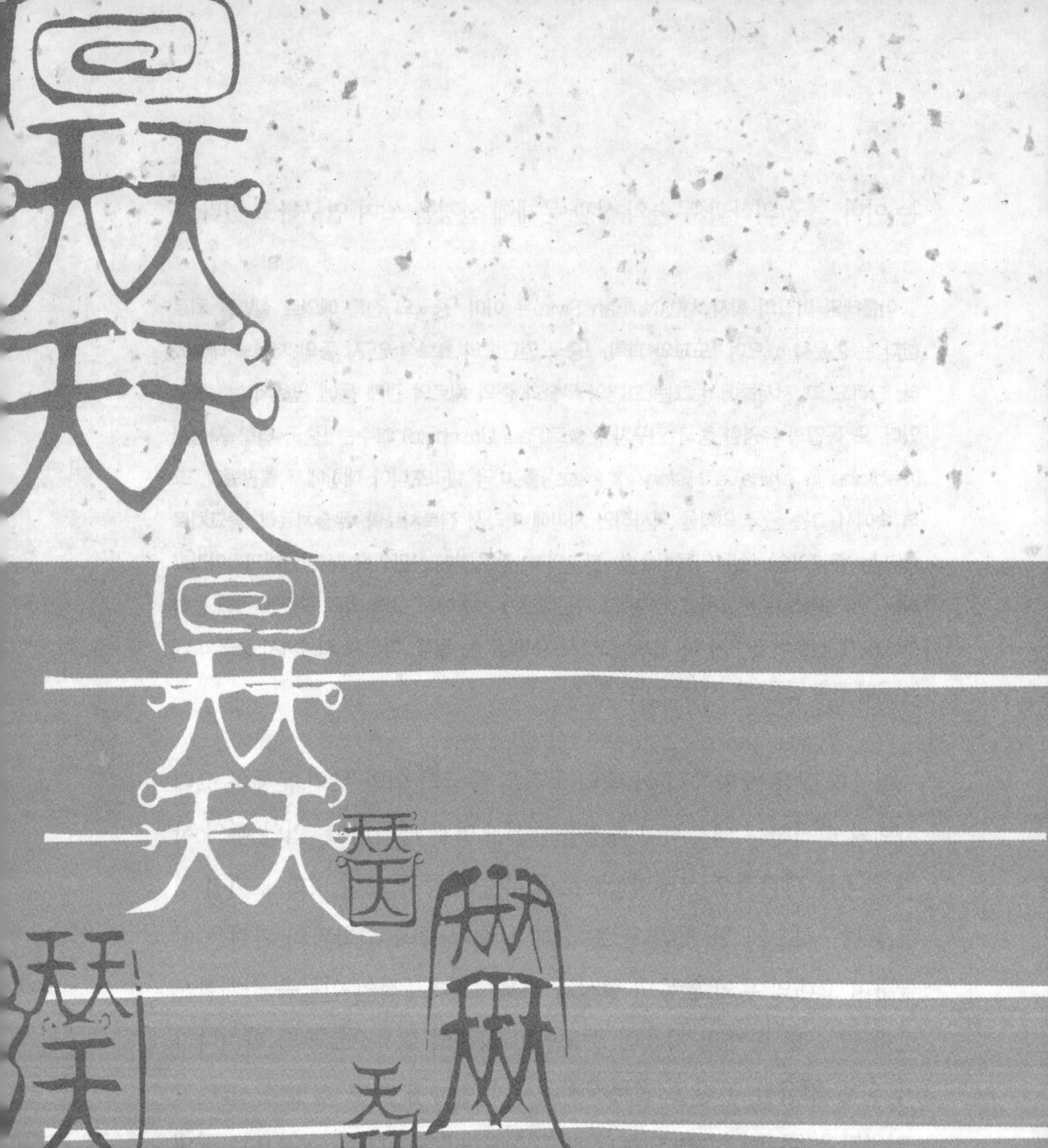

의술의 기원은 무(巫)에 있다

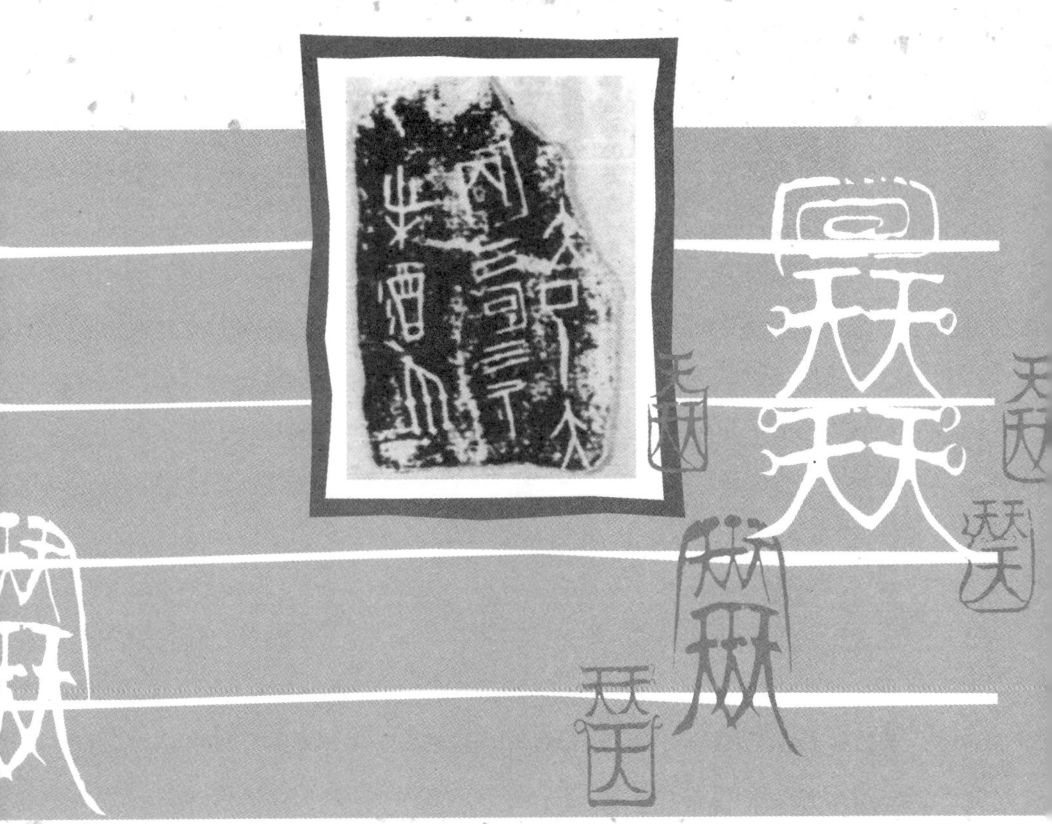

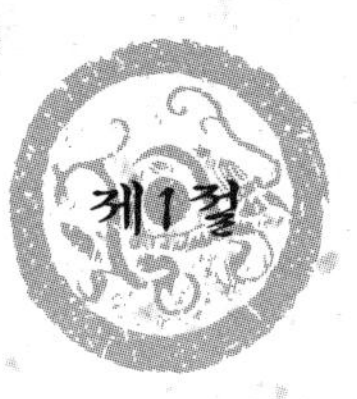

무의 기원 및 개념

– 무(巫) · 공(工) · 축(祝) · 격(覡) 및 기타

천지가 개벽하여 신과 민이 있게 되고, 민과 신은 맡은바 업을 달리해서 정기를 통한다. 행을 부르고 명을 따르는데 하늘은 길흉의 때를 헤아리기 어려웠다. 성현은 살필지라도 혼자 전횡하지 않았다. 그러므로 복서를 세워서 신령에게 물었다.

— 왕부(한), 『잠부론』 복열

'무(巫)'라고 하는 글자는 종종 신비적인 색채를 띠고 불가사의한 의미를 갖고 있다고 여겨진다. 그것은 까마득히 먼 옛날 희미하게나마 사회적인 존재로 시작한 이래 인간 생활의 구석구석까지 파고들어온 것이며, 원시인이 사유하는 개개의 세포에까지 침투해온 것이다. 그러나 사실 그것이 특별하게 신기한 것은 아니고 다만 인간이 무의 발생과 발전의 전 과정을 신중하고 깊게 고찰하지 않았을 뿐이다.

무의 기원은 먼 옛날 인류가 자연 현상 및 인체 자신에 대해서 원시적인 인식을 가졌던 시점으로까지 거슬러 올라간다. 그것은 인류가 인간과 또 다른 인간, 혹은 외부 세계와의 사이에 존재하는 어떤 종류의 대응 관계를 증명하기 위해 만들어낸 것으로서 중간 매개물인 것이다. 이 점에 관해서 엥겔스는 다음과 같이 명확하게 밝히고 있다. "태곳적

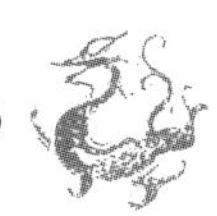

사람들은 자신의 신체 구조에 대해서 전혀 알지 못했었다. 그런데 꿈에 나타난 영향을 받아서 다음과 같은 관념을 만들어냈다. 즉 그들의 의식과 감각은 자기 자신의 신체 활동이 아니고 그 신체 어딘가에 깃들어 있다가 마침내 사람이 죽게 되면 바로 신체를 떠나버리는 일종의 독특한 영혼의 활동인 것이다. 이때부터 사람들은 이 영혼의 외부 세계에 대한 관계를 생각하지 않으면 안 되게 되었다. 육체가 죽을 때 영혼이 그 육체를 떠나서 삶을 계속하게 된다면 영혼 자신의 죽음이라고 하는 것은 생각할 이유가 전혀 없을 것이다. 거기에서 영혼의 불사(不死)라고 하는 개념이 생겨났다……."(『포이엘바흐와 독일 고전철학의 종언』) 이처럼 사람들은 불멸의 영혼이 육체를 떠난 뒤 귀신이 되어 인간의 생명 활동에 영향을 준다고 생각했던 것이다.

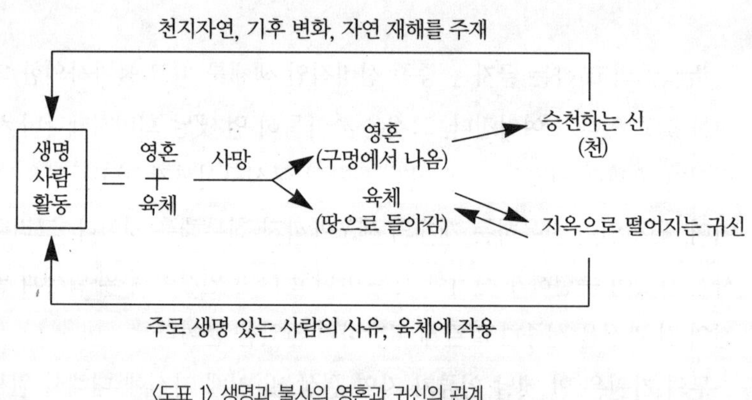

〈도표 1〉 생명과 불사의 영혼과 귀신의 관계

위 도표에서 귀신은 영혼이 존재하기 때문에 형식을 제공하고, 영혼은 귀신이 출현하기 때문에 기초를 제공하고 있다. 이것은 원시인의 의식 속에 있는 좋은 상대의 '음물(陰物)'인 것이다. 영혼은 자연의 기후 및 지리적 변화를 장악하는 신통력을 갖는 신으로 화해서 (천상에 고유한 신, 이를테면 뇌공(雷公) 등과 함께) 인간 생명 활동의 외부 환경을 장악하고 또 인간계의 귀신으로 화해서 생명 있는 인간의 사유 및 육체에 영향을 끼친다.

때문에 기후 및 지리적 급변에 의해 생기는 지진·한발 따위의 자연재해, 그리고 인간의 질병, 의식의 상실, 가지각색의 고통 따위는 모두가 귀신의 장난이라고 여겼다. 당시 사회의 생산력은 극히 낮아서 "무릇 사람의 성품은 손톱과 이빨이 자신을 지키기에 부족하고 살과 피부는 추위와 더위를 견디기에 부족하며, 근골은 날카로운 가시의 해독에 부족하고, 용감은 사납고 억센 것을 물리치기에 부족하다"(『황제내경』)는 상태였다. 따라서 인간은 하는 수 없이 귀신에 대해서 두 가지 태도를 취할 수밖에 없었다.

그 하나가 외경(畏敬)이다. 귀신을 숭배하며 객체를 신격화하고 그것을 경배함으로써 신의 힘을 빌리고자 하는 것이다. 이것이 원시 종교이며 소극적인 의미를 갖는 것이다. 다른 하나는 인간(당연히 무사를 가리킨다)의 힘에 의한 것이다. 어떤 신비스런 초자연적 힘을 빌려서 귀신을 조정하고, 또는 그것에 영향을 주는 바에 의해서 객체를 조정한다. 이것이 원시 무술이며 적극적인 의미를 갖는다. 그러나 인간의 귀신에 대한 인식은 늘 혼란스럽고 불안정한 상태였기 때문에 때로는 귀신을 숭배하고 때로는 귀신을 조정하고자 했으며, 혹은 그것을 동시에 실행하기도 했었다. 이 때문에 무술과 원시 종교의 한계를 구분짓기란 매우 어렵다.

특히 계급사회로 들어서게 된 이후부터 일부 종교는 허다한 무술적 내용을 흡수해 양자는 서로 침투하며 밀접한 상관성을 갖게 되었다. 그리하여 어느 정도까지 양자는 서로 촉진하면서 합일해 있는 것이다. 엥겔스가 지적했던 것처럼 영혼이 죽지 않는다는 관념은 "그 발전 단계에서는 결코 위안이 되는 것이 아니고 반대로 그것은 일종의 저항할 수 없는 운명인 것이다. 그럼에도 불구하고 때때로 진정한 불행으로 되기도 했었다. 이를테면 희랍인에게 있어 그러했다. 사람이 죽지 않는다는 어디까지나 허무맹랑한 발상은 종교상 위안의 필요때문이 아니라 반대로 보편적 한정성 속에서 생겨난 고육책이라고도 할 수 있다. 이미 존재한다고 인식했던 영혼은 육체가 죽은 뒤 도대체 어떻게 되는 것일까? 동시에 거기에 자연의 힘이 인격화되어 최초의 신이 탄생한 것이다. 그리고 종교가 발전함에 따라서 그들 신은 점차로 초세계적인 형상을 갖는 것으로 되었다."(『포이엘바흐와 독일 고전철학의 종언』)

무사(巫師·샤먼)는 귀신과 인간 사이의 중개자로서 무술 및 원시적인 종교 활동 속에서 중요한 역할을 달성해왔다. 그들은 특이한 성대모사의 기술을 통해 환상적인 귀신의 세계를 하나도 빠뜨림 없이 구석구석까지 사람들의 눈앞에 연출해냈다. 『설문해자』에서는 '무'(巫)라는 글자에 관해서 "여자는 능히 형태 없는 것을 섬기고 춤으로 신을 내리게 하는 자이다. 사람이 양쪽에서 도포를 입고 춤을 추는 형식으로 장인공(工)과 같은 뜻이다"라고 해석하고 있다. 그 글자 모양에서 볼 때 무(巫)라고 하는 글자는 부드럽게 춤을 추고 있는 여자의 형상인데 그 뜻을 넓혀 무형의 귀신을 불러내리게 하는 사람이라는 의미로 되었다.

'무'의 의미는 장인공(工)과 서로 통하며 원래의 의미는 사람이 서서 춤을 추는 규율에 합일화한다는 것인데, 그로부터 어떤 기교를 부리는 사람이라는 의미가 되었다. 단옥재(段玉裁)는 『설문해자』의 주석에서

"무릇 그 일을 잘하는 것을 공(工)이라 한다"고 말하고 있다. 고대 중국에서는 흔히 의자(醫者)를 '공'이라 칭하고 거기에 '상공(훌륭한 의자)', '중공(일반적인 의자)', '하공(용렬한 의자)'으로 나누었다. 무와 공의 뜻 상호 관계에서 설명한다면 당시 이미 전문적인 무사가 출현하고 있었음이 증명되는 것이다.

샤먼은 최초에는 거의가 여자였다. 그것은 여성들은 무용에 능하고 음양의 분류로 말한다면 음에 속하기 때문이다. 『좌전』 소공 원년에 다음과 같은 설명이 있다. 여자는 음물이다. 그러므로 지나치게 많은 접촉을 할 수 없다. 그렇지 않으면 질병에 걸리게 된다고 했다. 여자는 음에 속하는데 옛사람들의 분류에 따르면 귀신도 음에 속한다. 옛사람들의 눈으로 본다면 이들 양자는 서로 근사한 동류에 속하는 것이었다. 고염무(顧炎武)는 『일지록(日知錄)』에서 역대의 무당들이 제를 지내는 방법을 연구하고 다음과 같이 지적했다.

『주례(周禮)』에서 무당의 기우제는 가뭄 들었을 때 행한다. 여자무당으로 하여금 가뭄에 제를 지내게 하는 것은 음을 숭상하기 때문이다. 『예기』 단궁편에 따르면 가뭄이 들어 제사의 예를 지냈는데도 한발은 멈추지 않았다. 목공이 현자를 불러 말하기를 "나는 무당을 효수하고자 하노라. 네 생각은 어떠냐?" 현자가 대답하기를 "하늘이 비를 내리지 않는데 그것을 바라면서 부인을 멸시하면 하늘이 그것을 소원하게 합니다. 이게 여자 무당을 부리는 증거입니다. 한나라는 진나라 때문에 사례(祠禮)를 폐하였으며, 여자 무당을 부렸고, 후위는 이를 따라 교례를 멸하였으며 여자 무당은 단에 올라 북을 치고……, 그러므로 교례는 상제, 6궁 및 무당이 맡아하였을 뿐입니다."

여자 무당은 애당초 가뭄 때 기우제 및 교례(郊禮·천지의 제)를 지낼 때 쓰였다는 것을 알 수 있다. 그 까닭은 음기를 숭배해서 양기의 가뭄을 이겨내고자 한 것이다. 그리고 뒷날에 와서 남자 무사가 나타나게 되는데 그를 박수라 부른다.

『설문해자(說文解字)』에는 "격(覡 : 박수)이란 엄숙하게 신명(神明)을 받들어 섬기는 자를 말하는데 남자면 격(박수), 여자면 무(무당)라고 한다"고 했다. 따라서 박수란 남자 샤먼의 총칭이다.

이상의 인용문으로 추측해본다면 박수는 신에게 제를 올릴 때 예절 등 비교적 까다롭고 정중한 경우에 쓰이는 경우가 많고 무당은 보다 넓게 쓰이고 있었다. 『은허복사총술』에서는 "점괘글에 불에 태워서 비(雨)를 비는데 그것을 재(財)·행(婞) 등으로써 한다는 재·행은 모두 여성을 가리키는 글자로 무당을 말한다. 그 밖에 박수도 할 수 있다"고 했다. 같은 견해이다. 그런데 통상적으로는 '무'와 '격'을 같이 부르며 넓게 무사(샤먼)이라고 지칭한다.

『순자』 정론에 "문밖을 나서게 되니 무격의 일이 있다", 한나라 왕부 『잠부론』 정론에서는 "무격의 빌고 청함은 역시 그 도움 때문이다"라고 하고 있다.

빈다는 의미의 축(祝)이라는 글자 뜻의 해석은 『설문해자』에 처음으로 보이는데 '축'이라는 글자가 가리키는 무술 활동 형식은 실제에 있어서는 그것보다 훨씬 먼 옛날의 일이다. 『좌전』에 '축'에 관한 기록이 있는데 "비록 그가 잘 빈다고 할지라도 어찌 억만조의 저주를 이겨낼 수 있을까?"라고 했다.

『설문해자』의 '축'에 관한 해석은 "축이란 제사를 주관하며 울부짖어 고하는 자"라고 하고 있다. 그 글자의 형태를 음으로 분석할 때 "태(兌)는 입이 되고 무가 된다"고 한다. 이처럼 무와 축은 밀접하게 관련되어 있음을 알 수 있다. 후세에 와서는 무와 축을 완전히 동일하게 보고 무축(巫祝)이라고 부르는 일까지 있었다. 그러나 실제로 양자 사이에는 구별이 있다. 더욱이 인류 초기 사회에서는 보다 분명했다. 단옥재는 일찍이 그 점을 분명하게 지적한 바 있었다. 『주례』에서는 "축과 무는 직책을 나누고 있으며 양자가 비록 같이 쓰인다고 할지라도 축을 가지고 무를 해석할 수는 없다." 물론 '축' 의 의미도 역시 발생, 변화하고 있지만 일찍이 축을 '제사를 주관하고 울부짖는 자' 라고 한 것은 분명히 축에 제사지내는 예의를 담당하는 직능이 있다는 것을 지적하고 있다. 그 밖의 경우에서 축은 '축유(祝由)' 를 지칭하는 것이며, 입으로 귀신에 대한 찬사를 읊조리는 것에 의해 무술 활동을 하는 것이다.

'축' 이라는 낱말의 성질은 다음의 두 가지밖에 없다. 그 하나는 장소를 일컫는 것으로 이를테면 『한비자』 현학에는 "지금 무축은 사람을 빌어서 말하기를 천추만세에 같게 하소서"라고 했다. 다른 하나는 비는 글(축문)이다. 이를테면 『세본(世本)』에 "무가 부르짖어 나무를 빌면 나무가 마르고, 새를 빌면 새가 떨어진다"고 했다. 일반적으로 비는 글은 곧 양자 사이에 매여 있으며 귀신에 대해서 기도하는 것을 내용으로 한다. 축유 또한 천편일률적인 것은 아니고 상황에 따라서 변화한다. 이를테면 『영추(靈樞)』에는 다음과 같이 축유로써 질병을 치유한 글이 있다.

"황제가 말하기를, 빌어서(祝) 그친다는 것은 무엇 때문인가? 기백(岐伯)이 대답하길, 우선 무라는 자가 모든 병을 이겨낼 방법을 알고 그 병이 생긴 까닭을 안다면 빌어서 그칠 수 있습니다."

무와 축의 구별을 형식적인 면에서 말한다면 축의 요점은 입에 있으며, 입으로 축문을 독송하는 것으로 무술 활동을 하는 경우가 많다. 그리고 무의 요점은 동작에 있는데 무용의 동작에 의해 신을 불러내 잡귀

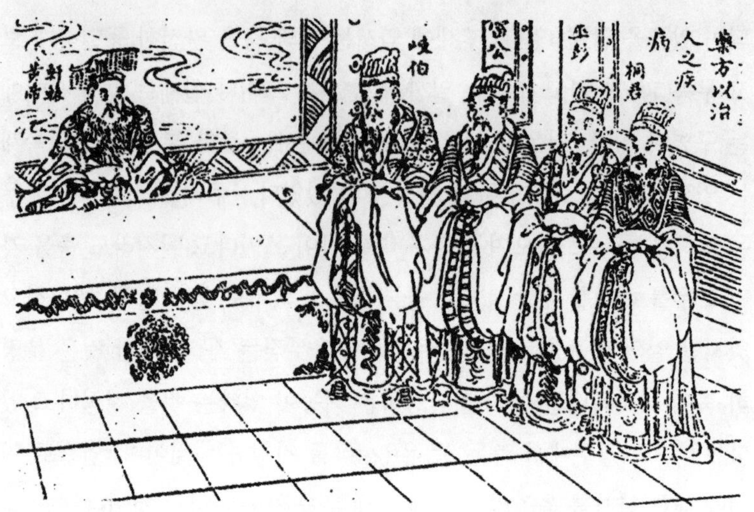

<그림 1> 황제(黃帝)의 앞에서 의(医)를 논하는 기백(岐伯,), 뇌공(雷公), 무팽(巫彭), 동군(桐君)

를 굴복시키는 것이다. 그 범위에서 본다면 축도 또한 넓은 의미에서는 무술의 일종이다.

'무'란 여자 무당이 춤을 통해서 신을 내리게 하고 '무축'은 말로써 신과 '연락'을 취한다. 이들 모두는 무술 발전의 기초가 된 것이고 무당에서 박수까지 발전한 것은 무사 계통이 끊임없이 분화해서 완성되었다는 것을 가리키고 있다.

주목할 가치가 있는 것은 초기의 무술에는 정돈된 이론은 없지만 그 사상은 말할 필요도 없이 역(易)을 대표로 하는 고대의 유신론적 기초위에 세워졌다는 점이다. 이렇게 귀신과 연락을 해서 그것을 조절하는 특권에 의해 무사는 사람들로부터 신권 대리자라는 것을 공인받고 사회속에서 높은 지위를 누렸었다. 경우에 따라서 무사들은 최고 지배자의 정책까지도 좌지우지했다. 무는 또 점(占)이라는 활동에 의해서 구체적으로 실천하는 것이다. 이를테면 동물의 뼈나 내장을 태워 그 갈라지는 형상을 살펴 길흉과 화복을 판단하였다. 무사는 인간이 종사하게 될 가능성 있는 일체의 활동을 조절했는데 의약 활동도 예외는 아니었다.

선조들은 객관적인 세계의 주도권을 찾아 '무'를 통해서 귀신의 지배권을 탈취하고자 했다. 그리고 무술이 현실적인 것이 되어 더욱 발전해가는 과정에서 자기 자신이 무술에 지배당하고 있다는 점에 신경이 쓰였다. 그리하여 무술이 발달하면 하는 만큼 세계는 점점 예측 불가능한 것이라는 것을 알게 되었다.

최초의 무술은 자발적인 것이었으며 사람을 속이려는 목적은 아니었다. 무술을 자기 것으로 만든 무사들은 의식적으로나 무의식적으로나 인류 문명의 선진적인 성과를 받아들이고 그것을 술(術) 속에 융합해 나갔다. 샤먼들은 그 직업적인 관계로부터 종종 상당히 높은 문화적 소질을 지니고 있었다. 이렇듯 무술은 상당히 오랜 기간을 거쳐서 그 시대의 문화적 수준을 대표하고 있었으며 그 뒤에도 중국 문화의 발전에 영향을 끼쳤다. 진나라 이전의 문학은 그 영향을 깊이 받고 있으며 의학, 언어학도 똑같은 입장이었다.

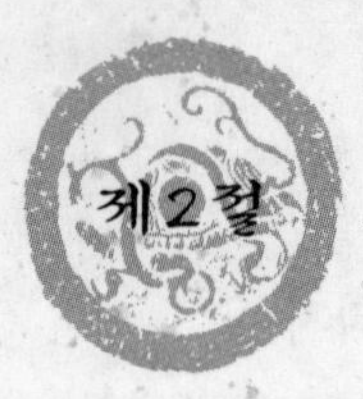

의술의 기원과 무술의 관계

─ '의(醫)' '의(毉)' 및 의(医)의 근원은 무(巫)에

> 중국 의학의 진전과 변화는 애당초 무에 있으며 계속해서 무와 의가 혼합하고 다시 나아가
> 의와 무가 분리되었다. 무술로써 질병을 고친다는 것은 세계 각 민족의 저급한 문화 수준 시기
> 에 있어서는 보편적인 현상이었다.
>
> ─ 진방현, 『중국 의학사』

고대 중국 전통 의학의 기원은 먼 옛날부터 지금에 이르기까지 수천 년이나 되는 기나긴 역사를 갖고 있다. 그 형식과 내용은 중화민족의 전통적인 문화 및 사상과 끊을 수 없는 상관 관계를 갖고 있으며 게다가 다른 나라의 전통 의학과는 상이한 특징을 갖고 있다. 그것을 설명하기 위해 먼저 '의(醫)'와 '의(毉)'라고 하는 두 개의 대표적 의미를 갖는 글자부터 알아보기로 하겠다.

주지하는 바와 같이 의(醫)라는 글자는 의(医)의 정자이며 옛 글자이기도 하다. 오늘날 의(医)라고 하는 글자는 옛날에는 의학이라는 의미를 포함하고 있지 않았다.

의(醫)라고 하는 글자는 세 부분, 즉 의(医)와 수(殳) 및 유(酉)로 조성되어 있다. 혹은 예(毉)와 유(酉)라고 하는 두 부분으로 나눌 수도 있다.

(1) 의(医)라는 글자에 대해서 『설문해자』에서는 혜(匸)와 시(矢)의 두 부분으로 나누고 있다. 단옥재의 견해를 따른다면 의(医)는 회의문자인데 혜(匸)의 의미는 ㄴ에서 온 것이다. ㄴ은 물건을 손

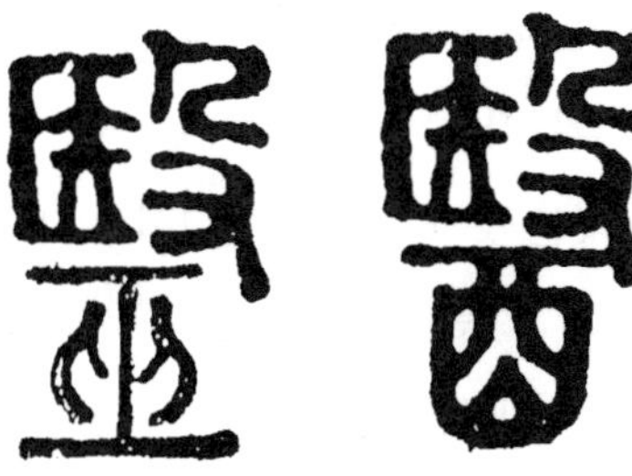

〈그림 2〉 고대의 의의 문자(毉과 醫)

가락을 구부려서 쥐는 형상이며 혜(匸)는 거기에 무엇인가를 덮어씌워 감춘 형상이다. 후세인들은 그 의미를 넓혀서, 안교(按蹻·마사지류) 도인(導引 : 기공류)의 의미라고 했다. 진무구(陳無咎) 선생은 1935년 제97기 『의계춘추』에 「해묵명의론(解墨明医論)」을 발표했는데 거기에 다음과 같이 적고 있다.

"혜(匸)는 즉 안교(按蹻)이다. 匸는 무엇을 가지고 고르게 하는가 하면 그것은 匸를 쓸 때는 반드시 좌우에 2개를 나누어서 써도 좋고 합쳐서 써도 좋다. 그러므로 금석문에서는 匸를 [illegible], ㄱ, ㅂ으로도 쓰고 있는데 모두 그 모양을 본뜬 것이다. 이것으로 미루어 그 뜻을 헤아려볼 수 있다." 그는 또 『묵경』을 인용해서 "병을 치료하는 데 혜(匸)로 한다"고 하였다.

의(医)의 또 한 부분은 시(矢)이다. 『설문해자』에 의하면 그것은 화살을 가리킨다. 그 의미를 넓혀본다면 날카로운 창이나 뿔 같은 도구가 되는데 폄석(貶石 : 그림 3)이나 참석(鑱石 : 돌로 만든 치료용 침)과 같으며 후세의 쇠로 만든 침과 수술용 칼 따위를 가리키고 있다.

(2) 예(毉)란 『설문해자』에 의하면 기물을 두들겼을 때 나는 소리를 가리킨다. 또는 병에 걸려서 앓는 소리 및 그 자세를 가리킨다고 한다.

(3) 유(酉)란 『설문해자』에서는 "이루는 것이다. 8월에는 기장이 익어 술을 빚는다. 옛 글자 '유(酉)'란 술통(酉)을 본뜬 것이다"라고 했다. 즉 술을 빚는 것과 밀접한 관련이 있다.

(4) 또 『설문해자』에서 또 "의(醫)란 병을 고치는 기술이다. 예(殳)에 따르고 유(酉)를 따른다. 예란 볼성사나운 모습이니라. 의의 본성은 다시말해 술을 사용함에 있으며 따라서 유(酉)에 따른다. 왕육의 설은 한마디로 말해서 예란 앓는 소리로 술을 가지고 병을 고치는 것이다. 주례에는 다스리는 술(酒)이 있으며 옛날에 무팽(巫彭)이 처음으로 의가 되었다"고 적고 있다.

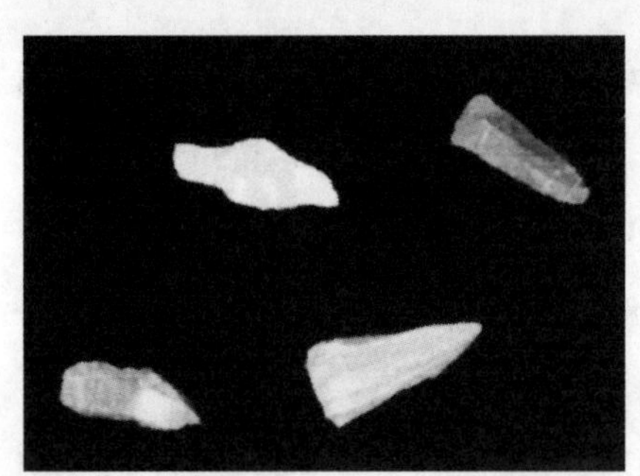

〈그림 3〉 폄석(貶石)은 태고 때의 의료기구

요컨대 '의'에는 전부 3가지 의미가 있다. 즉 안교와 도인 및 폄석에 의한 침자, 술로 만든 탕액 따위로 질병을 다스리는 치료법인 것이다.

중국 의학사로부터 이상과 같은 의학적 기원을 가리키는 증거를 찾아낸다는 것은 그다지 어려운 일이 아니다. 근래에 출토된 문물 자료에 따르면 일찍이 5천 년 전 신석기 시대에 이미 의학용 폄석 및 외치용 칼 등이 있었다. 춘추전국시대에는 이미 폄석의 사용에 관한 꽤 정비된 법칙이 있었고 그것이 『영추』에 자세히 논술되어 있다. 안교와 도인은 더욱 먼 옛적에 탄생한 것으로서 한나라 때에는 비교적 체계가 잡힌 법칙이 있었다. 이에 대해서는 마왕퇴(馬王堆)에서 출토된 한묘의 백서 『도인도』가 증명하고 있다. 그리고 『여씨춘추』 고악편에는 먼 옛날 사람들은 "기가 막히고 멈추게 되면 근골이 오그라져서 펴지지 않는다"
는데, "춤을 춰서 이것(기)을 선도한다"는 기록이 있다. 이와 같이 도인
이 탄생한 것은 보다 이른 시기부터였다고 생각된다.

술을 사용해온 역사가 있다. 하나라 초기에는 술을 양조하는 기술이
있었고 그 뒤 상나라 때에도 당연히 그 기술은 이어졌다.『전국책』위
책(魏策)에는 "옛날 제녀(帝女)는 의적(儀狄)으로 하여금 술을 빚게 하여
이것을 우임금께 바쳤다"고 적혀 있다. 나진옥(羅振玉)의『은허서계전
편(殷墟書契前編)』의 갑골문을 고증한 부분에도 술을 양조하는 기록이
있다. 반고(班固)의『백호통의(白虎通義)』고출에도 1백 가지 풀의 향기
를 합해서 술을 양조한다는 부분이 있다. 여기에서 말하는 술이란 약술
이라고 볼 수 있다. 그 밖에 이윤(伊尹)이 탕액을 만들었다고 하는 기록
도 은상시대의 일이기는 하지만 약물의 탕액제 속에는 적지 않게 술의
제제가 있다는 것을 알 수 있다.『소문(素問)』탕액요례편에는 탕액과
요례가 있다. 여기에서 말하는 요례(醪醴)란 술의 일종으로서 술의 농도
에는 차이가 있지만 만드는 방법은 같으며 "반드시 맵쌀로 하는데 이것
을 볏짚으로 익혔다." 거기에 약물을 배합하고 또 참석, 침, 쑥뜸 등 외
치료법을 병행해서 질병을 치료한다고 했다. 이상의 설명은 의(醫)의
몇가지 기원에 관해 역사적 근거가 있는 것을 증명하고 있다.

여기에서 또 하나 고대의 의(医), 요컨대 의(毉)라고 하는 글자를 검토
해보고자 한다.

『설문해자』에는 의(毉)라는 글자가 없다. 그 뒤 의(医)라고 하는 글자
로 통용되었다는 데서 고대 의학의 기원이 무에 근거를 갖고 있는 것으
로 인정하게 되었다. 그러나 반대 의견을 제시하는 자도 있었다. 의(醫)
자는 의(毉)자보다 앞서서 일찍이 의학에 사용되었는데『설문해자』에는

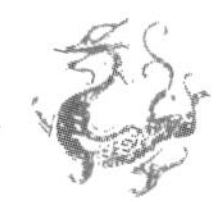

의(毉)가 없다는 것을 그들은 근거로 제시했다. 그러나 사실상 의(毉)라고 하는 글자는 틀림없이 상당히 빠른 시기에 의학이라는 의미로 사용되었던 것이 틀림없다. 일찍이 『관자』 권수편(權修篇), 『태현경』 현수편(玄修篇), 『광아(廣雅)』 석고 등에는 모두 의(毉)를 가리키는 기록이 있다. 『집운(集韵)』에서는 의(毉)를 의(醫)라고 하고 『광운(廣韵)』에서는 의(毉)를 의(醫)가 중복된 글자라고 했다. 이렇게 본다면 의(毉)와 의(醫)는 상당히 옛날부터 같은 의미로 쓰여왔다는 것을 알 수 있다. 또한 양자와 질병의 관계에서 본다면 예(殹)는 『설문해자』의 설명에 따르면 앓는 소리를 나타내는 것으로서 이것을 술로 치료한다는 데서 의(醫)라는 글자가 쓰여지게 되었다는 것이다. 의(毉)란 무당에 의해 치료한다는 데서 만들어진 것이다.

양자 가운데 어느 쪽이 먼저인가 하는 것은 연대가 너무 오래되었을 뿐 아니라 손으로 쓴다든가 목판 인쇄 등의 변화도 있기 때문에 현존하는 고서적에서 근거를 찾아 결론을 내리기는 어렵다. 그리고 문자를 만드는 유래란 통일성이 없고 사람들의 의식이 상이한 것과도 깊은 관계가 있다. 오늘날의 글자 형태는 겨우 수천 년래 사람들의 습관에 의해 형성된 것이다. 의(醫)와 의(毉)의 출현은 사람들의 의학 기원에 대한 상이한 견해를 반영하고 있으며 그것은 결코 우연하게 생긴 것이 아니다. 거기에는 역사와 문화에 깊이 관계하는 것에 원인이 있다고 할 수 있다.

의학의 기원에 관해서는 현재 4가지 견해가 있다. 첫째, 의(医)의 기원은 동물적 본능으로부터다. 둘째, 의의 기원은 무(巫)에 있다. 셋째, 의의 기원은 성인(聖人)에 있다. 넷째, 의의 기원은 노동이다라는 것이다.

이상의 것들 가운데서 영향이 가장 큰 것은 둘째의 '의의 기원은 무에 있다' 와 넷째의 '의의 기원은 노동이다' 의 2가지이다.

오랫동안 '의의 기원은 노동이다'라고 하는 사고방식이 중국 의사학계에서 지배적 지위를 점해왔었다. 이 사고방식에 따르면 수천 년 동안 인민대중의 노동 실천에 의해 오늘날의 중의학이 이루어지게 되었다는 것이다. 그것은 인류의 발전과 진화의 역사적 측면에서 본다면 틀림없는 말이다. 왜냐하면 노동은 의학을 창조했을 뿐 아니라 인류 세계까지도 창조한 것이기 때문이다. 다만 우리는 다음의 몇 가지 문제에 대해서 주의를 기울이지 않으면 안된다.

① 노동이 의학을 창조했다고 하는 것은 노동이 의학의 기원으로부터 발전 과정에서 중요한 역할을 했다는 것을 지적하는 것이지 노동 자체가 의학을 창조했다고 하는 의미는 아니다. 어떤 사물의 탄생이든 간에 거기에는 많은 요소의 작용이 있다. 그것이 비록 유일한 요소라 할지라도 그것이 가장 중요한 요소라고 하는 것뿐이지 그것만으로 충분하다는 것은 아닌 것이다. 그것은 마치 불쏘시개가 있다 할지라도 산소가 없으면 타지 않는 것과 같다. 만약 노동이 외부 세계로부터의 사회적 · 역사적 유인을 만나지 못했다면 노동은 언제까지나 단순히 노동 그 자체일 뿐이다.

② 노동하는 이들의 의학 실천에 의해 의학의 기원을 해석하는 것은 결과적으로 원인을 해석하는 것이다. 그것은 전혀 의미 없는 논증의 되풀이로서 이 문제를 근본에서부터 해명할 수는 없다.

③ '노동'의 의미는 매우 넓으며 노동 실천에는 인류의 여러 가지 생산 활동이 포함된다. '노동이 의학을 창조했다' '노동이 과학 기술을 창조했다', 더구나 '노동이 인류 세계를 창조했다'고 하는 등으로 넓힐 수 있다. 따라서 그것은 구체성, 개별성을 잃은 것이며 의학의 기원 문제에 관한 정확한 대답이라고 할 수 없다. 물론 '의의 기원은 노동이

다'라고 하는 학설이 출현해서 그 이론이 오랜 기간에 걸쳐 중요한 위치를 차지해온 데는 그 나름의 원인이 있다. 그것은 사람들에게 의학의 기원에 관한 역사적 현상을 바르게 볼 수 있는 능력이 없고, 인류가 초기의 생명 활동 속에서 인식한 수준의 저급한 현상을 분명하게 할 능력이 없기 때문이다. 그보다 더 인식할 능력이 없는 것은 인류가 초기에 경험한 의학에 대한 인식 과정의, 고난에 가득 차고, 착오로 충만한 모색에 관해서이고, 또 그 과정과 의학의 맹아, 발전과의 밀접한 관계에 관해서이다. 그런데도 이와는 반대로 이들 양자의 끊으려야 끊을 수 없는 관계를 전혀 무시해버리고 의학의 출현은 전자와 관계가 없으며 자기 생산적인 과정이라고 본 것이다. 그리하여 의학은 탄생했을 때부터 이미 완전무결한 것이라고 꾸며져서 초기 의학의 성과가 과대평가되고 있었다. 그것은 인류에 관한 것을 나쁘게 말하는 것을 두려워한 나머지 인류의 조상이 유인원이라는 사실을 부정하는 것과 마찬가지로 객관적인 태도는 아닌 것이다.

다음으로 '의의 기원은 무이다'라고 하는 사고방식에 관해서 논해보고자 한다. 그것은 다음의 3가지 요점을 포함하고 있다.

(1) 의학의 기원은 무술이다.

(2) 최초의 의자는 샤먼, 즉 무사(巫師)였다.

(3) 최초의 의료 수단은 무술 의식이었다.

'의의 기원은 무이다'라고 하는 이론을 펼치는 학자는 19세기로부터 오늘날까지 거의가 외국의 의학사 연구자들이다. 중국 국내의 학자로서는 왕길민(王吉民) 선생과 우리엔더(伍連德) 선생이 있는데 두 분은 1936년 자신들의 저서에서 이와 같은 관점에 관해 서술했었다. 그러나 해방 후 의학사계에서 비판받은 일이 있다. 실제로 '의의 기원은 무이다'라고 하는 사고방식은 고대 중국에서부터 이미 있었던 것이다. 한나라 때의 『설문해자』에는 "옛날에는 무팽(巫彭)이 처음으로 의가 되었다"고 했다. 『소문』 이정변기론편에도 다음과 같은 기록이 있다. "내가 듣건대 옛날의 치병은 오직 그 정을 옮기고 기를 변하게 하는데 축유로써 할 뿐이다. 요즈음의 치병은 독약은 그 안을 다스리고 침석은 그 밖을 다스리는데 혹은 낫고, 혹은 낫지 않는 것은 무엇 때문인가……. 옛날 사람들은 금수와 함께 살면서 움직여 추위를 피하고 그늘에서 더위를 피하여…… 독약으로 그 안을 치유하지 않았으며 침석으로 그 밖을 치유하지 않았다. 그러므로 정을 옮기며 축유할 뿐이다. 요즈음 세상은 그렇지 못하여 우환은 안으로부터 인연하고 밖을 상해서 형체가 괴로우며…… 그런 까닭으로 작은 병은 반드시 심해지고 큰 병은 반드시 죽게 된다. 그러므로 축유도 고칠 수가 없다."

이와 같은 견해의 요점은 다음과 같이 결론지을 수가 있다.

⑴ 먼 옛날 사람들은 질병을 치료할 때 침 및 폄석, 약물 따위를 사용하지 않고 축유라는 방법으로 정을 옮기고 기를 변하게 해서 질병을 치료했다.

⑵ 요즈음 사람들은 체격 및 도덕이 쇠해지고 섭생을 모르기 때문에 많은 질병을 앓게 된다. 이를테면 침이나 폄석 및 약물을 사용할지라도 질병을 치료하기 어렵다.

⑶ 현대인의 질병은 축유로 치료되지 않는다. 그것은 현대인의 체질이 약해졌기 때문이지 축유법의 효과가 없기 때문이 아니다.

주목해야 할 것은 여기에서 언급하고 있는 축유의 '정을 옮겨서 기를 변하게 한다'는 방법은 분명히 초창기 무술에 의한 질병 치료를 가리키고 있다는 점이다. '오직……'이라고 강조해서 표현하고 있는 것은 약

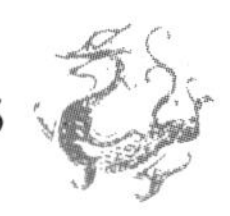

물이 발견되기에 앞서 무술만으로 질병을 치료했기 때문이다. 전원기(全元起)는 『소문』 주석문에서 축유란 남방의 신이라고 하고 있으나 이것은 축유에 의해서 질병을 치료한 본보기라고 생각해도 좋을 것이다. 그것은 의심할 여지 없이 후세인들이 초기 무술의 치료사를 거슬러 올라가서 연구한 것이다.

계속해서 서술하고 있는 글을 통해 당시 사람들의 약을 사용하는 태도와 관련해 『소문』의 저자는 양자를 하나의 연속적인 의학의 발전 과정으로 보고 있다는 것을 알 수 있다. 초기에 축유에 의해 질병을 치료한 것은 의심할 바 없이 오늘날의 약물 및 침석 등에 의해서 질병을 치료하는 것의 시작인 것이다. 본문에는 다시 초기 의학의 맹아기에 무의들이 훌륭한 기술을 갖고 있었다는 것을 상찬하고, 동시에 태곳적 시대에 대해서 미련과 선망의 정을 드러내고 있다. 그것은 저자가 갖고 있는 '의의 기원은 무에 있다'고 하는 사고방식을 분명하게 반영한 것이다.

그 밖에 고대의 역사책에도 유사한 사고방식이 서술되어 있다. 이를 테면 『사기』 편작전(扁鵲傳)에서 편작이 괵나라 태자의 시궐병을 치료하고자 중서자(中庶子)에게 병세를 물었을 때 중서자는 다음과 같이 대답하고 있다.

"신이 듣건대 상고 적에 유부(兪跗)라고 하는 의원이 있었는데 치병에 탕액, 예쇄(醴灑), 참석(鑱石), 교인(撟引), 안올(案扤), 독울(毒熨) 등으로 하지 않고 단박에 병의 적응증을 보고 오장의 흐름에 따라 피부를 째고 살을 헤집고 맥을 짚고 힘줄을 묶고 뇌수를 누르는데 손톱으로 거칠게 누르고 장과 위를 씻어내고 오장을 씻어내며 정을 단련하고 형태를 바꾼다고 했습니다. 선생의 처방도 이와 같이 할 수 있다면 태자는 살 수 있을 것입니다. 그러나 이와 같이 할 수 없다면 이를 살리고자 해도 젖

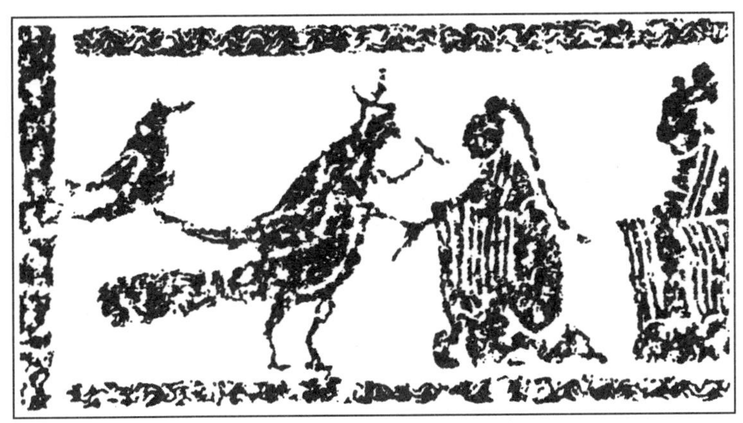

<그림 4〉 편작(扁鵲)에 비교되는 침을 가진 새

먹이의 아이에게 알릴 수 없을 것입니다.”

여기에서 말하는 유부란 옛날 무의 가운데 한 사람이다. 그의 치료법은 탕액, 약물, 침과 돌을 사용하지 않고 직접 뇌수를 움직이고 고항과 근막을 소통시켜 내장의 탁기를 깨끗하게 씻어서 정을 옮기고 형태를 변하게 했다는 것이었다. 이 방법은 분명히 무술의 일종이다. 유부는 그 의술 때문에 유명했는데 이 역시 고대에 ‘의의 기원은 무에 있다’고 하는 사고방식의 방증이라고 할 수 있다.

『설원』에는 역시 상고의 의학 활동에 관한 기록이 있다.

“내가 듣자하니 상고에는 의자(医者)를 묘부(苗父)라고 했으며 묘부가 병을 다스릴 때는 갈대로 자리를 만들고 볏짚으로 개 모양을 만들어서 북쪽을 향해 비는데 열 마디를 발설할 뿐이다. 여러 가지로 도와주는 자, 베풀어주는 자 모두 전과 같이 고르게 회복시켰다.”

여기에서 말하는 갈대로 자리를 만들고 볏짚으로 개의 모양을 만드는 방법은 무술에서 말하는 ‘염승법(厭勝法), 즉 주술의 일종’이다.

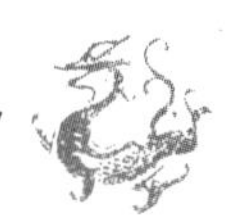

염승법 및 축유법에 의한 질병 치료에 이 정도의 효과가 있다는 것은 놀라운 일이다. 물론 거기에는 과장된 바도 있겠지만 옛날 사람들은 확실히 초기의 무술 활동을 의학의 시작이라 여기고 대대로 전해 내려오면서 그것을 경모하고 경복하는 심정이었다는 것이 증명된다. 이처럼 '의의 기원은 무에 있다'고 하는 사고방식은 중국의 고대 사회에 있어 일정한 영향력을 갖고 있었던 것이다. 앞에서 살펴봤던 의(毉)라는 글자도 이 사고방식의 영향과 관련이 있다.

'의의 기원은 무에 있다'고 하는 사고방식이 고대 의학 속에 보편적으로 존재하고 있는 데에는 또 하나 중요한 원인이 있다. 그것은 경험의학과 무술 사이에 밀접한 관련이 있다는 사실이다.

중의학은 상당히 풍부한 임상 내용과 실천 경험을 갖고 있기는 하지만 그 주체가 되는 성질(특히 초기 발전 단계에서)은 역시 경험의학이었다. 중의학은 『황제내경』이 저술된 뒤에야 그 이론 체계가 세워지게 되었는데 그 발전은 언제나 임상 경험의 누적(漏籍)으로 낙후하게 되었다.

의학사상은 전체적으로 보아 한나라 이후에는 그다지 큰 발전이 없었다. 의학 방면 저술의 태반은 앞선 시대의 임상 경험을 총괄했을 뿐이다. 이러한 상황의 기초 위에서 무술은 처음부터 끝까지 의학 안에 산재하고 있는 의학 경험을 연결하는 역할을 하였으며 때로는 중의학 이론의 대체적 작용을 하기도 했다. 이러한 정황은 의학 이론이 상당히 발달한 송나라 이후에 와서야 겨우 변화하게 되었다.

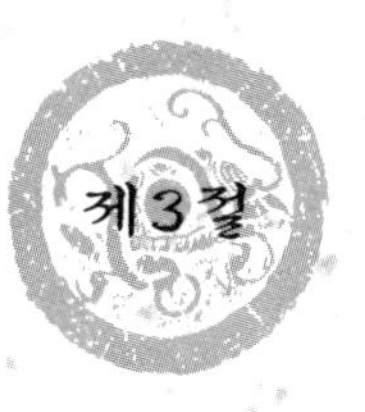

무술과 의술의 공통 언어

─ 축금(祝禁) · 몽점(夢占) · 무고(巫蠱) · 금방(禁方)

바빌론의 의술과 무술은 밀접하게 관련하고 있다. 그것은 수메르인이 전해온 것이며 그렇기 때문에 로망어 계통에서는 '바빌론인'과 '카레디인'이라는 2단어에는 모두 무사(샤먼)의 의미가 포함되어 있다. ……대부분의 경우에 의술은 종교의 법규에 의해서 제한되어 왔었다.

─ C. W. 쿠린, 『신 · 릉 · 학자 ─ 고고사화』

초기의 인류 활동 속에서 사람들의 질병에 대한 인식은 매우 천박한 것이었다. 그것은 일종의 몽롱한 감성적 인식 수준에 머물러 있었다. 의약에 대한 지식 또한 부족했으므로 그것을 사용해서 질병을 치료할 정도가 아니었다. 물론 전문적인 의사가 있을 턱이 없었다. 따라서 귀신 및 조상의 영혼을 숭배하고 그것을 제사지낼 필요 때문에 무술이 탄생했다. 그리고 그것이 일정한 전문직이 되어 인류와 신령에 관한 일체의 활동을 주관하고 질병을 다스리는 일도 신령으로부터 부여받았다고 여겨진 무사(巫師), 즉 샤먼에 의해 주관되었다. 갑골문 가운데는 무사가 귀신에게 빌어서 제왕의 질병을 고쳤다는 기록이 적지 않게 있다. 인류의 문명이 진보함에 따라 질병을 다스리는 역할을 겸하고 있던 무사들도 점점 분업화하기 시작했다. 무사 가운데는 의학 지식을 습득하

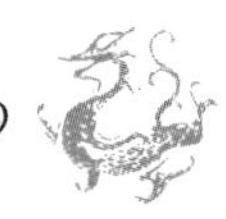

여 무술로 질병을 고칠 때에도 그 지식을 응용하는 자가 등장하였다. 그 근거로는 『산해경』에 나오는, 어떤 무사가 산에 올라가 약초를 채취했다고 하는 기록을 들 수 있다. 그렇지만 한편에서는 여전히 순수 무술 의식으로 질병 치료를 하고 있는 무사도 있었다. 따라서 동시에 두 종류의 '의료 형식'이 공존했던 것이다. 즉 하나는 무술 속에 깃들어 있는 의학 형식이고 다른 하나는 순수 무술만으로 질병을 치료하는 형식이다.

무는 출현하고 있지 않다	전문적이 아닌 무의 출현	전업적인 무의 출현	의가 무 속에 깃들어 있다	무와 의가 분업했다
	신령에 기도해서 질병을 치료하고 건강을 회복하기를 바랐다 (무술 형식은 아직 없다)	무술에 의해 사람들의 질병을 치료한다(질병 치료를 겸한 무사)	① 무술 속에 깃들어 있는 의약 형식 ② 무술이 질병을 치료한다고 하는 형식	① 무술 속에 깃들어 있던 의약이 거기에서 이탈해 독립적인 의학의 주체로 되다 ② 무술 형식을 갖고 있던 의약이 계속 존재하다 ③ 무술이 질병을 치료한다고 하는 형식도 존재하다
세계 인류의 출현시기	인류가 귀신을 숭배한 초기	인류가 귀신을 숭배한 중기	인류가 귀신을 숭배한 말기 (의학 탄생의 시기)	의학이 발전하는 시기

〈도표 2〉 무술의 출현과 그 문화

이러한 정황은 근래에 호남성 장사현에서 출토된 마왕퇴의 백서 『오십이병방』 속에 분명하게 보인다. 『오십이병방』 속에는 순수한 무술적 치료법도 적지 않게 있으나 대부분의 치료법은 무와 의를 혼합한 내용이다. 이는 매우 오랫동안 계속되었는데 사회가 진보하고 의학과 약학이 점점 발전하여 강력한 힘을 갖게 되면서 마침내 무술과 맞설 수 있는 힘을 갖게 되었다. 무술 속에 숨어 있던 의약의 형식은 무술과 맞서는 동시에 거기에서 탈출해서 독립한 의학의 주체가 되었다. 그리하여 의약 지식을 습득한 무사들은 점차로 무술 체계에서 이탈해 전문적인 의자가 되었다. 그러나 여전히 무술적 형식을 갖는 의약도 의연하게 존재하고 있었으며 무술로써 질병을 치료하는 형식도 공존하고 있었다. 다만 그것은 질병을 치료하는 주류로 되지 않았을 뿐이다. 그것은 다음의 〈도표 2〉를 참조하기 바란다.

의학이 무술로부터 떨어져 나오기 이전 질병에 사용되었던 단어와 개념은 모두 무술적 성질을 갖고 있었다. 그 가운데 일부분은 후세의 의학 속에도 남아 있게 되었는데 가장 전형적이라고 할 수 있는 것은 무금, 무고, 몽점, 금방 따위이다.

먼저 무금(巫禁)부터 말해보기로 하겠다. 무금은 '축금(祝禁)'이라고도 하는데 축유와 같은 뜻이다. 금이란 『설문해자』에 의하면 "길흉을 기피하는 것이다"라고 했다. 무금이란 실제로는 무술적 이론에 의해서 흉악하고 험하며 불길한 시각을 피함으로써 신귀의 영을 범하지 않도록 하는 것이다. 그리하여 무술적 이론에 적합하고 길하고 상서롭다고 생각되는 시각 및 기일을 골라서 치료를 베푸는 방법이기도 하다. 무금의 종류는 매우 많다. 이를테면 금사충법(禁蛇虫法), 금귀신법, 금인신법, 금일월법, 주금법 등이 있다. 요컨대 그 목적은 무사가 그것을 이용해서 귀신을 조정하고 혹은 영향을 끼쳐 인체에 유리한 반응을 일으키게 하든가, 아니면 귀신이 창궐하고 있을 때에는 인간을 양보시키는 방법인 것이다.

금법(禁法)이란 무사들에게 있어서는 주로 금어(禁語)의 운용을 의미한다. 일단 귀신이나 독벌레 및 짐승을 만났을 때 금어를 독송하면 그것들은 모두 도망쳐버린다는 것이다. 이것은 『태평경』 속에 많은 실례가 있다. 당나라 때의 의학책인 『천금요방(千金要方)』에도 사충 및 맹호에 대한 금법이 기록되어 있다. 그 구체적인 내용은 뒤에 기술하기로 하겠다.

금법이란 의학적 입장에서 보면 인간이 귀신에게 굴종하는 것이 된다. 금법에 의하면 인간은 반드시 어떤 시각, 어떤 날, 어떤 부위의 치료를 중지하든가, 혹은 전부의 치료를 정지하지 않으면 안 되는 것이다. 그 이유는 그 시각 또는 그날에 어떤 신이 그 부위를 통과한다든가, 또는 그 부위를 다스리고 있기 때문이다. 경솔하게 침을 찌른다든가, 약을 먹는다든가 한다면 예측할 수 없는 일이 생겨나 경우에 따라서는 사망에까지 이르게 된다는 것이다.

무금의 효과로는 첫째, 환자에게 심리적인 안정을 갖게 하는 것이다. 둘째로 금법은 질병의 원인에 대해서 직접 금어를 독송함으로써 질병을 일으킨 정서적인 유인을 어느 정도 없앨 수 있다. 셋째로 금법의 출현에 의해서 사람들은 질병을 치료하는 시간 및 부위 등의 요소에 주의하게 된다. 객관적으로 가장 좋은 시간을 택함으로써 치료 효과가 상승한다는 것을 이해시킨다. 또한 질병의 부위를 배려하지 않는 천편일률적 치료 및 약의 사용은 금지하지 않으면 안 된다. 이를 통해서 사람들은 금기의 증상을 장악한 것이다. 그런데 무금의 이론은 신비적이면서 번잡하고 그 규정 속에는 또 다른 규정이 있으며 그 자체에도 견강부회하는 바가 많이 있기 때문에 크게 영향을 끼치지는 못했다.

무사의 생각으로는 꿈속에 나타나는 상태란 귀신과 가장 관련되어 있기 쉽고 꿈속의 내용은 거의가 귀신으로부터 위탁받은 것이기 때문에 질병의 길흉과 밀접한 관련이 있다고 여겼다. 또한 꿈을 해석하는 것은 무사가 환자의 질병을 분석하는 데 있어서 중요한 수단이 되기 때문에 '꿈점' 즉 '몽점'이라고 한다. 그런데 의학이 출현하고부터 꿈점은 의자가 질병을 진단하는 방법이 되었다. 거기에는 다소의 심리학 및 의학의 지식이 필요하다.

꿈점의 전설은 의학상 종종 있으며 그다지 희귀한 것은 아니다. 그 가운데는 매우 전기적인 색채를 띠는 것도 있다. 이를테면 『좌전』 성공(成公) 10년에는 다음과 같이 적혀 있다.

"진후(晋侯)가 꿈을 꾸었는데 대려(大厲)가 산발해서 머리털을 땅에까지 늘어뜨리고 가슴을 치면서 말하기를, 나의 자손을 죽인 것은 불의를 저지른 짓이다, 나는 상제에게 간청해야겠다고 하며 대문과 침실의 문을 부수고 들어왔다. 공이 무서워서 방으로 도망치면 또 방문을 부수고 따라 왔다. 공이 깨어 상전(桑田)의 무당을 불렀는데 무당이 꿈에서처럼 말을 했다. 공이 왜 그러한가고 했더니 무당은 햇것을 먹지 말아야 한다고 했다." 또 있다.

"진공이 병이 들어 진나라에 의원을 청했다. 진백(秦伯)은 그를 위해 의원인 원(緩)을 사신으로 보냈다. 아직 그가 도착하지 않았는데 또 공이 꿈을 꾸었다. 그 꿈에 질병은 두 사람의 어린애가 되어 말하기를, 그는 훌륭한 의사이다. 우리를 해할 것이 두렵다. 어딘가로 도망쳐 숨지 않으면 안 되겠다 하고는 그 가운데 한 어린애가 말하기를 '명치(肓) 위, 가슴(膏) 밑으로 가서 숨는다면 우리를 어찌하지 못할 것이다' 라고 했다. 의원이 도착해서 말하기를 "질병은 고칠 수가 없다. 병이 명치 위가슴 밑에 있으니 이것을 공격할 수가 없다. 거기에 도달하고자 해도 미칠 수가 없고 약으로 고칠 수도 없으니 어떻게 할 수가 없다"고 했다.

여기에 두 가지 꿈이 있다. 전자는 병인에 대한 분석인데 결론은 악마의 응보로서 무사가 추단한 꿈과 같은 것이다. 그것에 대한 상전(桑田) 무당의 조치는 진후에 대해 '햇것을 먹지 말라', 즉 방금 수확한 보리를 먹어서는 안 된다는 경고이다. 그 이유는 소화시키기 어렵고 배가 창만해지기 쉽기 때문이다. 이와 같은 추단은 그가 진후의 병세 및 꿈의 내용을 분석하고 꿈점을 쳐서 얻은 것이지, 구체적인 내용에 의해서 알아낸 것은 아니다. 그러나 그 뒤에 진후는 상전 무당의 충고를 듣지 않고 보리 수확할 철이 되자 백성에게 명령을 내려 햇보리를 바치게 하고, 선식관에게 명령을 내려 밥을 지어 바치게 했다. 그 결과 배가 커다란 북처럼 부풀어올라 화장실에 갔다가 바로 거기에서 급사한 것이다. 이것은 무사의 꿈점에 의한 예언이 적중한 하나의 보기이다. 여기에서 분명한 것은 상전의 무사는 일정한 의학적 경험을 갖고 있었다고 볼 수 있다.

후자는 질병의 예후에 대한 예측인데, 결론도 진공의 꿈과 일치한다. 질병이 두 사람의 어린애로 나타났다는 이야기는 조금은 기이한 것이지만 고황(膏肓)이란 치료가 불가능한 인체의 부위라는 말이 이미 넓게 퍼져 있었다. 진공은 의사인 원의 분석을 듣고 그 판단을 믿은 끝에 그를 훌륭한 의사라고 칭찬했다.

또한 『사기』 편작전에는 편작이 조(趙)나라 간자(簡子)의 질병을 진단했다고 하는 기록이 있다. 조나라 간자가 혼수 상태에 빠져 깨어나지 못하고 있을 때 편작을 청해다 진단을 받았는데 편작이 단언하기를, 조간자의 병은 진나라 목공이 일찍이 앓았던 혼수병과 같은 것으로 반드시 길하고 상서로운 꿈을 꾸고 3일 안에 완쾌하게 될 것이라고 했는데 과연 조 간자는 그대로 완쾌됐으며 꿈 역시 편작이 말했던 것과 틀리지 않았다. 여기서 편작이 사용한 수법은 일반적으로 꿈점을 치는 무사들과 거의 구별되지 않는다.

무고(巫蠱)의 '고'는 무술의 개념인 동시에 의학의 개념이다. 특히 후세의 의학 속에 '고'라는 용어는 줄기차게 전해졌는데 이를테면 고창 따위의 병명도 그 가운데 하나인 것이다.

'고'는 『설문해자』의 해석에 따르면 "고(蠱)라고 하는 것은 뱃속의 벌레이다. 춘추전에 이르기를, 그릇 위의 벌레가 고가 된다. 회음(晦淫·음성의 사기)이 만들어내는 것이다. 올빼미가 찢겨 죽어서 된 귀신도 또한 고가 된다"고 했다.

이 해석 가운데 뱃속의 기생충이라고 하는 것이 의학 개념인 것이고, 찢겨 죽어서 된 귀신이라고 하는 것이 무술의 개념인 것이다. "회음이 만들어내는 것이다"라고 하는 표현은 양자가 공통점을 갖고 있는 것을 설명하고 있으며 각각의 기원을 분명하게 갖고 있다.

흥미진진한 점은 '고'라는 것은 옛날 사람이 가장 먼저 확인했던 질병의 원인이며 당시 무술의 병인관(病因觀)은 '고'를 중심으로 하고 있었다는 점이다. 당시의 인간은, 질병이 생기는 것은 누군가가 고술(蠱術)을 사용해서 자기를 해치고 있다고 여겼었다. 거기에는 구체적인 방법이 있다. 첫째는 나무를 누군가와 닮게 조각해서 사람의 뜰에 몰래 살짝 묻어두는 것이다. 그리고는 주문을 독송해서 그 사람이 병들어 앓게 하는 것이다. 둘째로는 집 안에서 무수한 벌레를 기르는데 항아리 따위의 용기에 넣어 서로 잡아먹게 한다. 이것은 독으로써 독을 친다는 것으로 최후에 남는 것이 가장 독이 센 벌레라는 것이다. 그것을 '고

(蠱)’ 또는 ‘고독(蠱毒)’ 이라 하고 원수 또는 살해하고자 하는 사람의 뜰에 놓아 보낸다면 상대는 모르는 사이에 시름시름 앓다가 죽게 된다는 것이다. 전자는 무술의 염승법과 주금법(呪禁法)을 결합해 운용한 것이고, 후자는 기생충병에 대한 잘못된 이해로부터 생겨난 것이다.

이상에서 본 두 가지는 초기 의학에 있어서 질병의 원인이라고 알려져 있던 것들이다. 이를테면 기원전 91년 한나라 무제는 나이가 많아서 병들게 되었는데도 강충(江充)은 음흉하게도 무고 때문에 병이 생겼다고 퍼뜨렸다. 이 사건으로 태자와 황후, 왕녀 등이 살해되고 죄없이 살해당한 사람이 몇만 명도 넘었다고 한다. 무고에 의해서 질병을 앓게 된다고 하는 설이 동한 시대에는 참으로 광범하게 퍼져 있었다는 것을 말하고 있다. 장사현에서 출토된 『오십이병방』이라고 하는 한묘의 백서에는 고를 고치는 전문적인 처방이 4개나 기록되어 있다.

‘금방(禁方)’ 이라고 하는 것은 그 이름에서 알 수 있는 것처럼 금병(禁病)에 대한 처방이다. 이것은 이미 기술했던 무금의 금과 같은 의미이고, 또한 비결을 전한다는 의미도 포함하고 있다. 『사기』 편작전에는 다음과 같은 기록이 있다.

장상군(長桑君)은 자기의 의술을 편작에게 가르칠 때 그에게 “나에게는 금방이 있다. 나는 이제 너무 늙었기 때문에 물려주고자 하는데 함부로 다른 사람에게 알리지 않도록 하라”고 했다. 편작이 절대로 다른 사람에게 말하지 않겠다고 맹세하자 장상군은 옷 안주머니에서 약을 꺼내 편작에게 건네주었다. “아직 땅을 적시지 않고 풀잎 위에 있는 이슬을 받아서 이 약을 먹으면 30일 뒤에 그대는 의라는 것이 무엇인가를 알 수 있게 될 것이다”라고 했다. 아울러 ‘금방’ 에 관한 책자도 편작에게 건네주었다. 편작이 그가 시키는 대로 약을 복용하자 30일 뒤 불가사의하게도 벽 저편에 있는 사람이 보이게 되었으며, 사람의 질병을 진찰할 때에는 환자의 오장육부까지 분명하게 볼 수 있게 되었다. 특히 진맥의 명성은 자자하게 되었다.

이상의 기록에서 본다면 '금방' 이란 분명하게 민간 비전(民間秘傳)의 금병법(禁病法)으로서 기공에 의한 투시, 비전처방 등과 유사한 내용을 포함하고 있었다고 생각된다. 편작 자신은 "무를 믿고 의를 믿지 않는 자는 6불치가 된다"고 했는데 편작전에 나오는 편작의 진단과 치료술은 기이한 것으로 실제에 있어서 침과 약으로 치료한 일은 매우 적으며, 농도 짙은 무술적 색채를 띠고 있는 것도 역시 사실이다.

'금방' 의 금이란 고대 무술의 잔재인데, 이에 대해서는 『황제내경』 속에서 그 근거를 찾아볼 수가 있다. 『영추』 금복편에도 금에 관한 기록이 있는데 "이것은 앞서간 스승의 비전을 금좌(禁坐)하는 까닭이다. 팔을 베어 피를 받아 입술에 바르고 맹세하는 것이다"라고 했다. 따라서 매우 엄격하게 지킬 것을 규정하고 있었다.

초기의 인류 활동 가운데 샤먼, 즉 무사들은 무고, 무금, 금방, 꿈점 등 질병 치료에 관련한 일련의 무술적 방법을 운용하여 의학에로의 길을 개척했던 것이다. 그것은 인류의 질병에 대한 인식을 끊임없이 발전시키고 차례차례로 경험을 흡수해 의학을 형성한 것이기노 했다.

따라서 필자의 생각으로는 '의의 기원은 무에 있다' 고 하는 설은 인류의 초기 활동에 의학이 무술이라고 하는 모체 속에서 끊임없이 분화하고 발육해서 최후에는 무술로부터 분리, 독립하게 된 과정을 반영한 것이라고 본다. 다만 아래에 세 가지 점에 관해서는 추가적 설명을 하지 않으면 안 될 것이다.

⑴ 의의 기원이 무라고 하는 설은, 무술 자체로부터 의학이 탄생했다

고 하는 것이 아니라 의학은 무술이라고 하는 모체의 형식을 빌려서 발생과 발전의 조건을 획득했다고 하는 의미이다.

(2) 의의 기원이 무라고 하는 것은, 의학이 무술이라고 하는 모체 속에서 일정 단계까지 발달했을 때 무술과 투쟁한 일이 있었다고 하는 점을 부정하는 것이 아니다. 이 투쟁은 의학이 무술의 속박으로부터 달아나고자 했을 때 더욱 격심한 것이 되었다.

(3) 의사라고 하는 전문적 직업이 출현하기에 앞서 최초에는 무사가 사람들의 질병을 치료했다. 그 과정에서 자각적으로, 또는 무자각적으로 일부 의약 지식을 발견하기도 하고 몸에 습득하기도 했으며, 또 흡수하기도 하면서 그 가운데 일부 무사는 무술과 의약을 결합시켜 질병을 치료하고 점차적으로 전문적인 의사의 길로 이행했다. 그리고 순수한 무술만으로 질병을 치료하고자 했던 무사들은 날로 강대해져가는 의학과 대립하게 되었다. 사회적 생산력이 커지고 문화가 진보함에 따라 질병을 치료하는 활동에 있어서 무술은 지배적인 지위를 상실해가고 있었다. 이때 성숙한 의학은 마침내 무술로부터 떨어져 나오게 되었다.

의가 갖는 '무술 문화'의 배경

— 무풍(巫風) · 무사(巫史) · 무보(巫步) · 무항(巫恒)

사람들은 이미 필요에서가 아니라 사유에 의해서 자신의 행동을 해석하는 것이 습관으로 되었다. 그리하여 시간의 추이에 따라 유심주의적 세계관이 생기게 되었다. 그 세계관은 특히 고대 세계가 붕괴되고서부터 인간의 대뇌를 지배하게끔 되었다. 그것은 지금에 와서도 또한 사람들 두뇌를 매우 강하게 지배하고 있다.

— 엥겔스, 『자연변증법』「원숭이에서 사람으로 진화하는 과정에서의 노동의 역할」

『주역』은 중국 문화의 축소판이라고 할 수 있다. 원시적인 무술 활동은 점이라고 하는 특유한 형식에 의해 당시의 사회 생활을 생동감 있게 표현하고 있다.

누가 점치는 의식을 주관했는가? 그것은 무사(巫師)들이다. 누가 점에서 얻는 예견된 징조의 길흉을 해석했는가? 그것은 무사들이다. 또한 누가 그 활동을 기록해서 오늘날의 인간에게 모든 것을 알려준 것일까? 역시 무사들이다.

무사들은 당시 문화의 상징이었다.

일반적으로 말한다면 무사들은 직능에 따라 세 종류로 나눌 수 있다.

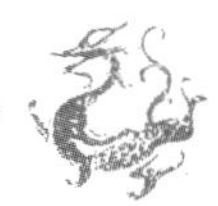

1. 사건을 기록하는 무, 즉 사관
2. 점치는 무
3. 병을 다스리는 무

마치 고대 앗시리아가 그러했던 것처럼 바빌로니아에도 복사(卜師)가 있었는데 그 복사는 주술을 부리는 무사와 의사로 나누어져 있었다. 그와 같이 대부분의 민족들은 의를 초기의 무사 범주에 포함시키고 있었다.

무가 없는 곳은 없다. 그것이 귀신을 숭배하고 있던 시대의 현실이었다. 의란 이 '무술 문화'라고 하는 배경으로부터 점차적으로 모습을 드러내왔던 것이다.

무술이 문화에 끼친 영향에 관해서 말할 때 '무풍(巫風)은 하나의 뚜렷한 보기일 것이다. 무풍이란 분명하게 무술 문화의 특색을 갖는 민간의 습속이다. 이를테면 고대의 무사가 귀신을 기쁘게 할 가무를 익히는 풍속 따위가 그것이다. 『서경』 이훈(伊訓)에는 "기록하건대 감히 궁에서 항상 춤추며 집에서 취해 노래함이 있으니 이를 무풍이라 한다"고 되어 있다. 주석에는 「무는 가무로써 신에게 넘긴다. 때문에 가무는 무격(巫覡)의 풍속이다.」고 되어 있다.

무는 춤을 추어 신을 내리게 하는 것으로서 무풍이라고 하는 이름도 거기에서 생겨났을 가능성이 많다.

무사가 신을 내리게 하는 춤은 최초에 동물의 동작을 모방한 것인데 그것이 후세의 무용 및 도인(導引)의 원류가 되었다. 중국 무용연구소의 부연구원 주빙의 고증(『무용예술』 총간 제14기 참조)에 따르면 현존하는 가장 오래된 무보(巫步)는 팔괘무보이다. 그것은 하나라 우왕의 시대를

배경으로 해서 무사 및 주어를 결합시킨 제사의 무용이다. 그 동작에는
동물 및 금수를 모방한 흔적이 뚜렷하게 나타나 있다고 한다. 중국의
고대 문헌 가운데는 원시인들이 동물을 모방해서 무용을 한다고 하는
기록이 많이 있다. 이를테면『죽서기년(竹書紀年)』제 순 6년의 기록에
따르면 순이 즉위했을 때 사람들은 돌과 돌을 부딪쳐 그 소리로 장단을
맞추면서 노래부르기를 '백수(百獸)를 거느리며 춤을 추네' 라고 화답했
다고 한다. 여기에서 말하는 '백수를 거느리며 춤을 추네' 라고 하는 것
은 사실은 여러 사람이 춤을 추는 선두에 선 자가 여러 동물의 동작을
모방해서 몸짓을 했다는 것을 의미한다.

그 밖에『여씨춘추』중하기(仲夏記)에는 다음과 같이 적혀 있다. "제
요(帝堯)가 자리에 올라 질(質)에게 명령을 내려 음악을 만들게 했다. 질
은 산림계곡의 소리를 모방해서 노래하고 미락(麋鞈)에 화살을 꽂고 그
것을 두들겼다. 산을 어루만지며 돌을 깨뜨려서 상제의 옥경 소리를 모
방하고 백수의 춤을 이루었다."

또한『목천자전(穆天子傳)』권5에는 학춤에 대한 기록이 있으며『죽서
기년』에는 코끼리춤에 관한 기록이 있다. 그것은 모두 춤을 통해 신을
내리게 한다는 뜻을 내포하고 있다.

무용 동작은 질병의 예방과 신체 단련에 유익한 것인데 뒷날에 와서
는 무용 속에서 건강과 장수를 목적으로 하는 무용이 떨어져 나왔다.
그것을 도인이라고 한다. 실제로 도인은 뛰는 몸짓에 기원을 가지고 있
다. 전승에 따르면 일찍이 춘추전국시대에 동물의 동작을 모방한 체조
'2금희' 가 생겨났다고 한다.『장자』각의편에는 "웅경(熊經), 조신(鳥
伸)은 수명을 마련할 뿐이다"라고 했는데 이것은 곰 및 새의 동작을 모
방해서 신체를 단련하는 '토고납신(吐故納新)' 의 보건법이다. 동한 말기

에는 화타의 '5금희'가 출현하게 되었다. 이것은 범, 곰, 원숭이 등 다섯 동물의 동작을 모방한 것이었다. 최근에 장사현의 마왕퇴에서 출토된 한나라 때의 '도인도'에도 날고 있는 새와 달리고 있는 짐승의 동작을 모방해서 신체를 단련하는 방법이 적지 않게 묘사되어 있다. 이를테면 용등, 학구, 요배, 웅경 등이 그것이다. 현대까지 전해오는 8괘에 관한 도인 동작도 고대 8괘의 무보 속에 있는 무술 무용과 밀접한 관계를 갖고 있다. 견해에 따라서는 고대의 무술 풍속에 의해서 오늘 날의 도인과 체조의 흥성을 가져왔다고 할 수도 있을 것이다(도표 3 참조).

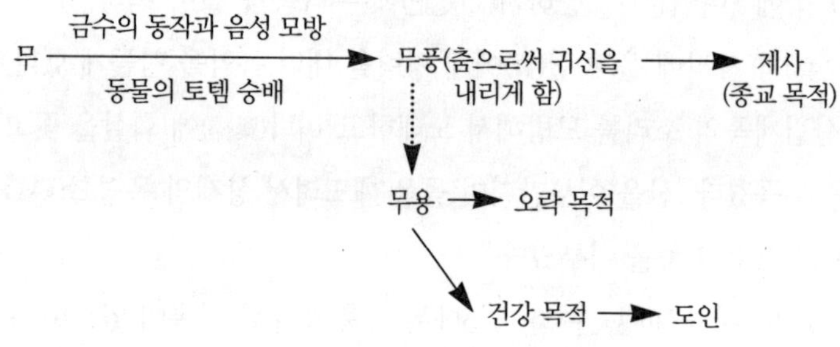

〈도표 3〉 무술과 무용의 관계

무술에서 의학이 태어난 배경을 생각할 때 보다 깊은 관련을 갖는 것이 '무보(巫步)'이다. 무보란 무사가 무술을 행할 때의 걸음걸이다. 이것을 우보(禹步)라고도 한다. 한나라 때 양웅(楊雄)은 『법언』에서 "옛날 사씨(姒氏)는(즉 우임금을 가리킴) 수토를 다스리는 데 무보를 많이 한 우이다"라고 기술하고 있다.

상고시대 사씨는 치수 공사를 대대적으로 하기 위해 노고를 아끼지 않고 산천을 걸어서 돌아다녔다. 그 때문에 발병이 생겨 길을 걸을 때 발을 질질 끌었다. 그런데 후세 사람들은 우를 성현이라 존경했고 무사들은 무용할 때 우의 걸음걸이를 모방하게 되었다.

『도장(道藏)』 동신팔제원변경(洞神八帝元變經) 우보치령 제4에는 우보의 역사에 관해 상세히 소개하고 있다. 다음에 원문을 인용하여 우보에 흥미를 갖는 독자에게 참고하도록 하겠다.

"우보란 하나라 우의 술(術)로서 신령을 불러내 사역시킨 걸음걸이며 만 가지 술의 근원, 현기(玄機)의 요지가 된다. 옛날 대우가 물을 다스리고자 하는 데 그 높고 깊음을 헤아릴 수가 없었다. 그러므로 검은 곡척과 겹친 조망을 설치하고 그 일을 헤아렸다. 혹은 복천, 경석이 있어서 눈에 미치지 않는 것은 반드시 해약(海若), 하종(河宗), 산신(山神), 지기(地祇)를 불러서 물은 뒤 그것을 결정했다. 그런데 우가 남해의 해변에 이르렀을 때 새가 금주(禁呪)를 하면서 커다란 돌멩이를 굴리는 것을 보았다. 그 새가 금을 할 때 항상 이 걸음걸이를 하고 있었다. 우도 마침내 그것을 모방해서 술로 삼았다. 이에 돌아와서는 효험 없는 것이 없었다. 이것을 우가 제작했기 때문에 우보라고 한다. 송나라 이래 이 방법을 좋아하는 자가 많아지고 구하는 자들은 봉기하여 온갖 수단을 다해 밀고 나갔다."

이상의 인용문에서 우보의 진정한 창시자는 아마도 금주를 할 수 있는 신령스런 새이고, 우는 그 자세를 모방한 데 지나지 않았다는 것을 알 수 있다. 본래 우보는 그다지 복잡한 것이 아니었는데 한나라 이후 사람들의 이러저러한 필요에 의해서 새롭고 더욱 자세한 내용이 첨가된 것이다. 그 점에 관해서는 동신팔제원변경의 우보치령 제4에 다음과 같이 기술하고 있다.

"한나라 회남왕 유안(劉安) 이후 왕자연(年)의 선집문이 있고, 사문의 혜종이 편수한 글귀가 있었다. 동류를 접촉해서 이것을 늘린것이 마침내 90여 종이 되었다. 발을 드는 것이 같지 않고 주문을 독송하는 것도 다르다. 상세하게 징험해본다면 선봉의 왼발 3보 9적에 더함이 없고 발자국은 이감(離坎)의 괘가 되고 걸음걸이의 기율은 북두에 9성이 있으며 법을 취하는 것은 이 때문이다."

요컨대 후세의 무보란 모두 앞에서 기술한 '3보 9적'의 원칙을 지키지 않으면 안 되는 것이었다. 세부적인 것에 관해서는 여러 가지로 상위한 것이 있다.

무보는 의학 방면에 일정한 영향을 끼쳤다. 이에 관해서는 진·한에서부터 양진, 수·당 시대까지의 의학책 속에 기록되어 있다. 이를테면 마왕퇴에서 출토된 『오십이병방』에는 우보로 질병을 치료한다고 하는 기록이 많다. 그러나 우보의 거의 대부분은 무사들에 의해 설계되고 지시하여 환자는 그 동작을 행하는 것이다. 환자는 우보를 행할 때 축유의 주문과 동작 등을 함께 한다. 이를테면 '기'라고 하는 질병을 다스릴 경우 '우보 3' 하고 동쪽으로 뻗은 복숭아나무 가지를 꺾어다 그것을 두 개의 죽간에 꽂아 현관 양쪽에 세운다. 그렇게 함으로써 괴이한 귀신을 쫓아버리게 되어 질병이 치료된다는 것이다. 그 밖에도 '퇴(癀·즉 서혜부 헤르니아)'라고 하는 병을 다스릴 때는 두 번 '우보 3'을 한다. '항(蚢·일종의 기생충병)'의 치료도 마찬가지였다.

여기에서 주의해야 할 것은 '우보 3'이 앞에서 기술한바 우보를 할 때 반드시 지키지 않으면 안 되는 '3보 9적' 중의 '3보'와 대응하고 있다는 점이다. 같은 내용을 지적하고 있을 가능성도 꽤 높다. 우보의 운용에 관해서는 당나라 때의 『천금요방(千金要方)』『외대비요(外台秘要)』

라는 의학의 대작들 속에 보인
다. 일설에 따르면 진나라 이소
독(李召讀)은 『박물지』에서 "짐
새는 능히 무보를 하고 뱀은 금
한다"고 적고 있다. 여기에서 무
보란 동물, 특히 새의 동작과 관
계가 밀접하다는 것을 엿볼 수
있다. 이와 같이 서한 초기에서
부터 수·당, 그 뒤의 중의학까
지 역시 선진시대 '무술 문화'
의 흔적을 분명하게 남기고 있
다. 이와 같은 점은 무시할 수
없는 일이다.

'무술 문화'는 또한 무술 역사
의 권력과 그 영향 속에도 나타
나 있다. 『예경』예운에는 "축이
란 고단사에 종축 무사(宗祝巫
史)에 간직한다고 해설했다"고
되어 있다.

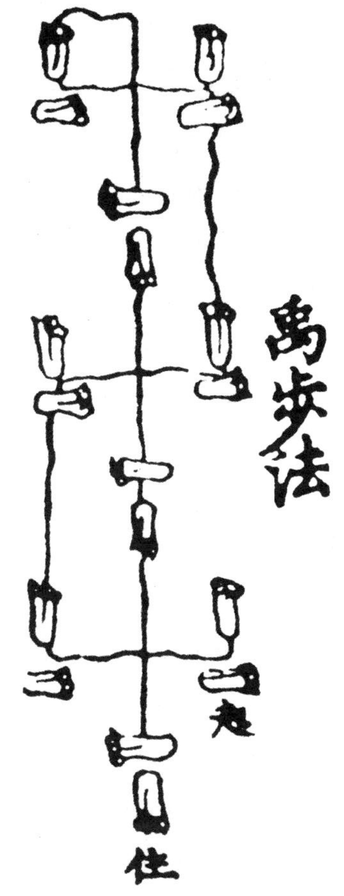

〈그림 5〉 우보(禹步)의 예(例)

『한서』효사지(效祀誌)에는 "집에서 무사를 위해 제사를 지내는데 법
도가 없다. 제명을 모독해도 신은 밝히지 않는다"고 했다.

그 의미는 사람들이 귀신에게 공양할 제수품을 무사가 받아서 누리
는 데 그 생활은 지극히 사치스러웠다. 이를테면 신명을 모독했다 할지
라도 귀신도 무사를 어찌할 수 없다는 뜻이다. 이는 당시에 무사의 권

력이 매우 강대했다는 것을 알 수 있다. 지금 말한 '무사' 란 사건을 기록하는 무로서 뒷날의 사관을 말한다. 무사는 인류의 초기에 있어서 각종 중대한 활동을 기록하는 일을 주관하고 있었으므로 문화 발전사에서도 중요한 지위를 점하고 있었다. 전설상의 복희는 8괘를 그렸고 노끈을 매듭지어 사물을 기록하고 글자를 만들어 백성을 가르쳤다고 하였다. 그러므로 우리는 복희를 역사상 최초의 무사라고 할 수 있는 것이다. 전설에서는 또 복희는 풀을 맛보고 돌침을 만들었다고 한다. 따라서 무사는 의학의 창시자였다는 것을 엿볼 수 있다. 사람들은 초기의 무사 역할을 높이 평가하고 있는데 거기에는 까닭이 있다.『황제내경』에는 황제가 귀수구(鬼臾區), 뇌공(雷公), 기백(岐伯) 등의 측근과 의학에 관해서 토론한 뒤『황제내경』을 편찬했다고 했다. 그런데 기백, 귀수구, 뇌공 등의 이름은 분명하게 무의 색채를 띠고 있다. 그 이름만으로도 그들이 특수한 존재라는 것을 알 수 있다. 특히 기백이라는 인물은 천하고금에 누구 한 사람도 모르는 사람이 없는데 그는 무사를 빼놓고는 그 어디에도 속하는 곳이 없다.

이와 같이 의학이 탄생하는 전후에 무를 대표로 하는 고대의 무술 문화는 거대한 하나의 장막극처럼 의학의 일거일동을 비추고 있는 것이다. 의학의 체계에는 의학 이외의 수다하고 복잡한 요소가 혼합되어 있어서 그것을 제거하기란 지극히 어려운 일이다. 여기에서 심사숙고하지 않으면 안 되는 것은, 무사가 사회 속에서 중요한 위치를 차지하고 있을 뿐 아니라 대대로 전해지는 무사 세력을 형성하고 있었다는 사실인데 '무항(巫恒)' 의 출현이 바로 그 증거이다.

『주례』 춘관사무에는 "나라에 6가지 재앙이 있게 되면 사무(師巫)가 무항을 만든다"고 했다. 그 주석에는 "항이란 구(久)이다. 무구란 앞선 무의 고사인데 이것을 만드는 데는 그 베푼 바를 보고서 한다"고 했다. 청나라 때 왕중(汪中)은 '항'은 '함(咸)'에서 전변된 말이라 했다.

여기에서 인용한 문장의 의미는 국가에 재난이 있게 되면 그것을 기회로 무사들이 대량으로 나타나는데 그들은 1대, 또 1대를 이어가면서 무사가 되어 상속하는 무사 제도를 형성하였다. 그리하여 무사의 지위가 강고해졌을 뿐 아니라 계속해서 발전하며 확대해가게 되었다.

이 대대로 상속하는 무사 제도에는 두 가지 측면이 있다. 즉 한편에서는 1대 1대 새로운 무사를 만들어냈으며, 또 한편에서는 무사가 대대로 상속하는 과정에서 그 직능을 점차로 전문화하여 그 가계의 특색을 나타내게 될 가능성이 있었다는 것이다. 그리고 질병 치료에 관해 말한다면 질병을 다스리는 무사는 세대를 통해 자신의 치료 경험과 새로운 발견을 다음 세대에 전해 1대 1대 끊임없이 축적함으로써 그 기술을 더욱 고차적인 것으로 만들어나갔다. 그것은 틀림없이 훌륭한 의사를 양성하는 조건이 되었다. 이렇게 의학의 탄생에서 형성까지는 여러 세대를 걸쳐 매우 긴 기간의 계승, 축적, 발전을 경험화하지 않으면 안 되었다. 그리고 무항의 출현에 의해 무사의 가계를 단위로 하는 전승이 강력하게 되었다. 그것은 치료 경험을 갖고 있는 무사가 일정한 조건에 기초해 몇 세대에 걸치는 긴 시간을 경과하면서 전문직 의자가 되는 진제가 되었던 것이다. 이것은 그 이외의 어떠한 조건보다도 중요한 것이다.

"3대에 걸친 의자가 아니면 그 약을 복용하지 말라"고 하는 것은 진한시대 때 대중들이 일상적으로 쓰는 말이었다. 여기에서 우리는 옛날 사람들이 얼마나 가전(家傳)하는 의도를 중시했던가를 엿볼 수 있다. 세세대대에 걸친 치료와 그와 관련한 활동이 누적되고 상당한 임상 경험을 축적한 사람이야말로 최초의 의자가 되는 것이다. 그런데 이 조건에

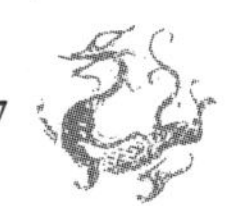

부합한 사람이라고 한다면, 무항이라고 하는 제도 속에서 대대로 전승하면서 질병의 치료를 견지해온 무사, 즉 샤먼 뿐이었다.

이 밖에 복사(卜辭) 가운데 대축(大祝), 태복(太卜), 가무(可巫) 등의 관리는 누구나 할 것 없이 국가의 정사에 참여하여 제사와 기도, 점복, 치료 등의 종교를 주관하는 신성한 직책의 요원으로 되었다. 따라서 그들은 당시의 사회환경을 결정짓고 있으며 은(상)나라 때에는 그 지위가 최고에 이르렀는데 주나라 때 이후로 들어서면서 차츰 쇠퇴해갔다.

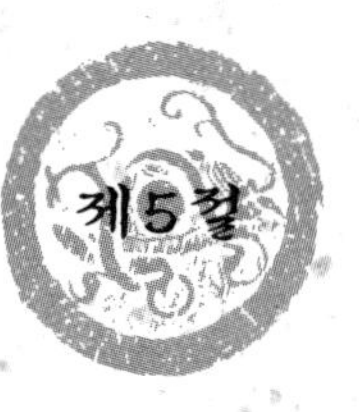

무의의 가장 초기 형태

— 무팽(巫彭) · 무함(巫咸) · 무의(巫医) · 무마(巫馬)

> 프랑스의 아리애제 계곡의 '3형제'라고 불리는 동굴 속에서 지금으로부터 7천 년 전의 빙하시대 무의에 관한 벽화가 발견되었다.
>
> — G. 비엔스이멜, 『의학 5천년』

의학이 아직 탄생하지 않았을 때 이미 무의(샤먼 닥터)라고 하는 혼합된 형식이 나타나고 있었다. 그것은 질병을 치료하는 일을 전문으로 하는 무사(巫師)에 의해 구성되어 있었다.

'무의'라는 명칭이 보이는 최초의 것으로는 『일주서(逸周書)』 대취(大聚)인데 그것은 어느 정도의 의술과 약의 지식을 습득한 샤먼에 대한 총칭이었다. 거기에는 두 가지 특징이 있다. 첫째는 반드시 무사가 아니면 안 된다는 것, 둘째는 반드시 의료를 위한 어느 정도의 의학과 약에 관한 지식을 갖고 있지 않으면 안 된다는 것이다.

'무의'라는 단어는 또 『논어』 자로편에도 보인다. "남방인의 말에 사람이 꾸준함이 없으면 무의도 될 수 없다고 한다"고 했는데 이 말의 의미는 참고 견디는 한결같은 마음이 없다면 그 사람은 무의와 같은 일을

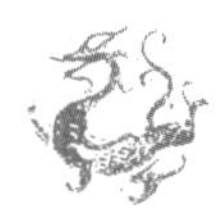

할 수 없다는 뜻이다. 그런데 진정한 무의의 출현은 그 명칭보다도 훨씬 빨랐다. 『산해경』 해내서경에는 "개명의 동쪽에 무팽(巫彭), 무저(巫抵), 무양(巫陽) 등 6무가 있는데 불사약을 만들어서 병을 물리쳤다"고 했다. 그것은 무사들이 양생면에서 약물 지식을 습득하고 있었다는 증명인 것이다.

『산해경』 도찬(圖贊)에는 "한 무리의 10무가 있는데 무함(巫咸)이 통솔하는바…… 영산의 약을 채취하기 위해 수시로 오르내렸다"고 했다. 『산해경』 대황서경(大荒西經)에도 영산에는 "무함 등 10무가 있으며 여기를 오르내리는데 백약이 거기에 있다"고 했다. 이 두 문장은 무함을 지도자로 하는 10인의 무사들이 함께 산에 올라 약초를 채취하는 모습을 묘사한 것이다. '수시로 오르내린다'와 '백약이 거기에 있다'고 한 것을 보면 채집한 약초의 수량과 종류가 상당히 많았음을 알 수 있다. 그리고 또 급히 필요한 일이 생기면 수시로 산에 올라 약초를 채취했다는 것도 알 수 있다. 전설에 의하면 원시 시기 집단의 '진료소'에는 일정한 조직성이 있었던 것 같다. 거기에는 고대 무의의 의료 활동이 생생하게 묘사되어 있다.

『후한서』 82 허양전(許楊傳)에는 "(왕망이) 위를 찬탈하게 됨에 이르러 양(楊)은 성명을 바꾸고 무의가 되어 다른 세계로 도망해 숨었다"고 했다. 이것은 한나라 때에도 무의가 존재하고 있었다는 증거이다. 당시에는 이미 후한 시대인데 의학은 상당히 발전하고 있었다.

무의의 존재는 치료의 역사상 의와 무가 혼재한 시기가 열리면서 시대는 이윽고 의학을 주로 하는 방향으로 전개되어갔다. 이를테면 주나라 때의 '무마(巫馬)'라고 하는 관직은 당시에 말의 질병 치료를 주관하고 있었다. 『주례』 하관무마의 규정에 의하면 무마는 반드시 "병든 말을 맡아 기르고 타면서 그것을 치료하고 만약 귀신의 빌미라면 그것을 변별하고 분석했는데 양자는 서로 수용하기 때문에 무는 의를 돕는 것이 된다"고 했다.

무마란 병든 말을 잘 관리해서 그 병을 고치지 않으면 안 된다. 만약 귀신의 빌미라면 무마는 반드시 그것을 변별해서 말을 그렇게 만든 것으로부터 벗어나게 하지 않으면 안 된다. 즉 무마란 의와 무의 두 가지 능력을 가지고 있지 않으면 안된다. 양자는 상호 보충해서(서로 수용해서) 운용하는 것이다. 그런데 실제로는 의를 위주로 하는데 무마란 의를 위주로 하고 무를 부차적으로 하는 무의였다. 이러한 정황은 고대 이집트 사회에서도 흔히 볼 수가 있다. 이를테면 파피루스·에베루스의 의학책에는 의학의 내용도 있으며 무술의 내용도 있다.

무의가 형성된 것은 무술과 의학(원시 의학)이 결합할 필요가 있었기 때문이다. 한편으로 무사가 낡은 무술적 형식만으로 질병을 치료하는 것으로는 이미 사람들을 만족시킬 수가 없었다. 질병에 대한 사람들의 인식과 치료 능력은 향상하고 있었는데 무사 가운데 학식 있는 이는 이미 그 점에 눈을 돌리고 있었다. 따라서 의학적 지식을 흡수하여 약물을 도입하지 않으면 안 되었다. 또 한편 당시 무사의 지위는 꽤 높았으나 의자라는 직업은 아직 세상에 나타나고 있지 않았다. 그리고 또한 미미한 의학 지식만으로는 그 자체로써 발전해 의학으로 성립되기에는 불가능했던 것이다. 무사의 도움을 얻어 그들의 지식과 기술을 운용, 흡수해야만 의학은 발전을 계속할 수 있었다. 의학이 탄생했을 초기만 해도 의자의 지위는 매우 낮았다. 중국의 의자의 지위를 말한다면 그 탄생으로부터 송나라 때까지 계속 낮았다(이 점에 관해서 필자는 이미 다른 문장에서 논한 바 있다). 반면에 무사들의 지위는 전체적으로 본다면 내리막길에 있었지만 일반적으로 의자보다는 높았다. 민간의 전승과 사전(史傳)에서는 짐짓 무술적 분위기를 과장하여 그 지위를 끌어올렸다. 무의 가운데는 확실히 상당히 높은 수준의 의술을 보유하고 있는 자도 있었다. 때문에 무의는 근대까지 계속 존재해왔으며 고대 일부 의자는 자신을 신비스럽게 보이기 위해서 일부러 무술 형식을 사용하기도 했다.

다음에서 초기의 의학 활동과 현존하고 있는 의학 활동에 관해서 기록한 이론과 경전을 대강 살펴보고자 한다. 말할 것도 없이 인류의 초기 활동 가운데 있는 자연 숭배, 귀신 숭배, 조상 숭배 등은 모두가 의학 속에 반영되고 있다. 또한 귀신과 영혼 같은 개념도 적지 않게 보인다. 고대 이집트의 기초서와 고대 앗시리아의 점토판에 씌어 있는 바빌론 의학과 마찬가지로 중국의 진·한 이전의 저서들 가운데는, 심지어 수·당 시대의 저서들 속에도 무술과 의학을 혼동한 논술이 허다하게 있다. 이 점에 관해서는 『신농본초경』 『황제내경』 및 감숙성 무위의 한묘에서 출토된 목간 『치백병방(治白病方)』, 마왕퇴에서 출토된 『오십이병방』 등에서 그 증거를 발견할 수 있다. 특히 『오십이병방』에는 축유, 즉 무술이 상당한 비중을 차지하고 있다. 이 한 가지만 보더라도 서한 시기에 의학이 비록 상당한 성과를 올렸다고 할지라도 아직 의와 무를 완전하게 분리하고 있지 않았다는 것을 알 수 있다. 그렇지 않다면 정도의 차이는 있지만 역대 의학책 속에 흔히 나타나는 무술적 내용을 우리는 어떻게 해석할 수 있을까? 혹은 또 수·당·송·명·청의 궁정 병원에 주금과(呪禁科) 혹은 축유과가 존재했다고 하는 현상을 어떻게 해석하면 좋을 것인가? 더욱이 현대의 민간 의학과 일종 학과의 이론 속에 존재하고 있는 적지 않은 무술적 관념을 어떻게 해석해야 할 것인가?

중화민족은 고통스럽고 혼란한 역사 속을 걸어왔으며 의학의 발전은
어느 측면에서 그것을 반영하고 있다. 따라서 의학의 전 과정에 대한
무술적 영향을 재현한다는 것은 문화와 과학 기술의 결합점을 분명하
게 하는 일이다. 그 성장 과정에는 진실로 민족의 희로애락이라고 하는
감정적 사연이 충만해 있다. 충만한 이성을 갖고 과학을 내포한 자연과
학상의 의의를 갖는 중국 고대 의학을 우리는 옹호해야 한다. 따라서
그것은 우리들의 재산이다. 우리들은 또한 환상으로 가득한 동방문화
의 특색이 있으며 사회과학상의 의의를 갖는 중국 고대 의학을 옹호해
야 하는 것이다. 그것은 한 점 의심할 여지 없이 우리들이 깊이 연구해
야 할 훌륭한 가치가 있기 때문이다.

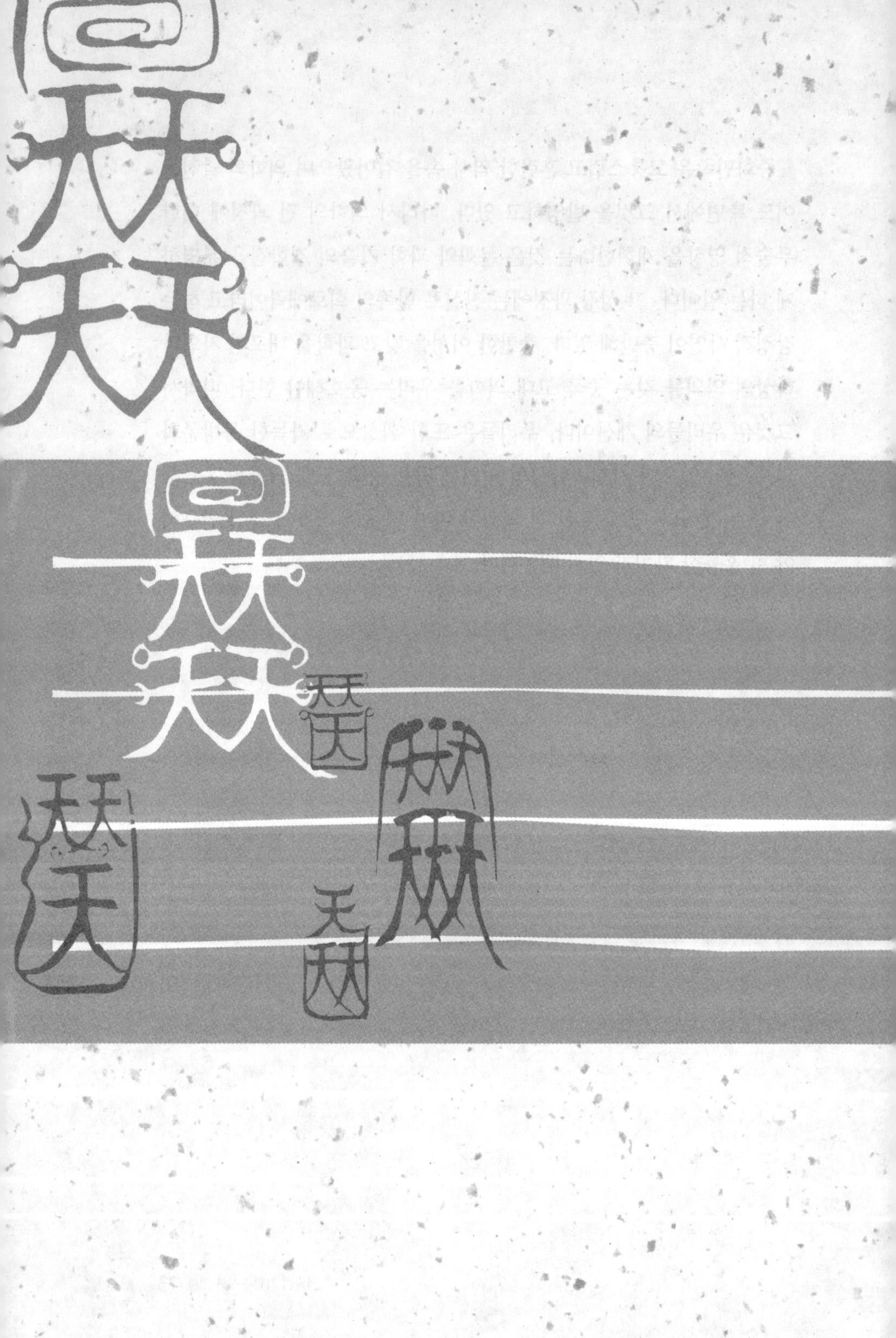

제 2 장

무술과 의술의 세계관

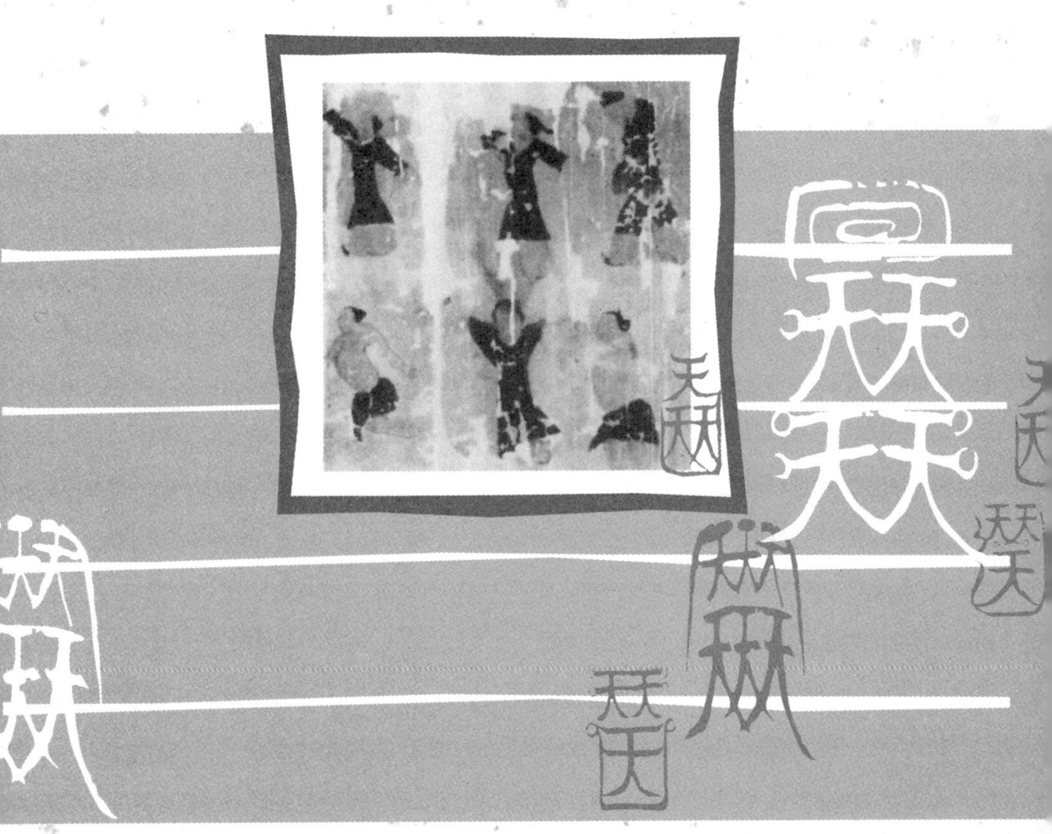

무술쩍인 사람과 의술쩍인 사람

— 영혼의 본원과 정기의 본원

피라미드의 의의는 이집트의 종교신앙에서 탐색하지 않으면 안 된다. 피라미드를 세우고자 하는 충동은 이집트인의 기본적인 신념에 뿌리하고 있다. 즉 육체는 죽어도 영혼은 영원히 존재한다. 이집트인의 생각으로는 인간이 살고 있는 이 세상 밖에는 헤아릴 수 없이 큰 세계가 있으며 거기에는 많은 주검들이 영혼의 나라에 살 것을 허락받아 살고 있다. 최후의 심판의 날에 만약 그들의 결백이 인정된다면(이 점이 제일 중요하다), 그리고 비밀스러운 신조의 이야기를 알고 있다면, 이 세상에서 몸소 쓰고 있던 생활용품을 또다시 사용할 수 있게 된다. 무덤의 부장품에는 죽은 자가 생전에 사용했던 모든 생활용품을 포함하고 있다. 이를테면 집, 음식물, 부리던 하인, 노예, 관리 따위가 그것들이다. 그러나 특히 중요한 것은 시체가 어떤 독이나 방해도 받지 않도록 보장하는 일이다. 그렇게 해야 저 세상에서 자유스럽게 돌아다니는 영혼(이집트에서는 '파'라고 부른다)이 자기의 거처로 찾아 돌아올 수 있기 때문이다. 그러므로 시체를 매우 조심해서 보존하지 않으면 안 된다. 그것은 명을 맡은 영혼인 '카', 즉 인체의 '생명력'을 동일한 곳으로 귀속시키기 위해서이다. 따라서 '카'와 동반자인 '파'는 영원한 것이며 그것이 또 하나의 세계에서 사는 주검에 활력을 줄 수 있기 때문이다. 진설에 의하면 저승에서의 보리는 8아일(지승의 척도)의 높이까지 자라는데 그것을 씨뿌려 거두어들이지 않으면 안 된다고 한다.

— C. W. 그린, 『신·룽·학자—고고사화』

인류는 자기 자신을 어떻게 보고 있는 것일까? 일반적으로는 주로 두 가지 방법이 있다. 첫째는 주위의 만물 및 자연계의 일체를 통해서

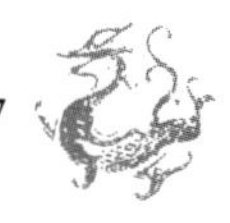

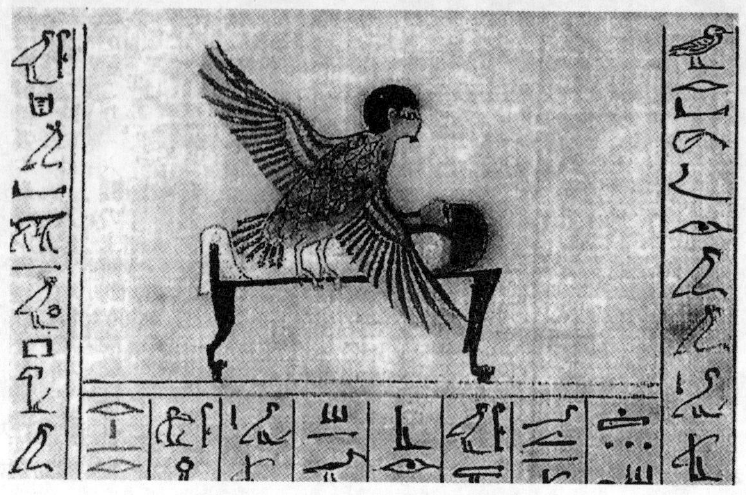

<그림 6> 피라미드 내부에 그려진 영혼 '파'

자기 자신의 영상을 비추는 것이다. 그것은 마치 사방이 거울로 된 세계 속에 있는 것과 같은 것이다. 거울에 비친 인간의 영상은 그 사람과 대조물과의 대비라든가 사람들의 의식 속에 있는 환상의 색깔의 농도에 의해 여러 가지로 변화한다. 그것은 마치 마술의 거울처럼 때로는 작고 약하게, 또 어떤 때는 인간의 주관이 팽창하는 바에 따라서 더없이 거대해지기도 한다. 또 때로는 구겨지기도 하고, 혹은 찢어지기도 해서 여러 조각으로 나누어지는 일도 있다. 자신이 왜소하다고 생각할 때 자연계에 대한 외경심이 일어나 자연 숭배를 하게끔 된다. 반면에 자아상이 팽창할 때 자기 자신을 강화해서 무술을 만들어내게 되는 것이다. 그러나 구겨진다든가 찢어진다든가 했을 때에는 사람은 천지자연으로부터 와서 다시 자연으로 돌아간다고 하는, 사람과 사물을 구별하지 못하는 비관적인 정서가 일어나게 되어 인간의 주관적인 능동성

을 부정해 버리게 되는 것이다.

둘째로는 조상의 발자취를 거슬러 올라가 조상의 공적을 찾아내 거기에서 인간 자신의 힘을 체득하는 것이다. 그러나 그러한 경험은 종종 문자로 기록되지 않는 경우가 많다. 또한 조상의 업적에 대한 감격과 미화하고자 하는 목적이 있고 또 조상 숭배라고 하는 강한 의식이 있기 때문에 사람들은 조상의 힘을 과장하게 된다(나아가서는 자신의 힘까지도 과장하게 된다). 사람들이 재난을 만나 조상의 도움을 구할 때 얻는 그 힘은 실질적으로는 자기 자신의 힘의 일부분으로 전화(轉化)하게 되는 것이다. 조상은 신이면서 동시에 충만한 힘을 가진 사람이다. 인류가 더 이상 없이 조상을 열애하고 사모하며 숭배할 때 현세에 대해서는 무의식중에 비애를 잊어버리게 되는 것이다.

무술인과 의술인은 인식상 역시 차이가 있다. 전자는 앞에서 말한 것처럼 초기 사회에서 일반인들이 가졌던 생명 본체에 대한 인식이며 그 뒤에 무격(巫覡)에 의해서 추리, 연역되고 발전된 인식인 것이요, 후자는 초기 사회에서 일정한 지식을 갖춘 전문인들이 갖는 생명 본체에 대한 인식인 것이다. 양자는 개인 혹은 집단에 동시에 나타날 수 있는 가능성도 있다. 무술을 하는 '사람'은 문학이나 예술에 있어서 표현의 대상이 되고, 의술을 하는 '사람'은 자연과학을 연구 대상으로 하였다.

무술과 의술을 하는 '사람' 사이에 갖는 인식의 가장 큰 차이점은 '사람'의 본원에 대한 견해 차이에 있다.

무술인은 인간의 본원을 단지 영혼일 뿐이라고 하지만, 의술인은 인간의 본원이 형체를 구성하는 정기라고 본다는 점이다.

무술인들의 눈으로 본다면 사물에는 모두 영혼이 있으며 그 영혼은 사물 속에 갖추어진 활력의 본원인데 이 점에서는 인간도 마찬가지라는 것이다. 영혼의 활력이 인간의 일체 활동을 조절하고 있으며 인간의 신체나 피와 살은 영혼을 갈무리하기 위한 텅 빈 가죽 부대에 지나지 않는다는 것이다. 따라서 인간의 고통은 영혼의 고통이며 인간의 질병 또한 영혼이 귀신으로부터 상처받은 결과라고 한다. 영혼이 인간의 혈육이라고 하는 주거에 안주함으로써 인간의 정신 활동－즉, '신'이 발명하는 것인데 그 신이란 영혼의 외적 표현인 것이다. 따라서 영혼이 육체를 떠나게 된다면 정신 활동은 정지해버리는 것이다. 인간의 장부에는 그 각각의 장부에 상응하는 신이 있으며 그것은 영혼을 통해서 외계와 연락을 갖게 되는 것이다. 『포박자(抱朴子)』 지리편(至理篇)에서는 "유(有)란 무로 인해서 생기는 것이요, 형체란 신을 번거롭게 해서 세워진다"고 했다.

샤머니즘 이론의 중요 특징 중 하나는 모든 것은 '무로 인해서 생긴다'는 것이다.

무술에서는 삶과 죽음의 경계를 그다지 엄격하게 구별하지 않는다. 그들의 입장에서 말한다면 삶과 죽음에는 근본적인 구별이 없는 것이고, 삶과 죽음은 하나의 세계로부터 다른 세계로 옮겨가는 데 지나지 않다는 것이다. 그러나 이 두 세계는 서로 연결되어 있기 때문에 영혼은 죽지 않고 자유자재로 두 세계를 왕래할 수 있다. 따라서 영혼은 사후에 더욱 자유스럽게 된다. 그 까닭은 죽게 되면 살아 있을 때의 육체라고 하는 가죽 부대도 필요 없기 때문이다. 이를테면 호남성에서 출토된 마왕퇴의 한묘(漢墓) 백서에는 비의(非衣)라고 하는 내용물이 있었다. 그것은 주로 무덤 속 주인의 영혼이 하늘나라로 승천하는 정경을 묘사한 것이다. 즉 그것은 마치 천상에 인간 세상과 같은 환상의 선경이 있어서 '새의 몸통, 사람의 머리' '나는 용이 하늘에 오름' '봉황이 훨훨

닭' 등의 우화로 가득 찬 길하고 상서로움과 쾌락을 상징하는 도안이 그려져 있기 때문이다. 한나라 때 사람들 사이에서는 영혼은 불멸이라고 의식하고 있는 것이 보편적이었다. 그들은 관을 안치한 묘실을 그들이 살았을 때의 집처럼 꾸미고 '비의'를 관의 덮개로 삼고 있었다. 그리고 현관이라고 여기는 곳 옆에는 복숭아나무로 만든 인형을 놓아두고 있다. 그것은 생전에 '복숭아나무로 문을 삼는다'고 하는 관습과 꼭 닮은 것이기도 하다.

구석기 시대 후기에 죽은 자를 매장하는 옹관 위를 둥근 밑바닥으로 된 화분같은 그릇에 뚜껑을 덮어놓고 한가운데 구멍을 하나 뚫어놓고 있다. 그 구멍은 죽은 자의 영혼이 들락거리게 하기 위해 특별히 만들어놓은 것이다. 어른이 죽었을 경우에는 머리를 서쪽 혹은 북서쪽을 향하도록 했는데 그것은 영혼을 되도록 빨리 하늘나라에 갈 수 있도록 하기 위한 자세였다.

필요할 경우에 무술인은 죽은 자를 불러내기도 한다. 그것은 영혼이 불멸이라고 하는 인간의 영혼본원설(靈魂本源說)의 근거가 되었다. 예를 들어 『수신기(搜神記)』에는 다음과 같은 이야기가 있다.

"유근(劉根)은 자가 군안이며 경조의 장안 사람이다. 한나라 성제 때 숭산에 들어가 도를 배우고 이인(異人)을 만나 비결을 얻어서 마침내 신선이 되어 능히 귀신을 부렸다. 영천태수 사기(史祈)는 유근이 요물스럽다고 해서 사람을 보내 유근을 불러다 죽이려고 했다. 유근이 관청에 도착했을 때 태수가 말하기를 '네가 능히 귀신을 부릴 수 있다는데 그렇다면 귀신의 모습을 드러내도록 해 보아라. 할 수 없다면 죽음이 있을 뿐이다'라고 했다. 유근이 말하기를 '매우 쉬운 일이오'라고 하고는 태수 옆에 놓여 있는 필묵을 빌려 부적을 썼다. 그러자 눈 깜짝할 사이에 홀연히 대여섯 되는 귀신이 손이 묶인 두 죄수를 앞세우고 나타났다. 태수가 자세히 보니 자신의 부모였다. 죄인은 유근을 향해 머리를 조아리며 말하기를 '우리 애(태수를 가리킴)가 철이 없어서 그렇습니다. 천만번 죽어 마땅합니다' 라고 하고는 태수 사기를 향해 '네 이놈 후손은 선조를 영광스럽게 해야 하거늘 어째서 신불에게 죄를 지어 부모를 이렇게 괴롭히느냐' 라고 꾸짖었다. 사기는 너무 놀라고 두려운 나머지 서럽게 울면서 머리를 조아려 죄를 청했다. 이때 유근은 갑자기 사라져 버렸는데 그가 간 곳을 알 수가 없었다."

이 이야기는 기본적으로 무술인들이 인정하고 있는 생사의 가역성(可逆性)이라고 하는 관점에서 나온 것이다. 즉 인간의 삶과 죽음은 가역적 과정인 것으로 삶은 자연히 죽게 되는 것이요, 또 죽음도 다시 삶으로 되돌아오게 된다는 것이다. 영혼을 다시 한번 본인의 육체에 붙이거나 또는 타인의 신체에 붙이는 것이다. 이것이 세속에서 말하는 '시체를 빌려 혼을 되돌린다' 고 하는 의미이다. 물론 주검의 상태도 그 사람이 다시 환생할 수 있을 것인가, 없을 것인가? 또 신선이 될 것인가, 아닌가?를 판단할 수 있는 지표가 되는 것이다. 고대에는 사람이 죽은 뒤 얼마 동안 그 사체가 오히려 완전해서 살아 있을 때의 모습과 같다면 영혼이 승천했다는 징표로 보았다. 이것은 고대 이집트인이 사체를 미이라로 만든 발상법과 일치한다고 할 수 있다.

중국의 역대 통치자들은 하나같이 생전에 대규모의 능묘를 만들어서 죽은 뒤에 자기의 사체를 보존할 방법을 다방면으로 연구했다. 이를테면 마왕퇴의 1호 한묘에서 출토한 여자 사체의 보존 상태로 볼 때 고대의 사체 방부 기술은 이미 상당한 수준에 달해 있었음을 알 수 있다. 진나라 시황제는 중국 고대 봉건사회 최초의 황제이며 그의 능묘는 서안의 교외에 있다. 사서의 기록에 따르면 그의 묘지는 모두 수은으로 봉해졌으며, 우물 3개를 파서 구리를 채우고 거기에 곽(관을 들이민 겉상자)을 안치했다고 한다. 그 목적은 사체를 잘 보존함으로써 신선이 된다고 하는 데 있었다. 참으로 많은 지혜를 짜냈다고 할 수 있다.

무술인의 영혼본원설은 영혼의 불사로부터 형체의 불사에로라는 과도기적인 신선수도(神仙修道)의 이론이 반영되어 있다. 이 이론으로는 인간이 노력해서 수련하든가 또는 '이인'을 만나서 교화를 받는다면 그 형체를 보존해 불로장수하게 된다고 생각한 것이다. 그러나 그 과정에는 하나의 전제가 따르는데 그것은 사람이 신선의 길을 얻을 수 있는가 없는가는 천상의 신선이나 귀신에 의해서 결정된다는 것이다. 이에 갈홍은 『포박자』 내편에서 신선은 죽지 않는 것이고, 또한 사람은 신선이 될 수 있다고 주장하면서 신선이 되는 방법을 소개했다. 동시에 인간의 삶과 죽음의 기일은 별들에 의해 결정된다고 하는 숙명론의 입장에 서 있었다. 같은 책 색난편(塞難篇)에서는 "명이 길고 짧은 것은 그에 합당한 까닭이 있는 것이다. 즉 기를 받아서 태(胎)를 맺는데, 그 나름의 별이 있다."고 기술하고 있다. 또 변문편(辯問篇)에서는 보다 분명하게 다음과 같이 지적하고 있다. "신선의 경전에 의하면 신선이 된 자는 다 그 명을 받고 우연히 신선의 기를 만나 자연스럽게 품수빈는 것이다. 그러므로 포태 속에서 이미 신선의 성품을 타고나게 된다"고.

이 이론에 기초해서 추측해본다면 그 명이 삶의 별에 속한 사람은 반드시 선도(仙道)를 받고 또한 장생을 얻을 수 있게 되는 것이고, 만약 명이 죽음의 별에 속한 사람은 도를 믿지 않으며 장생할 수 없다는 것이다. 이 같은 이론은 실로 교묘한 것으로 장생의 비법을 얻지 못한 사람의 명은 반드시 죽음의 별에 속해 있다는 것이다. 그러나 사람은 누구나 다 삶의 별에 속하기를 바라며 또 모두가 그렇게 되리라고 생각한다. 그러나 선도(仙道)를 얻는 데는 반드시 신선으로부터의 교화가 없으면 안 되는 것이고, 또 그렇게 되었을 때도 뼈를 깎는 각고의 수행이 없어서는 안 된다. 따라서 때로는 일생일대의 정력을 기울이지 않으면 안 되는 것이므로 그러한 선도를 수련할 수 있는 사람은 많지 않다. 『수신기』에는 다음과 같은 이야기가 있다.

"어떤 사람이 초산(焦山)에 들어간 지 7년이 되었다. 늙수그레한 선사가 나무 송곳을 주면서 '이것으로 돌에 구멍을 뚫어라. 돌의 두께는 5척이다. 만약 돌을 뚫는다면 도를 얻을 수 있다'고 했는데 40년 만에 돌을 뚫어서 마침내 신선의 단결(丹訣)을 얻었다"고.

전후를 합해서 계산해보면 47년이나 되는 기나긴 세월이다. 그와 같이 해서 도를 얻었다고 할지라도 그 도를 얻은 사람은 이미 늙어서 죽어버릴 것이다.

의학에서 말하는 인간에 대한 본원적인 관점은 고대 의학의 기초 위에 쌓아올린 것이다. 『소문』에는 "사람이 처음 태어날 때 정액이 만들어지고 정액이 만들어진 다음에 뇌수가 생긴다"고 했다. 이것은 분명히 인간의 본원은 정액이라고 하는 생명의 원시 물질인 것으로서 정액으로부터 화생(化生)해서 인체의 기관으로 된다고 하는 것을 지적하고 있다. 『영추』에는 "바라건대 사람이 처음 태어나는 것을 듣고 싶소. 어떤 기가 쌓여서 토대가 되는 것인가? 무엇을 세워야 방패가 되고 어째서 먼저 죽게 되며 무엇을 얻어야 살게 되는 것인가" "어머니로써 토대를 삼고 아버지로써 방패를 삼으며 신(神)을 잃으면 죽고 신을 얻으면 산다"고 되어 있다. 그 대체적인 의미는 사람의 생명은 어머니를 토대로 하고 아버지의 신체를 조건으로 해서 정신의 생명 활동을 지표로 삼아 정신 활동이 정상적이라면 생명력은 왕성한 것이요, 그와 반대로 된다면 생명이 끝나게 된다는 의미인 것이다.

또 인간의 형체가 형성되는 데 관해 『영추』에서는 다음과 같이 말하고 있다. "혈기가 이미 조화롭고 영위가 이미 통해서 오장(五臟)이 만들어지고 신기가 심장에 깃들어 혼백이 다 갖추어지게 될 때 사람이 되는 것이다"라고. 즉 사람의 생명을 개괄해서 정, 기, 혈, 신, 혼, 백을 겸비한 형체가 된다는 것이다. 여기에서는 신, 기, 혼, 백 등의 정신적 요소를 강조하고 있지만 그것은 정, 기, 혈이 인체의 생명 운동을 하고 있을 때 비로소 나타나는 것에 지나지 않는다.

의학에서는 인간의 죽음을 필연적인 것으로 보고 있으며 장수하는 방법은 오직 하나 의학적 방법을 장악하지 않으면 안 되는 것으로 보고 있다. 만약 무술을 깊이 믿는다면 그것은 사람의 생명을 그르칠 뿐이라고 보는 것이다. 이 점에 관해 후한의 장중경(張仲景)은 『상한론(傷寒論)』 서문에서 분명히 지적하며 다음과 같이 말하고 있다.

"요즈음 세상의 선비들은 의약에 정신을 기울이지 않고 방술(方術 : 약방문과 의술)에 정신을 팔며 위로는 임금이나 부모의 질병을 치료하고, 아래로는 가난하고 천한 사람들의 재액을 구제하며 가운데로는 보신의 만전으로 삼아 싫을 기르고 있다. 딘 영예와 권세를 디두이 쫓으며 권력가나 부호에게 아첨을 일삼아 오직 명리에 힘쓸 뿐이다. 그 말단을 장식하고 숭상하며 문득 그 근본을 버리고 그 밖을 화려하게 하며 그 안을 초췌하게 한다. 그 피부를 보존하지 않는다면 털이 어찌 붙어 있겠는가? 졸연히 사풍(邪風)의 기를 만나 괴이한 질병에 걸려 환란과 재앙에 이르게 되면 비로소 부들부들 떨며 뜻을 내리고 절개를 굽혀 궁함을 하늘에 돌리고 손을 들어 실패를 받아들인다. 백년의 수명

을 타고난 지극히 존귀한 몸을 용
렬한 의원에게 맡겨 함부로 다루고
있다. 아! 슬프다. 육체는 이내 죽
고 신명은 소멸하고 변해서 이물
(異物)이 되고 깊숙한 황천에 잠겨
하염없이 울고만 있으니 참으로 통
탄스럽다."

그렇다면 어떻게 해야 의술의 방
법을 사용해서 보건과 양생의 목적
을 이룰 수 있을까? 『소문』 보명전

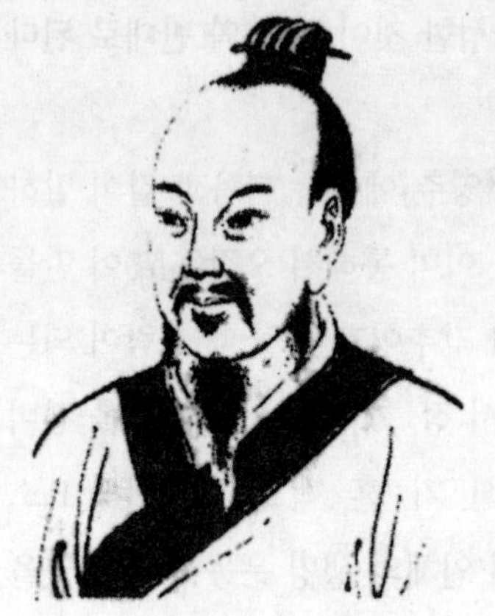

〈그림 7〉 한나라 때의 명의 장중경 張仲景

형론편(寶命全形論篇)에는 다음과 같이 지적하고 있다.

첫째, 반드시 신을 연마해서 인체의 정신 상태를 조절한다.

둘째, 양생술을 알지 않으면 안 된다.

셋째, 약물을 배합할 줄 알아야 한다.

넷째, 반드시 장부의 혈기 상태를 상세하게 살피지 않으면 안 된다.
동시에 안마, 도인, 식이요법, 기공보건 등을 함께 병행하면 더욱 효과
가 있다.

그러나 여기에서 지적해두지 않으면 안 되는 것은 무술이든 고대 의
술이든 정도의 차이는 있지만 생사의 불가지론이 존재했다는 사실이
다. 공자는 "아직 삶도 모르는데 죽음을 알쏘냐"라고 했다. 인간의 삶
에 관해서는 도대체 어떠했던 것일까? 남녀의 교접 및 인간의 배태와
발육이란 도대체 어떻게 된 것일까? 인간의 죽음이란 도대체 어떻게

해서 생기는 것일까? ……그 누구도 만족할 만한 답을 얻을 수 없었다. 장자가 주장한 '낙사관(樂死觀)'은 그것을 어떻게도 할 수 없는 인간의 느낌을 반영한 것이다.

장자의 아내가 죽었을 때 혜자(惠子)가 문상하러 갔는데 장자는 단정하게 앉아서 그릇을 두드리며 노래를 부르고 있었다.

혜자가 말하기를 "그대의 아내는 일생의 반려이며 그대를 위해 아들을 낳고 딸을 길러주었다. 지금 그녀가 늙어 병들어 죽었는데 그대는 슬퍼 울기는커녕 그릇을 두드리며 노래를 부르고 있으니 그것은 사람의 도리가 아니잖는가"라고.

장자가 대답했다. "그렇지 않다. 아내가 죽었는데 내가 슬퍼하지 않을 까닭이 있겠는가? 그러나 차분히 생각해보았더니 애초부터 그녀의 생명은 없었던 것이다. 생명이 없었을 뿐 아니라 형체도 없었다. 형체가 없었을 뿐 아니라 호흡도 없었다. 있는 것도 없는 것도 아닌 사이에 변해서 기로 되고 기가 변해서 형이 되고 형이 변해서 생명이 된 것이다. 지금은 또 변해서 죽은 것이다. 이처럼 생사의 변화는 봄 여름이 바꾸어지는 것이나 사계절의 순환과 같이 자연스러운 것이다. 그녀는 조용히 하늘과 땅 사이에서 쉬고 있는데 내가 여기에서 찔찔 울고 있으면 그것은 생명의 도리를 알지 못하는 것이 된다. 그렇기 때문에 울지 않는 것이다."

인간의 입장에서 본다면 삶이란 일종의 순환인 것이다. 인간이 인간으로 태어난 것은 이 순환을 얻은 것뿐이다. 이 순환을 갖게 해준 자에게 감사하지 않으면 안 된다. 그렇다면 그것을 갖게 해준 자는 누구일까. 장자는 그것이 양친이라고 생각하지 않았다. 양친은 오직 살아갈 곳을 제공해준 데 지나지 않는 것이고 실제로 이 생명을 하사해준 것은 자연(즉 사물로 변화한 상제)이다.

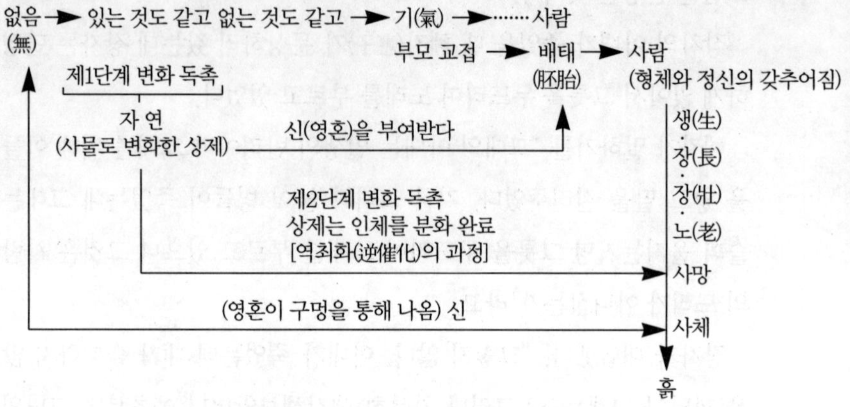

〈도표 4〉 무(無)에서 태어나 흙으로 돌아가는 생사관

자연이 인간에게 운명을 부여하고 또 그것을 종식시키는 것이라고 한다면 죽음에 대해 불평할 이유가 없는 것이다. 이러한 사고방식은 실질적으로는 의학의 무신론과 샤머니즘의 유신론이 타협한 것으로서 그 자체에는 철저함이 없다. 그 까닭은 사물로 변화한 상제(上帝)에게는 역시 의지가 있고 삶과 죽음은 모두 상제에 귀속되어 있기 때문이다. 이러한 사고방식에 따르면 인간의 탄생은 사물로 변화하는 과정이 아니라 질의 변화 과정(무→유)인 것이다. 인간의 죽음은 하나의 사물이 멸망하는 과정(유→무)이다. 즉 도표 4와 같다.

이처럼 순환하고 왕복하는 도표 4는 초기 무술인과 의술인의 생사관의 산물이다.

철저함이 없는 의학의 본원설은 무술의 영혼본원설과 번번이 유사한 관념으로 나타나기도 한다. 이를테면 『포박자』 지리론에는 "사람은 능히 죽지 않을 수 있다"라고 하는 무술인의 본원관을 슬쩍 훔쳐 "약물은 정기를 되살려 죽은 자를 부활시킨다"고 하는 의학적 명제로 바꿔놓고 있다. 그리하여 '소혼단(김魂丹)'을 만들기까지 했는데 그 약효는 의심의 여지가 없다고 했다. 갈홍(葛洪)은 다음과 같이 소개하고 있다. "혼을 부르는 작은 단약인 3사의 환약은 오영(五英 : 5색의 석영), 팔석(八石 : 단사 따위 8종의 광물질 약)으로 만든 흔한 약이지만 혹은 즉석에서 단단한 얼음을 녹이기도 하고, 혹은 물 속에 넣어 저절로 떠오르게 해서 능히 귀신을 몰아내고 또 호랑이나 표범을 쫓아버리는가 하면, 장부에 있는 적취를 깨뜨리기도 하며, 고황의 병마를 쫓고, 졸도한 사람을 깨워 일으키고, 달아난 혼을 되돌려놓는다. 그러나 그것은 모두 범상한 약에 지나지 않는다. 그보다도 이미 죽은 자를 되살려내는 것이 상약(上藥)이다. 어떻게 해서든 산 사람을 죽지 않도록 할 수 있어야 하지 않을까?"

갈홍은 또 의학과 무술이 인체에 미치는 작용을 비교하고 그 결론으로서 무술은 의학을 능가한다고 했다. 갈홍에 의하면 편작이 시궐병에 걸린 괵나라 태자의 병을 고쳤고, 한나라 때 흉노 의원이 이미 질식한 소무(蘇武)를 살려낸 것 등등은 기사회생의 역사적인 사례인 것이며 죽은 사람도 살려낼 수 있다고 하는 증명인 것이다. 일반적인 의료 기술이 그 나름의 치료 효과를 갖고 있다면 신선의 도에는 초인간적인 방법이 틀림없이 있기 때문에 죽은 사람을 되살려낼 수 있는 것은 두말할 여지가 없다. 게다가 무술의 한 방편인 도인이나 행기법(行氣法)이 모든 해독을 풀어버릴 수 있다면 사람들이 장수하고 늙지 않게 한다는 따위는 어려운 문제가 아니라는 것이다.

갈홍 자신은 의학에 정통한 사람이며 게다가 도교의 도사이기도 하

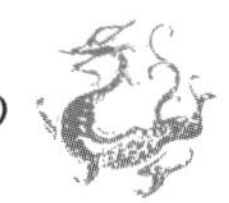

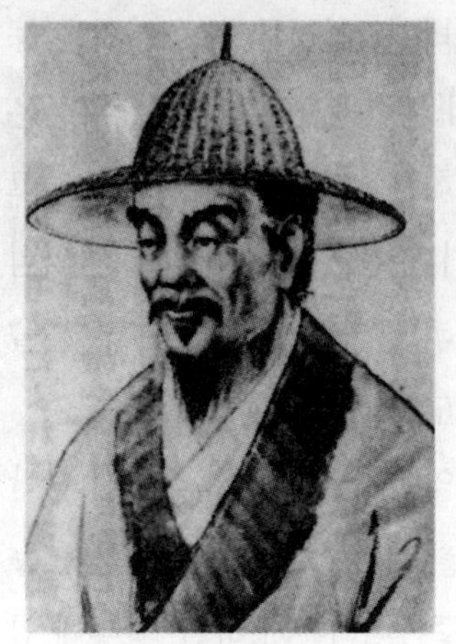

<그림 8> 갈홍(葛洪)의 초상화

다. 갈홍이 지녔던 의술과 무술의 혼합 관념은 당시의 사회상을 나타내고 있다고 할 수 있다. 이처럼 시대에 따라서 의학과 무술의 차이는 종이 한 장의 차이밖에 없으며 사람들은 그 차이점을 분별할 수 없었던 것이다.

이제 다시 한번 의학의 정기본원설(精氣本源說) 내용을 논하고자 한다. 정기란 인간의 본원으로서 어떻게 인체 속에서 운동하고 작용하고 있는 것일까? 『소문』 경맥별론편에는 정기가 생기는 과정에 관해 비교적 상세하게 기술되어 있다.

첫째, 음식물이 위로 들어간 뒤 위의 수곡부숙작용(水穀府熟作用)에 의해서 정화(精華)한 부분은 간으로 보내지는데 간은 그것을 전신의 근맥으로 수송한다. 이렇게 해서 전신에 영양을 공급하는 것이다(음식의 기는 위에 들어가서 정기를 간으로 흩뜨리고 근으로 기를 침투시킨다).

둘째, 음식물이 위로 들어간 뒤 위 부분의 소화 흡수를 거쳐서 영양분이 심장에 이르는데 심장은 혈맥을 주관한다. 혈맥을 지난 영양분은 폐로 수송되는데 폐는 기를 주관하고 또 피모를 주관한다. 따라서 정기는 다시 피부의 모공까지 분산된다(음식물의 기는 위로 들어가 탁기는 심장으로 들어가고, 정기는 맥을 적시고, 맥기는 경락을 흐른다. 경맥의 기는 폐로 들어가는데 폐는 백맥의 조회를 받고, 정기를 피모에 수송한다. 전신에 있는 피부의 모공이 정기를 흡수해서 그것을 오장육부로 보낸다.) 이때에 기혈의 성쇠는 손목 관절 근처에 있는 촌구맥(寸口脈)에 나타난다.

셋째, 음식물은 위로 들어가서 영양분은 비장으로 수송된다. 비장의 기능은 운송 작용인데 그 작용에 의해서 정기를 폐까지 수송한다. 폐는 전신의 수도를 소통, 조절, 주관하므로 수액을 분해해서 찌꺼기(조백)를 방광으로 보내 소변으로 배출하게 한다. 그러나 정확한 부분은 전신의 경맥으로 배포해서 오장육부에 영양을 공급한다(음식물은 위에 들어가 정기를 넘쳐흐르게 해서 비장으로 보낸다. 비장의 기능은 정기를 흩뜨리는 것인데, 위로는 폐장으로 들여보내 수도를 통제, 조절하게 하고 아래로는 방광으로 수송해서 물의 정기를 사방으로 배포하여 사시장철 오장의 음양에 합당함을 법칙으로 삼는다). 요컨대 다음 도표와 같다.

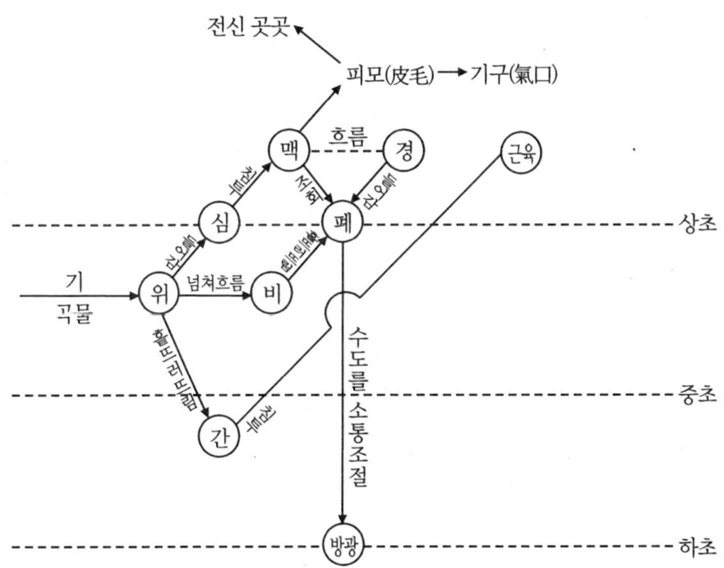

〈도표 5〉 체내의 음식물과 기의 흐름

여기에서 말하는 '침투' '넘쳐흐름' '흐름' '수송' '흩뜨림' '들어 감' '오름' '내림' 따위 표현은 정기 운동의 형태를 개괄한 것이다. 여 기 한 폭의 정기 운동 도표는 참으로 생동적인 것이라 할 수 있는데 그 것은 중의학의 생리학 전체를 기초한다고 할 수 있다.

의학의 정기본원론이든 무술의 영혼본원론이든 어느 것이나 다 자연 과 인체의 현상에 대한 인간의 관찰과 추측으로부터 생겨난 것이다. 즉 사람들의 상상과 연상으로부터 신화나 전설 및 문학 등이 생겨나고 무 술의 이론도 태어난 것이다. 삶과 죽음의 전 과정은 사람들의 헤아릴 수 없는 연상 속에서 어떤 저항할 수 없는 강한 관성에 의해 깊숙이 갇 혀 있던 심령이 문을 박차고 튀어나와 사람들로 하여금 영혼에 관한 연 상을 갖게 하는 것이다. 동시에 상제의 영상을 분명하게 마음속 깊숙이 새겨놓게 되었다. 그리하여 정기의 개념을 중심으로 하는 의학 체계는 사람들이 거듭 반복해서 관찰하고 사색하여 증명하고자 하는 과정 속 에서 서서히 짜여져 완전하게 이루어져 왔다.

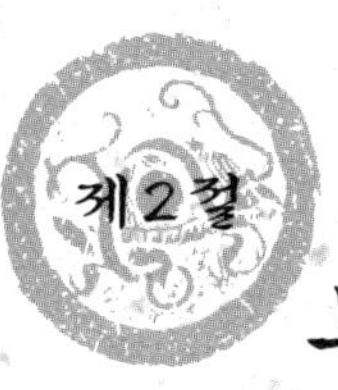

무술적 자연관과 의술적 자연관

— 천인감응과 천인합일

가래노스의 의학은 철학과 의학의 혼합물이다. 그것은 히포크라테스의 의학과 아리스토텔레스의 철학을 근거로 하고 있는데 그의 소박한 유물주의적 사고방식 속에는 분명히 목적론적 잔재가 있다. 그의 생각으로는 일체의 사물에는 그 나름의 목적이 있다. 또한 대자연은 완전한 지혜에 의해 운동하고 있으며 자연계에서 진행되고 있는 모든 현상은 다 그 나름의 목적을 갖고 있다고 생각했다. 인체의 각 기관은 각각의 기능을 배합해서 구성된 것이요, 또 각각의 부분은 미리 결정한 목적이 배합되어 있다고 여겼다. 이것은 중국 고대의 『황제내경』에서 말하는 '천인상합(天人相合)' 사상과 매우 유사한 점이 있다.

— 필자의 일기에서

'자연'이라는 낱말은 고대에는 없었다. 다만 자연이란 의미는 '천'과 '지'의 개념 속에 이미 함축되어 있는데 특히 '천' 쪽에 현저하다. 자연이란 우리들의 주변 세계를 지칭한다. 아득하게 푸른 하늘, 하얀 구름, 초록색으로 뒤덮인 대지, 바람, 비, 번개, 우레 따위이기도 하다. 만약 인간이 만물의 영장으로서 세계의 주역이라고 한다면 자연은 그 무대요 배경이요 도구이다. 따라서 의학이나 무술이란 인간의 자연에 대한 이해를 말하고 있는 것이다.

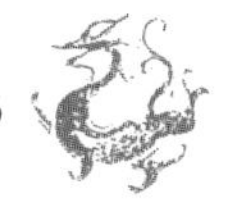

의학에서의 자연은 구체적이지만 거시적인 것이다. 의학의 경전 속에는 우리들이 만물의 모든 색채, 즉 '물상(物象)'을 보는 것과 같고 물상의 대비를 통해서 의학이 우리들에게 한 폭의 생동적인 인체의 생리와 병리를 설명하는 그림을 그려주고 있다. 세계는 대우주요, 인체는 소우주이다. 세계는 대기상이며, 인체는 소기상이다. 이처럼 중의학에서는 이들 양자를 연관시켜 토의하고 있다.

그렇다면 무술에서 말하는 자연에 대한 이해는 어떤 모양일까? 무술에서도 자연을 구체적으로 생각하고는 있으나 그 구체적 생각이란 전혀 의미가 없는 것이다. 자연이라는 그림에는 짙은 안개가 피어오르고 허허실실하고 진진가가해서 '정처없는 여산(廬山)'(그 전체상을 알 수 없다)이라고 하고 있다. 그 까닭은 무술에서 말하는 '자연'의 배후에는 영혼의 세계가 있고 초목의 영이 있으며 구름이나 비에도 신선이 있고, 토지에도 신이 있기 때문이다. 영혼이나 귀신의 활동이 있기 때문에 자연계는 이처럼 시끄러운 것이고 자연을 진정으로 통치하는 자는 상제(上帝)라는 것이다. 이러한 사고방식은 의학에도 일정한 영향을 끼쳤다.

이를테면 『소문』 이정변기론편(移精変氣論篇)에는 "색의 변화는 사시(四時)의 맥에 상응하며 이것을 상제가 귀하게 여기는 바로, 신명에 합당하고 죽음을 멀리하며 삶을 끌어들이는 까닭이다. 삶의 길인 즉 멀고 멀어서 이름하여 성왕(聖王)이라 한다"라고 논하고 있다. 자연계의 사물이 서로 영향을 끼치며 상극의 관계를 갖고 있는 것은 마치 귀신들이 상제의 의지대로 분담을 받아 매주의 '당번'을 맡고 있는 것과 같다고 할 수 있다. 번잡한 자연계의 변화를 관찰하는 데 무술에서 가리키는 방향을 통해서 본다면 변화의 장막 뒤에는 만능의 상제가 버티고 있다는 것이다. 상제는 천·지·인·상·중·하를 지배하고 있다. 고대 전설 속의 황제는 얼굴이 4개로 사방팔방의 사물을 볼 수 있었다고 한다. 이것은 실제로 상제의 형상을 간접적으로 표현한 것이다.

천·지·인이라는 삼재론(三才論)은 고대인들의 대자연에 대한 3분법이다. 그것은 자연계에 대한 인류의 공간 구분을 반영하고 있다. 따라서 일상적으로는 상·중·하 세 부분에 대한 대명사로 쓰여지고 있다. 이와 같은 구분법이 뒷날에는 무술과 의학에 사용되어 '천인상응(天人相應)'이라고 하는 이론의 주요 내용이 되었다. '천인상응설'의 기원은 춘추전국시대로부터 서한시대에 이르게 된다. 그 기본적인 사고방식은 자연계와 인체는 서로 관련되어 있으며 인체는 항상 자연계의 변화에 따라서 상응한 변화를 한다는 것이다.

이와 같은 사고방식은 의학 이론에도 받아들여져서 기초 이론 속의 '유(類)를 취해서 상(象)을 비교한다'고 하는 사고방식의 주된 근거가 되었다. 서한시대로 들어서자 동중서(董仲舒)가 처음으로 '천인감응(天人感應)'이라고 하는 철학적 사고방식을 제창했다. 이것은 '천인상응'이라고 하는 사고방식을 극한적으로 확대해서 자연계와 인간은 서로 감응하는 관계에 있다고 생각한 것이다. 그리고 이와 같은 감응 관계를 사회 현상에까지 확대 적용했다. 이에 따르면 하늘의 별들의 변화가 국가의 성쇠나 사람들의 길흉을 의미하기도 하고, 거꾸로 사람들의 부도덕적인 행동 탓으로 천문이나 별이 변화하게 된다고 생각하기도 했다.

또한 이런 사고방식에 기초해서 도교에서는 '3시(三尸)' 설이 생겨나 인체 속에 재앙을 부리는 신을 상정해냈다. 단성식(段成式)은 『유양잡조(酉陽雜組)』 해설에서 "상시 청고(上尸靑姑)는 사람의 눈을 멀게 하고, 중시 혈고(中尸血姑)는 사람의 오장을 썩게 하며, 하시 백고(下尸白姑)는 사람들의 위장을 문드러지게 한다"고 하고 있다. 후세의 관상술에도 3재설이 있는데 액각(額角), 준두(準頭·코끝), 지각(地角·협골의 아래쪽)을 3령(三靈)이라 한다. 이 세 부분으로 사람의 길흉과 화복, 생사를 판단할 수 있다고 생각하고 있다. 그것과 대응하고 있는 것으로서 의학에서는 '천인상응'이라고 하는 사상의 영향을 받아서 3초(三焦)의 분류법과 3부9후(三部九候)의 진단법이 생겨났다.

중의학의 3초는 인체의 장기를 상·중·하 세 부분으로 나누어 상초는 심·폐, 중초는 주로 비·위, 하초는 간·신·방광·대장·소장 등이라고 하였다.

3부9후법은 전신의 병변을 상·중·하 3부로 나누고 1부를 다시 3후로 나눈 다음 모두를 합해 9후로 하여 맥진을 해서 질병이 있는 부위를 확정하는 것이다. 이를테면 상부의 천(天)은 이마 양쪽의 동맥을 측정하고 상부의 지(地)는 뺨 양쪽의 동맥을 측정하고, 상부의 인(人)은 양쪽 귀의 동맥을 측정한다. 중부의 천은 수태음맥을 측정하며, 중부의 지는 수양명맥을 측정하고, 중부의 인은 수소음맥을 측정한다. 또한 하부의 천은 족궐음맥을 측정하고 하부의 지는 족소음맥을 측정하며 하부의 인은 족태음맥을 측정한다는 등이다. 그 밖에 3재사상과 관련한 것으로 기공의 상·중·하의 단전으로 나누는 방법이 있다. 일반적으로 미간을 상단전이라 하고 젖가슴 한가운데를 중단전, 배꼽 밑의 아랫배 부위를 하단전이라고 한다.

무술, 즉 샤머니즘의 '천인감응' 관에서는 천의 의지에 의해서 이 세상 만물이 움직인다고 하였다. 그 현상으로는 하늘의 별이나 기후의 변화가 있으며 이는 사회의 안정과 변화에 영향을 끼친다고 생각한다.

『주역』 계사전 하에는 "황제·요·순이 짓고 그 변화를 관찰해서 백성들로 하여금 부지런히 노력해서 신의 변화를 따르게 했다"고 되어 있다. 『주역』 관괘 상전(觀卦 象傳)에도 "하늘의 신도(神道)를 관찰하면 사시의 신도는 어김이 없다. 성인은 신도로써 가르침을 베푸니 천하가 복종한다"고 되어 있다. 물론 덕행을 통해 상제를 감동시킨 사람도 있기는 하지만 그러한 사례는 종종 위정자의 덕을 칭찬할 필요성으로부터 나온 것에 지나지 않는다.

천인감응에 관한 이야기는 매우 많다. 이를테면 『사기』 은본기에 의하면 대술(大戊)의 시기에 돌연히 뽕나무와 곡식이 조정의 명당에 생겨나서 하루 만에 꽤 크게 자랐다. 대술은 그것이 흉조라고 하여 매우 두려워 떨었다. 이척(伊陟)은 "요물은 덕에 굴복한다. 대술님이 덕을 쌓는다면 나무는 말라 죽게 될 것"이라고 진언했다. 그리하여 대술이 열심히 덕을 베풀었더니 나무는 말라 죽어버리고 아무런 재앙도 일어나지 않았다고 한다. 또한 『여씨춘추』 제척편에는 다음과 같은 이야기가 있다. 송나라 경공 때 화성이 심숙(心宿) 지방까지 이동했다. 대리자인 위(韋)는 그것은 군주에게 커다란 재앙이 있을 조짐이라고 생각하고 경공에게 재앙을 다른 곳으로 옮겨가게 하도록 하라고 권했다. 그러나 경공은 위의 말을 듣지 않고 재앙은 어디로 피해간다고 해서 될 수 있는 것이 아니므로 그대로 받아들이도록 해야 하는 것이라고 했다. 그랬더니 상제는 이에 감동해 화성을 심숙에서 삼사(三舍)로 옮겨버렸다. 그리하여 송나라 경공도 화를 복으로 바꾸게 되어 재위 64년 동안 아무런 재앙도 일어나지 않았다.

즉 하늘은 사람의 감응을 근거로 해서 사회 정세를 변화시킬 뿐 아니라 인간의 생활 환경과 조건까지도 변화시키는 일이 있다는 것이다. 『회남자』에는 다음과 같은 글이 실려 있다. "탕나라 때 7년 가뭄이 들자 복사는 점을 쳐서 하늘의 뜻을 살폈다. 탕은…… 사람을 시켜 장작을 쌓아올려놓고 머리를 풀고 손톱을 자르고 몸을 정결하게 하고는 장작 위로 올라가 바야흐로 자기 몸을 태워 하늘에 제를 올리고자 했다. 마침내 불이 타오르려 하는데 별안간 큰비가 내렸다."

천인감응의 이론은 공정하고도 동정심 많은 상제가 인간을 비롯하여 삼라만상을 통치하고 있다는 환상에 입각해서 얻어낸 이론이다. 인간에게 미덕이 있다면 상제는 그에게 복을 주는 것이고, 그와 반대로 인간이 무례하게 굴면 그에게 재앙을 내린다는 것이다. 상제의 공정한 의지는 그 무엇보다도 숭고하다.

무술과 비교해볼 때 중의학에서 말하는 '천'에는 그렇게 많은 인정미는 없다. 자연은 사물로 변화한 상제가 오직 법이라고 하는 형태로 나타난 것에 지나지 않는다.

인간과 자연(즉 천)에는 두 종류의 관계가 있다. 첫번째는 인간의 생리 방면에 있어서의 상호 대응이다. 이 대응에는 물론 억지스런 부분이 없지 않다. 이를테면 『소문』 음양응상대론편에서는 다음과 같이 말하고 있다. "하늘은 서북방이 낮다. 그러므로 음이다. 그리고 사람의 오른쪽 귀는 왼쪽 귀만큼 밝지 않고 땅은 동남방이 낮다. 그러므로 동남방은 양이다. 그리고 사람의 왼쪽 손발은 오른쪽 손발만큼 강하지 않다." 또 다음과 같은 말도 있다. "오직 성인만이 위로 하늘을 짝하여 머리를 양육하고 아래로 땅을 본받아 발을 양육하며, 가운데로 사람의 일을 모방해서 오장을 양육한다. 천의 기는 폐로 통하고, 땅의 기는 목구멍으로 통하고, 바람의 기는 간으로 통하고, 우의 기는 심장으로 통하고, 곡식의 기는 비장으로 통하고, 비의 기는 신장으로 통한다. 육경은 개천이 되고, 장·위는 바다가 되며 구규(九竅 : 눈·코·귀·입·오줌·똥구멍 등 아홉 구멍)는 물을 주입하는 기가 되고 천지로써 음양을 삼는다.

양에 해당하는 땀을 천지의 비라 이름붙이고 양의 기는 천지의 질풍이라 이름한다. 폭기(暴氣)는 우레의 형상이요, 역기(逆氣)는 양의 상이다. 그러므로 낫고 못 낫고는 하늘의 기율에 매인 것이다. 땅의 이치를 거스르면 재앙(의료상의 과오)에 이르는 것이다."

여기에서 인체 안은 마치 풍운의 변화가 엄격한 소기후인 것이고 기혈과 장부 운동은 흡사 대자연의 기후처럼 변화해서 그 물상화한 상제의 법칙을 따르고 있다. 그렇게 하지 않으면 '재앙이 생긴다'고 하는 상태에 이른다고 한다.

3재	자연			사람		
부　＼　분류	형 상	산 포	3부	3부	산 포	형 상
상	(산) 내	우 레	천	머 리	심 장	6 경
중	바 다	곡 기	인	5 장	비 장	장 위
하	물을 주입하는 기	우 기	지	발	신 장	9 규

〈도표 6〉 자연과 인체의 3재

두번째 관계는 사람의 병리 방면과 관계하는 양자의 대응이다. 그 대응 관계에는 계절과 방향, 병위(病位), 질병 등 많은 요소가 있다. 이를테면 『내경』에서는 다음과 같은 내용을 시사하고 있다.

"동풍은 봄에 부는데 병은 간에 있으며, 수혈은 목과 목덜미에 있다. 남풍은 여름에 부는데 병은 심장에 있으며, 수혈은 가슴과 옆구리에 있다. 서풍은 가을에 부는데 병은 폐에 있으며, 수혈은 어깨와 등에 있다.

북풍은 겨울에 부는데 병은 신장에 있으며, 수혈은 허리와 넓적다리에 있다. 중앙은 토가 되는데 병은 비장에 있으며, 수혈은 척추에 있다. 그러므로 봄의 기는 질병이 머리에 있고, 여름의 기는 질병이 장(내장)에 있고, 가을의 기는 질병이 어깨와 등에 있고, 겨울의 기는 질병이 사지에 있다. 따라서 봄에는 비육병을 많이 앓고, 여름에는 가슴병을 많이 앓으며 장하(長夏)에는 물설사와 뱃속이 차가운 병, 가을에는 풍증병, 겨울에는 비궐병을 많이 앓는다."

이것은 계절마다 흔히 앓게 되는 질병을 순서에 따라 대응해서 설명하고 있다. 물론 거기에는 억지스런 면도 있다. 그러나 적지 않은 의약 경험이 포함되어 있는 것도 사실이다. 따라서 이것을 무술의 천인상응과 똑같이 취급해서는 곤란하다.

5 계	5 방	5 장	치료하는 유혈	질병 부위	예방 요점	일반 질환
춘	동 풍	간	경 항	머 리	경 항	구 (비출혈)
하	남 풍	심	흉협	5장	흉 협	흉협병
장 하	중 앙	비	척배		통설 한중	통설 한중
추	서 풍	폐	견배	견 척	풍 증	풍 증
동	북 풍	신	요퇴	사 지	비궐, 손설 한출	비 궐

〈도표 7〉 계절, 방각, 장기, 질병

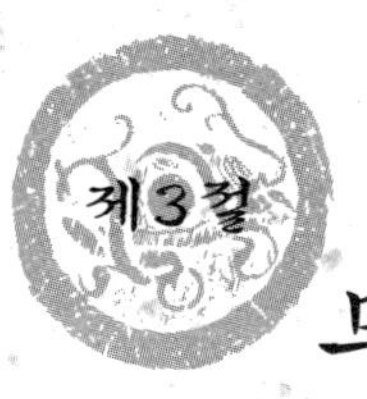

무술적 사회관과 의술적 사회관

— 귀신의 등급과 장기의 질서

중국 주나라 때에 이미 이 세상에는 사람의 힘으로는 어찌할 수 없다는 질서에 대한 관념이 있었다. 이른바 '도(道)'의 관념이 그것이다. 도 그것은 우주와 인간사회가 공유하는 질서이다. 그 도의 질서 속에서 보편적인 왕권이 일찍부터 확립되고 영구적 주축이라는 위치를 점유하게 되었다.

— 벤저민 시와스, 『중국인의 세계질서에 대한 견해 – 과거와 현재』

무술(샤머니즘)은 신화처럼 사람들을 현혹시키는 이론이다. 인류는 무지몽매했던 시절부터 줄곧 무술 세계의 질서에 순종해왔다. 이 질서는 뒷날 대를 잇는 통치자에 의해 강화되고 보충되어 거의 완전무결에 가깝게 되었다. 이 질서 속에서는 상제로부터 최하층까지 신과 자연 및 인간이 교묘하게도 하나로 융합하고 있다. 그것은 흡사 『주역』에서 말하고 있는 것과 같다.

"천지가 있은 연후에 만물이 있고, 만물이 있은 연후에 남녀가 있고, 남녀가 있은 연후에 부부가 있고, 부부가 있은 연후에 부자(父子)가 있고, 부자가 있은 연후에 군신이 있고, 군신이 있은 연후에 상하가 있고, 상하가 있은 연후에 예의를 낳게 되는 것이다."

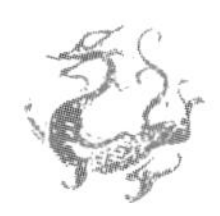

중국의 무술은 전체적으로 말하면 거창하고 복잡한 면이 있다. 그러나 무술의 귀신 계통에 관해 말한다면 그것은 오히려 혼란스럽기만 할 뿐이다. 상제는 최고의 통치자이다. 천상의 모든 신과 별들에 의해서 천지간의 모든 사물은 지배당하고 있다. 이를테면 남두성과 북두성은 인간의 삶과 죽음을 주관한다. 한나라 때 유행했던 5개의 별이 5행을 주관한다고 하는 설은 이러한 사고방식을 반영한 것이다. 그 가운데서도 형혹성(熒惑星)은 5행의 화를 주관하며 화성이 되어 신농씨와 짝을 이룬다. 세성(歲星)은 목을 주관하며 목성이 되어 태호씨와 짝을 한다. 태백성은 5행의 금을 주관하며 금성이 되어 소호씨와 짝을, 진성(塡星)은 5행의 토를 주관하며 토성이 되어 황제와 짝을, 진성(辰星)은 5행의 물을 주관하며 수성이 되어 전욱(顓頊)과 짝을 한다. 그 밖에 태세(太歲), 풍륭(豊隆), 구진(鉤陳), 태음(太陰), 장군(將軍) 등의 별이 있는데 그것들을 주관하는 신이 상제의 신하가 되어 만물의 질서를 담당한다. 그 밖에 또 해의 신, 달의 신이 있다. 어떤 사람은 복희씨가 해의 신이라고 주장하기도 한다.

푸른 하늘 아래는 모두 4방으로 나뉘어 동서남북의 신이 등장한다. 주작은 남방, 청룡은 동방, 백호는 서방, 현무는 북방을 관장하는 신이 되어 각각 사물을 주관한다. 자연의 기후와 관계하는 신에는 뇌공, 우신, 운군 등이 있다. 인간의 생활과 관련한 신에는 문짝신, 재물신, 부엌신 따위가 있다. 종교와 관련한 신에는 태상로군, 원시천존, 관세음, 여래불조 등이 있다. 그 밖에도 초목신, 산신, 토지신 등 그 수는 매우 많다.

인간은 사후에 지하로 돌아가는데 지하는 귀신들의 세계요, 지옥인 것이다. 중국인의 사고방식으로는 모든 사람들은 사후에 또 하나의 세계, 즉 풍도성(酆都城)에 들르지 않으면 안 되는데 거기에는 크고 작은

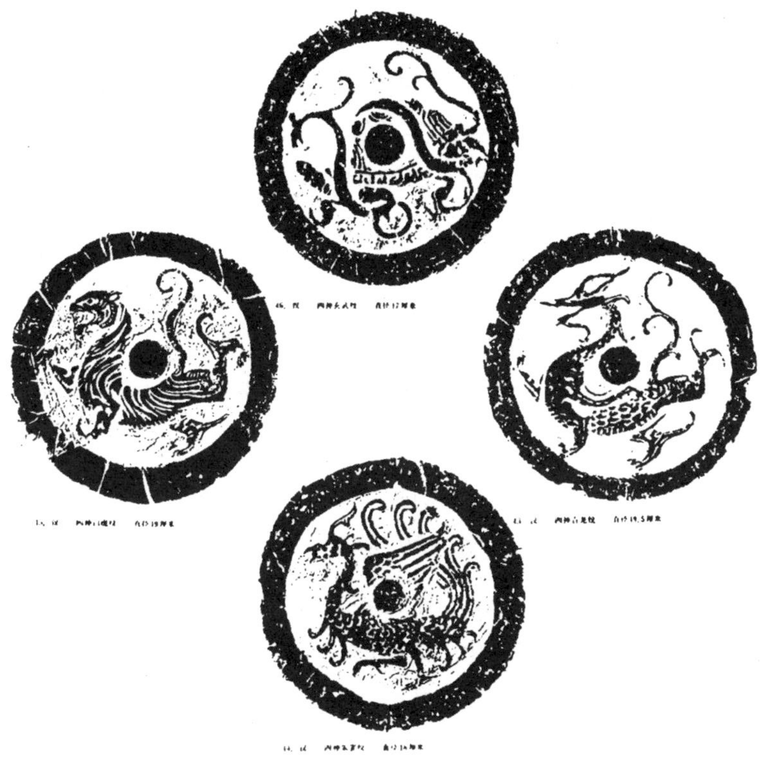

<그림 9> 사방의 신상(東=蒼龍, 南=朱雀, 西=白虎, 北=玄武)

염라대왕과 판관 등이 있어서 인간의 삶과 죽음을 주관하고 있다. 귀신의 형상에 관해서는 전설과 신화 속의 인물이 있는가 하면 역사상 실존했던 인물도 있다. 무격(샤먼)의 지위는 귀신에 대한 제어, 제약 능력에 의해 결정된다. 일반 사람의 경우 자신의 영혼을 그러한 귀신의 등급 계통 속에 맡긴다. 사람의 죽음과는 상관없이 그의 영혼은 자신의 가족 성원과 등급상의 관계를 보존 유지하고 있는 것이다. 아버지와 아들, 남편과 아내 같은 따위의 관계는 불변인 것이다. 사람들이 무술의 푸닥

거리 따위를 운용할 경우, '긴급 명령'이라고 한 공문서의 명령과 같은 형식을 사용할때, 그것은 샤먼들 자신이 받들고 있는 신을 강림시켜 귀신을 굴복시킬 권력을 획득했다는 것을 의미한다.

더 말할 필요도 없이 고대 인류의 사회적인 등급 제도는 귀신의 세계에도 적용되고 있었다. 그 까닭은 인류가 자신의 주변 환경을 모델로 하여 귀신의 세계를 만들어냈기 때문이다. 그러므로 귀신의 세계라고 할지라도 그것은 현실사회가 환상적으로 반영된 것에 지나지 않는다.

의학 속에 사회관이 도입되는 과정에서는 다음과 같은 원인을 생각할 수 있다. 첫째로 의학에 사회관을 도입한 까닭은 사회의 등급을 지닌 질서관을 도입하기 위한 것이요, 그것에 의해서 인체 생리 활동 속에서의 주요한 것과 부차적인 것의 등급을 구분하여 인체의 장부에 질서를 부여하는 것이다. 이를테면『소문』영란비전론편(靈蘭秘典論)에서는 12관에 대해서 다음과 같이 대체적인 평가를 하고 있다.

"심(心)은 군주이며 관(官)을 주관한다. 신명은 여기에서 나온다."(심은 생리 활동 가운데 중요한 지위에 있으며 생리 활동의 기점이라는 설명)

"폐는 상박(相博)의 관으로 치절(治節)은 여기에서 나온다."(폐가 전신의 장부 기능에 대한 조절 작용을 담당한다는 설명)

"간은 장군의 관으로 모려(謀慮)가 여기에서 나온다."(간의 기능과 성질, 심의 기능에 대한 배합, 다른 장부 기능의 승강에 책임이 있다는 설명)

"담은 중정(中正)의 관으로 결단은 여기에서 나온다."(쓸개가 전신의 중대한 생리 변화에 대해 중대한 작용을 하고 있다는 것을 지적)…….

이처럼 고대 사회의 등급 제도를 도입함에 따라 인체 각 장부의 기능과 작용을 간결하게 정리하여 장부 질서를 설명하고 있다. 『소문』영란비전론편은 최후로 다음과 같이 지적하고 있다. "그러므로 주인이 밝으면 하인이 편안하다. 이 이치로 양생한다면 장수하여 죽음의 위험이 없다. 또한 이로써 천하를 다스린다면 크게 번창하게 된다. 군주의 관이 밝지 못하면 12관은 위태롭게 된다. ……이로써 천하를 다스리는 자는 종묘사직이 크게 위태롭게 될 것이다. 경계하고 경계할 일이다.”

다시 군주라고 하는 관점에서 심장의 중요성을 인정하고 있는 이유는 장기의 질서 속에서 심장을 특출한 중요 부위로 여기고 있기 때문이다.

둘째로 의학에 사회관을 도입한 것은 ‘유(類)를 취해서 상(象)을 비교’해 이치를 설명하고 증명하기 위해서이다. 또한 이것은 방법의 문제이기도 하다. 이를테면 중의의 처방제속에 사용되고 있는 군, 신, 좌, 사와 같은 개념은 처방 속의 약물에는 양의 다소 및 작용의 경중이 같지 않음을 설명하기 위한 것이다.

셋째로 의학에 사회관을 도입한 것은 중의학 속의 5행 따위 사물 발전의 ‘생·장(長)·장(壯)·노·사’ 라고 하는 동태의 과정을 설명하기 위한 것이다. 이를테면 『오행대의』라는 책에서는 다음과 같이 기술하고 있다. “5행이 휴왕(休王)을 체(體)로 하는 것은 봄은 목이 왕(王), 화가 상(相), 수가 휴(休), 금이 수(囚), 토가 사(死)요, 여름은 화가 왕, 토가 상, 목이 휴, 수가 수, 금이 사, 6월은 토가 왕, 금이 상, 화가 휴, 목이 수, 수가 사, 가을은 금이 왕, 수가 상, 토가 휴, 화가 수, 목이 사, 겨울은 수가 왕, 목이 상, 금이 휴, 토가 수, 화가 사인 것이다.”

넷째로 의학에 사회관을 도입한 것은 사회적 요소가 인체의 건강이나 질병의 진전에 끼치는 영향을 반영한 것이다. 특히 사회적 요소가 사람의 정서에 주는 영향은 상당한 것이며 7정(七情)에 의한 질병은 종종 사회적 요소와 관계가 있다.

다섯째로 의학에 사회관을 도입한 것은 중의학 이론의 커다란 특징

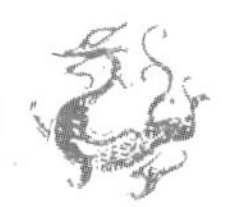

이기도 하다. 즉 그것은 고대의 '천인상응'이라고 하는 철학관의 영향이 의학 속에 반영된 것이다. 이를테면『황제내경』에서는 일상적으로 '형덕(刑德)'이 만물을 다스린다고 하는 사고방식을 드러내고 있다. '형덕'이란 서한 시기 전후에 유행했던 사회적 관점이다.『한비자』에는 "형덕이란 무엇인가. 말하자면 살육을 형이라 하고 경상(慶賞)을 덕이라고 한다"고 되어 있다. 요컨대 상벌의 수단이라는 것이다. 동중서는『거현량대책(擧賢良對策)』에서 "왕자는 하늘의 뜻을 받들어 다스린다. 그러므로 덕을 맡은 것이지 형벌을 맡은 것은 아니다"라고 기술하고 있다.『황제내경』은 이를 인용하고 있는데 그 목적은, 인간은 자연계의 변화에 응해서 자신의 기능을 조정하지 않으면 안 되며, 그와 같이 해서 비로소 양생과 장수의 효과를 거두어들일 수 있다고 설명하고자 한 것이다. 만약 이것을 거역하면 자연의 규율로부터 처벌을 받는다고 한다. 이런 사고방식은 분명히 일정하게 적극적인 의의가 있다. 다음에서 이것을 설명하는 데『황제내경』을 인용하고자 한다.

"건조로써 말리고, 더위로써 찌고, 바람으로써 움직이고, 습으로써 적시고, 차가움으로써 굳게 하고, 불은 이것을 따뜻하게 한다. ……그것을 따른다면 기는 평화롭고, 그것을 거스른다면 기는 병든다. 그 자리가 마땅치 않으면 병들고, 그 자리가 바뀌어도 병든다. 그 자리를 잃게 되면 위태롭고 척촌(맥의 상태)이 반대인 자는 죽게 되는데 음양이 뒤바뀐 자는 죽는다. 우선 그해의 기를 알고 좌우를 살펴야 한다. 그런 연후에 죽음에 대한 역과 순을 말할 수 있는 것이다."

사회관은 무술 및 의학 속으로 침투하여 씌어져서 양자의 이론적인 근거를 제공했다. 그것은 무술과 의학의 상호 관계에 강력한 접착제가 되어 귀신에 등급을 매기고 장기에 질서를 제공함과 동시에 양자가 질서를 갖추는 체계를 세우는 기초가 되었다. 거기에는 '신발에 맞추어 발을 깎는다'고 하는 터무니없는 짓도 없는 것이 아니지만, 그러나 당시의 과학 수준으로서는 피하기 어려운 일이기도 했다.

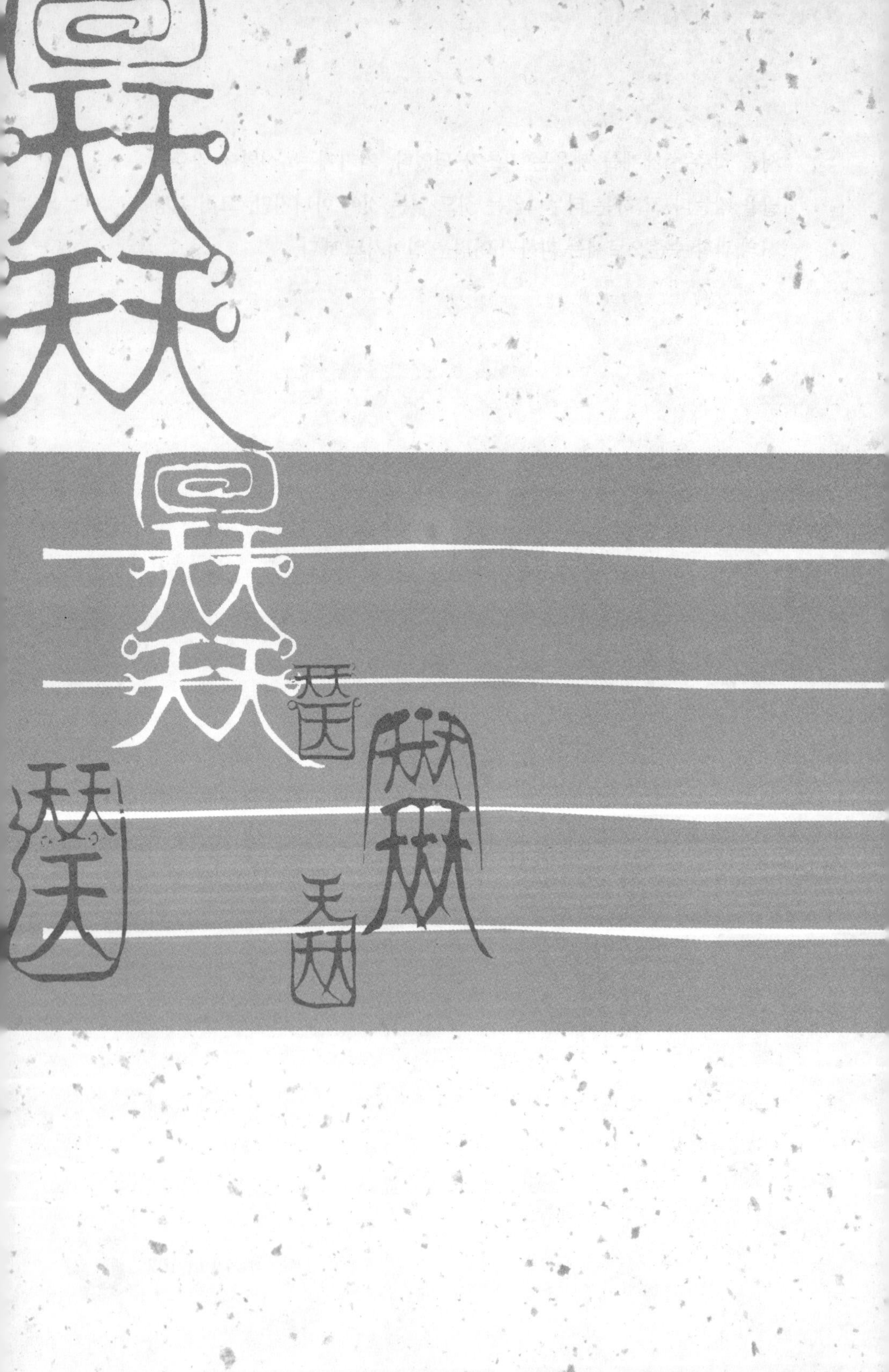

제 3 장

무술과 의술이 공존하는 요소

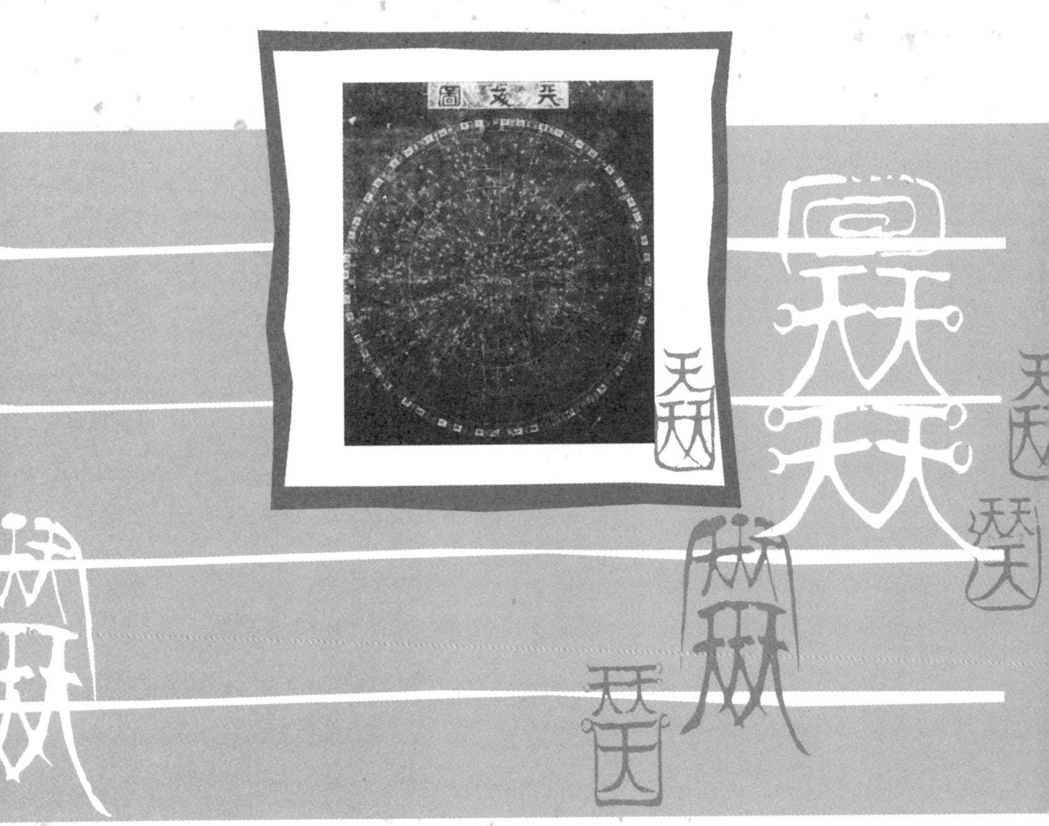

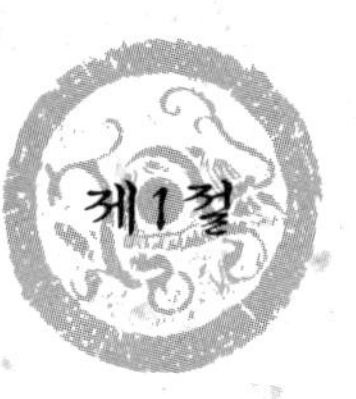

철학, 정치의 요소

> 과학과 의학의 기원은 그리스 철학의 탄생과 함께 하고 있다. 이것은 역사상 처음으로 사색
> 을 되풀이한 기초 위에 자연 현상을 해석하고, 자연의 규율을 받아들인 철학 체계를 확립하고자
> 하는 기도라고 말할 수 있다. 그 당시…… 틀림없이 앗시리아의 바빌로니아인, 이집트인, 고대
> 인도인의 수학과 천문학이 실용의 뿌리를 내리고 있었던 것처럼 그들의 의학 또한 실용의 뿌리
> 를 내리고 있었다. 그 근본 원인을 찾을 필요는 없다. 눈에 보이는 현상의 원인과 결과를 로지컬
> 하게 탐구할 필요 또한 없는 것이다. 고대의 동방민족은 수천 년에 걸쳐 극히 풍부한 지식의 보
> 고를 연구하고 보존하며 차근차근 쌓아왔다. 그리하여 그 속에서 실제 생활 규칙을 선택해왔던
> 것이다. 그러나 그리스 의학은 관찰과 경험에 기초한 비판적 사상을 지식으로 응용했다. 소크라
> 테스 이전 학파 속의 위대한 철학자 가운데는 의술인이 있었다는 것은 틀림없는 사실이다. 또한
> 초기의 철학사상 원칙이 간접적으로는 의학 지식과 동방에서 축적된 지식으로부터 왔다는 사실
> 또한 의심할 여지가 없다. 자연 현상과 인류의 생활 변화, 생활 속의 이러저러한 현상으로부터
> 최초의 철학적 사색이 생겨나게 된 것이다.
>
> — A. 카스테리오네, 『세계 의학사』 제1권

이탈리아 사람 카스테리오네의 이 같은 주장은 반드시 옳다고 말할 수는 없다. 중국의 전통 의학은 동방 의학의 일부분이며 지극히 풍부한 지식과 경험의 보고인 것만은 아니다. 매우 이른 시기에 이미 당시의 의학상의 현상을 설명할 수 있는 '의학 철학' 을 정립하고 있었다. 다만 그

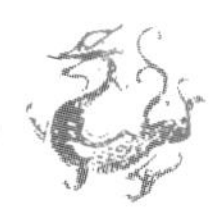

철학은 이식된 철학에 속해 있었으며 그 자체는 대부분 정치에 봉사하는 것에 지나지 않았다. 역사를 시대적으로 구분해본다면 어느 시대에나 가장 강력한 영향력을 갖고 가장 광범하게 전파된 철학사상의 유파는 때로는 당시의 통치자가 찬성하는 철학적 관점과 동일했던 것이다. 통치자의 관점과 대립하는 철학적 관점에는 언제나 거대한 압박이 가해졌었다.

중국적인 것을 닮은 정치가 인간 생활의 구석구석까지 영향을 끼치고 있는 나라는 어떤 의미에서는 정치와 철학이 동일한 것이라고 지칭할 수 있다. 그것은 고대로부터 현대까지 거의 예외가 없다. 그러나 실제로는 독립적으로 존재했던 철학이 소실해버린 것은 아니고, 특히 사상의 방법론으로서의 철학은 역시 사람들에게 영향을 끼쳐 세계를 인식할 뿐 아니라 선도적 역할을 담당하고 있었다. 철학자들의 시선이 정치에서 떠나 인간 및 자연에 대한 심원한 사상으로 몰아경이 되었을 때 철학을 짓밟고 있는 정치적 영향을 벗어나 철학이야말로 자기 자신의 본래적 의의를 갖는 것으로 여겼다.

정치적인 요소로부터 본다면 중국 고대의 황제를 대표로 해서 전국을 통일하는 정치 관리 양식은 몇천 년의 풍상을 경과하면서 연속해왔으며 본질적으로는 어떠한 변화도 없었다. 황제의 뜻은 지고무상한 것으로서 완벽하게 하늘의 뜻이라 믿고 티끌만큼도 의심을 하거나 반항하는 것은 용서하지 않았다. 민중은 개인의 권리가 없었고 사상은 무섭게 억압받고 있었다. 현실 속에서는 탈출구를 발견할 수 없었기 때문에 정신이 안주할 곳을 찾아 자기의 환상을 통한 승리에 만족하지 않으면 안 되었다. 통치자는 갖가지 필요에 따라 무술에 대해서는 지지와 용인의 태도를 견지하고 그것을 이용해서 자신의 이익을 위해 봉사하게 했다. 이를테면 점이나 제사의 형식을 이용해 자신이 하늘의 뜻을 이어받은 자요 집행자라고 내세워서 천자의 명의로 성대한 제사나 의식을 행하는 것이다. 자연 재해가 있는 해에는 황제도 종종 백관을 거느리고 기도를 올려 신을 공경하는 큰 예를 행했다. 그 속에는 무술의 내용도 꽤 많이 함유되어 있었다. 이를테면 무술사가 기우제를 올리고 축양을 해서 귀신을 쫓아내는 따위가 그것이다. 현재 북경의 중산공원에 있는 제단(사직단), 천단공원 안에 있는 기년전(祈年殿)은 그 때문에 만들어진 것이다.

농민들의 봉기군도 용케 종교와 무술로 민중을 묶어 세워 강력한 힘을 발휘하였다. 한나라 때의 『태평경』은 봉기군이 종교와 무술을 이용해 그 영향력을 확대하고 그 종지(宗旨)를 선전하기 위해서 저술된 책이다. 황소(黃巢)가 봉기했을 때 내세운 구호는 "창천은 이미 죽었다. 이제 황천이 등극하게 됐다"라고 하는 분명하게 무술적 의미를 지닌 구호였다. 청나라 때의 의화단이나 태평천국운동은 한결같이 무술 형식을 취했다. 뿐만 아니라 수많은 통치자나 봉기군의 지도자들 중에는 또한 무술에 대해서 크게 환상을 갖고 굳게 믿었던 자들도 있었다. 한나라 무제는 이 세상에 장생불로의 약이 있다고 믿었으며 서태후나 의화단의 지도자는 주문이나 법술이 8국연합군의 총포를 물리칠 수 있다고 믿고 있었다……. 그와 같은 정황 아래에서 무술은 놀라운 속도로 전염병처럼 퍼져나갔다. 중국의 정치관이 안정할 수 있었던 원천에는 하나의 중요한 힘의 버팀이 있었고, 또 그것이 관여하고 있었다. 그것은 중화민족에게 골수 깊이 침투하고 있는 고대의 윤리사상 — 임금은 임금, 신하는 신하, 아버지는 아버지, 아들은 아들이라고 하는 영원불변의 질서인 것이다. 그리하여 천하의 만물을 지배하는 상제가 필요한 것이고,

그것에 의해서 이 체제를 유지해 나갈 힘을 증강하는 것이다. "선에는 선의 보답이 있고 악에는 악의 보답이 있다"고 하는 것은 고대 윤리관의 일부분이었을 뿐 아니라 무술 활동에 있어서 하나의 중요한 내용이 됐다. 그리하여 또 수많은 인과응보의 효과라고 하는 무술의 이야기가 생겨나게 됐다. 중국의 윤리사상은 중국의 무술을 형식에서 내용까지 매우 정감이 풍부한 연극으로 꾸며냈다. 그러나 유감스럽게도 그것은 형편없는 무술 중에서도 가장 야만적인 부분이기도 하다. '효'는 유교 종지의 하나요, 고대 정치관 중에서 사람들의 도덕 수준을 평가하는 기준이었다. 불효는 고대에 있어서는 대역무도한 행실일 뿐이다. 무술은 이러한 관념을 기초로 하여 크게 활약했다.

『신원사(新元史)』 장왕구전(張旺臼傳)에는 "어머니가 병상에서 여러 달을 앓고 있었는데 왕구에게는 의사를 부를 돈이 없었기 때문에 오직 애통한 마음으로 어머니의 병이 쾌차하기만을 하늘에 빌 따름이었다. 그 정성의 감화로 얼마 안 되어 어머니는 완쾌했다"고 하고 있다.

『남사』 서분전(徐份傳)에는 서분의 기도 덕분에 아버지의 병환이 나았다고 기재되어 있다. "능이 일찍이 병이 깊었는데 분은 향을 피우고 울면서 무릎을 꿇고 앉아 밤낮으로 쉬지 않고 『효경』을 독송하기를 3일 동안 하였던바, 능의 병환이 씻은 듯이 나았다. 친척들은 모두 분의 효성이 신령을 감동시켰기 때문이라고 하였다."

이와 같은 '효감(孝感)'의 사례는 고대의 역사나 전기 속에 적지 않게 있으며 그다지 특별한 것이 아니다. 그 대부분은 부모나 조상을 위해 기도해서 질병을 고쳤다는 내용이다. 그 방법에는 여러 가지가 있는데 『효경』을 독송하는 자가 있는가 하면 눈물을 흘리면서 통곡하는 자도 있고 불교의 경전을 독경하는 자가 있는가 하면 도교의 경전을 독송하는자도 있었다……. 무술은 일종의 유신론으로, 그 신에는 전혀 제한이 없고 신이라고 하면 어디에서 왔거나 또 어떠한 신이거나 상관하지 않는다. 이것은 마치 무술의 이론이 일반 중국 민중의 실용적인 심리에 영합해서 만들어진 것을 증명해주고 있는 듯하다.

효감은 사람의 마음을 감동시키는 매우 선동성이 있는 것이지만 그것은 오직 일종의 정감 표시에 지나지 않는다.

그에 대해서 또 하나 별개의 무술 의식 ― '살을 베어서 부모를 살린다'고 하는 것 ―은 지극히 열광적인 사례인 것이다.

중국의 역사를 더듬어볼 때 '살을 베어서 부모를 살린다'고 하는 기록은 확실히 놀라운 바가 있다. 이 기록은 일찍이 당나라 시기에 있었는데 고대의 의약서 ― 본초에 처음으로 보인다 ―『신당서』 효우열전 제120에는 "당나라 진장기(陳藏器)가 본초습유를 지었는데 거기에 인육이 영질(贏疾)을 고친다"고 하고 있다. 이보다 먼저 민간에서는 부모의 병환에 흔히 넓적다리 살을 베어 권했다고 한다.

『신당서』 왕우정전(王友貞傳)에는 "어머니가 앓고 있는데 의원이 인육을 구해 먹으면 낫는다고 했다. 우정이 넓적다리 살을 베어 권했던바 어머니의 병이 나았다. 왕이 조칙을 내려 그의 집에 효자문을 세워주었다"라고 적고 있다.

이상의 예만 보더라도 넓적다리 살을 베는 풍습은 진정 의학으로부터 연유했음을 알 수 있다. 일찍이 주나라 때에는 신하가 넓적다리 살을 베어서 임금에게 진상했다는 기록이 있는데 그다지 큰 반응은 없었다. 그러나 의학책에 이처럼 대대적으로 기술했기 때문에 그 선전 효과는 대단했다. 의학계에서 이 설을 창시한 자는 틀림없이 후세에 넓적다리 살을 베는 풍습에 대한 이론적 근거를 제공했다. 그것은 봉건적인

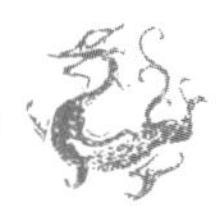

윤리 관념에 적합하고, 또 한편으로 통치자가 장려했던 것으로 넓적다리 살을 베는 풍습은 수백 년 동안이나 계속됐다.

『금사(金史)』 유정전(劉政傳)에는 "어머니가 앓고 있는데 옷고름을 풀지 않고 밤낮으로 곁에서 모시면서 두 번 세 번 넓적다리 살을 베어 먹였다"고 적혀 있다. 넓적다리 살을 베는 풍습은 점차 확산해서 나중에는 걷잡을 수 없게 되었다. 팔을 벤다(『명사』 주정왕숙부진보원장군안간전 제4), 팔을 발라낸다(『명사』 당엄전 제185), 유방을 벤다(『명사』 이효부전 제190), 피를 뽑는다(『명사』 정렴전), 간을 발라낸다(『명사』 양태노전 제189), 눈을 도려낸다(『신원사』 장씨전 제149), 기름을 발라낸다(『신원사』 호반려전 제137), 뇌수를 파낸다(『신원사』 진씨 2녀전 제141) 따위 가지각색의 형식이 생겨났다.

'살을 베어서 어버이를 공양' 하는 풍습이 생긴 것은 의학 쪽에만 원인이 있는 것이 아니라 무술 쪽에도 원인이 있다. 무술에서는 다음과 같이 생각하고 있다. 첫째로 살을 베어내 부모를 치료하는 것은 그것으로 부모에게 '효감' 의 작용이 나타나 질병이 치료된다는 것이다. 둘째로는 살을 베어내서 부모를 치료한다는 것은 자신에게 체벌을 가함으로써 자신의 죄로 부모가 처벌받지 않도록 상제에게 기원한다는 뜻이 있다. 셋째로는 살을 베어내서 부모를 치료한다는 것은 자신의 신체를 가지고 부모가 양육해준 은혜를 보답한다는 뜻이 있다.

이러한 무술적 활동은 말할 것도 없이 매우 얼토당토않은 엉터리 짓이 아닐 수 없었다. 그러나 통치자를 따르는 지지도는 그것을 초월한 효과가 있었다. 그러나 넓적다리 살을 베어내 부모를 치료하게 됨에 따라서 통치자에게 불리한 영향이 드러나게 될 때면 그들은 즉시 그것을 제지했다.

『구오대사(舊五代史)』 태조기 제3·양서3에는 다음과 같은 기록이 있다. 907년(개평 원년)경 일부 군인과 백성들이 부역을 면하기 위해서 너도나도 넓적다리 살을 베어내 부모를 치료했다. 그리하여 양나라 태조는 조칙을 내려 이를 금지시켰다. "듣건대 근년에 여러 고을의 군인과 백성들은 넓적다리 살을 베어내고 있다고 한다. 특히 청제하 근처에 많다고 한다. 이에 황제가 말하기를 만약 이것이 진심에서 우러난 짓이라면 효성이 되겠지만 오직 힘든 부역을 면하고자 몸에 상처만 낸다면 질병 치료에 무슨 도움이 되겠는가. 엄중히 금지하는 바다."

중국 고대 의학의 전파와 발전은 봉건윤리의 '충효' 관점과도 관계가 밀접하다. 고대의 지식인이 의학을 배우는 목적은 위로 군주와 부모의 질병을 치료하기 위해서이고, 가운데로는 수양과 보신을 위해서이며, 아래로는 일반 백성들을 질병의 고통으로부터 구제하고자 함이었다. 일부 사람들은 질병을 앓고 있는 친척이 치료할 수 없는 상황에 처했을 때 의학 공부에 정력을 쏟았었다.

중국 고대의 저명한 의학자인 장중경(張仲景), 황보밀(黃甫謐), 장자화(張子和), 서대춘(徐大椿) 등은 하나같이 비슷한 경력을 갖고 있다. 그리고 통치자는 자신의 '어진 정치'를 과시하기 위해서 의학의 진보를 지시하고 조력했다. 그들은 의약국이나 매약방, 마풍병(한센병) 병원 따위를 설립하고 측령으로 약전이나 의서를 편찬했으며 의학교나 의원 시험 제도를 제정하고 민간의 유능한 의원을 골라 뽑아서 중용했다. 남조 시기의 송으로부터 수·당·송·명·청의 시대까지 한결같이 태의원과 마풍병원이 설립되고 의약책을 교정하기 위한 기구가 설치되었다. 특히 송나라 때에는 그것이 가장 중시되었던 시기이기도 하다.

역대 제왕 가운데는 의학에 깊은 관심을 기울인 왕도 적지 않았다.

이를테면 한나라 문제는 유명한 의원인 순우의(淳于意)를 초청해서 그가 의학을 배운 경험이나 질병의 진료, 제자를 교육하는 구체적인 정황을 상세하게 물었다. 송나라 태종은 어려서부터 의술에 뜻을 두고 1천 가지 이상이나 되는 유명 처방을 수집했으며 즉위하여서도 조칙으로 한림의관에 명해서 민간에 전해오는 1만이 넘는 경험방을 모아 1백 권으로 편집했다. 그리고는 거기에 스스로 서문을 쓰고 『태평성혜방』이라고 하는 책이름을 붙여서 세상에 내놓았다. 원나라 태조(칭기즈 칸)는 몽골의 의학과 약학의 정수를 통달해서 대장 포지아(布智兒)가 전투에서 부상했을 때 태조가 몸소 구급조치를 취하고 약을 만들었다.(『신원사』 포지아전 제26 참조). 청나라 광서황제는 자신의 질병에 관해 몸소 의학 형식에 의한 질병의 예를 적었을 뿐 아니라 병세를 분석하고 처방과 용약에 관해서도 자신의 의견을 피력하였다.

봉건사회의 관리 등용 시험인 과거와 그 선발 제도에는 많은 폐해가 있었다. 그리하여 봉건시대의 관계에도 사복을 채우는 부정 행위가 보편적으로 존재하고 있었다. 그 때문에 낙방한 지식인이나 관계에서 밀려난 문인선비 가운데 의학을 선택한 자가 적지 않았다. 특히 송나라 이후 "양상이 못 될 바에는 양의가 된다"고 하는 사고방식이 사람들 사이에 넓게 퍼져서 의학의 보급률은 그 이전 시기를 크게 웃돌았다.

더 말할 것도 없이 정치의 요소는 의학 발전에도 영향을 끼쳤다. 그것이 촉진제 역할을 하는가 하면 다른 한편에서는 부정적 작용을 하기도 했다. 이를테면 봉건적 독재는 의학사상에 있어 질곡으로 작용하기도 하고 윤리관 중에서 보수적인 사상은 의학의 해부학에 방해가 되기도 하였으며 민간 의료와 그 경험은 심한 경멸을 받았다. 그것들은 중국 의학이 한 단계 높은 단계로 발전하는 것을 방해했던 것이다.

이처럼 중국 고대의 정치적 봉건 독재 체제, 전국적으로 통일된 정치 관리 제도, 고대 제왕의 개인적인 의사와 취미, 통치자에게 묶인 사회 의식하에서의 사회 각 계층간의 조화, 고대의 봉건윤리에서 말하는 어버이에 대한 효의 관념적 영향 등으로 고대사회에서는 정치상의 이유로 무술이 지지를 받았던 것이다. 또한 이 같은 요소는 동시에 고대 의학을 지지하는 요인이 되기도 했다. 이렇듯 의학과 무술은 사실상 성장 환경이 동일하였고 그 결과 양자간에는 하나의 공통 관념을 갖도록 결정지어졌다.

이러한 관점에서 볼 때 의학과 무술의 투쟁은 때로는 오직 사회적 지위를 차지하기 위해서 상대를 배척한 것에 지나지 않는다. 그리고 그 같은 배척 행위는 의학과 무술이 그 이외의 관념에 저항할 때에도 늘 나타나게 되는데 그것은 특별히 중요한 의의를 지니는 것은 아니다. 철학이 무술에 끼친 영향에 관해서는 다음과 같이 분류할 수 있다.

⑴ 중국의 도가철학 및 도교철학의 영향
⑵ 중국의 참위신학 및 음양가가 발전, 변화해온 철학사상의 영향
⑶ 일반적인 민간의 습관이나 사고에 영합한 격조 낮은 고대의 시민 철학적인 사상의 영향
⑷ 중국의 불교철학 및 그것이 민간에서 변화된 영향
⑸ 중국 고대 철학 가운데서 기타 '유신론' 의 영향

무술적 철학은 이상과 같은 철학이 복잡하게 섞여 있는 변종이라고 말할 수 있다.

무술적 철학은 무술적 사상 내용을 이론화하고 그것을 체계화할 것

을 목적으로 삼았다. 여기서 주의하지 않으면 안 되는 것은 아직까지도 그 목적을 달성하지 못하고 있다는 점이다. 그 근본적 원인은 무술의 사상이 자발적·원시적인 것이며, 조직적이 아니고 분산적이었기 때문이다. 그러나 무술적 철학에 아무런 수확이 없었던 것은 아니다. 오늘날 민간에 널리 전파되어 있는 불가사의한 민속적 무술은 그것의 걸작품들이라고 할 수 있다.

애당초 음양가의 철학은 의심할 여지 없이 무술적 철학에 뿌리를 두고 있다. 그것은 자연계에 대한 조잡한 인식에서 오는 이론으로 그 이전의 신령·천·지·인에 관한 가장 일반적·원시적 경험을 통합한 것이다. 그것은 전국시대에 발전해서 음양오행학파가 되었는데 『한서』 예문지에서는 당시에 유행했던 9개 유파 가운데 하나로 끼워 놓고 있다. 전국시대에 가장 유명했던 인물은 추연(鄒衍)과 추석(鄒奭)이다. 그들의 사상은 한나라 때에 들어서서 매우 영향력 있는 학파로 발전했다. 『한서』 예문지의 기록에 의하면, 당시 음양가의 저작은 21가(家) 369편이나 있었다고 한다. 그 내용은 음양과 4시, 8위, 12도, 24시를 척도로 하여 자연계의 변화를 측정하고 음양을 자연계뿐 아니라 사회상의 변화를 점치는 데까지 넓혀갔다.

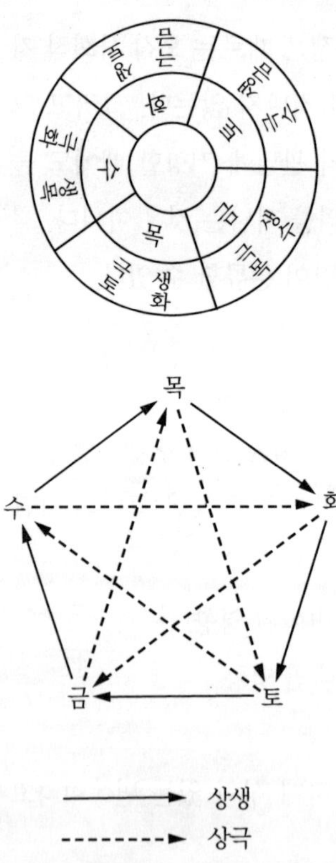

〈도표 8〉 덕(5행)의 상생과 상극 관계

5행에 의해 자연계의 삼라만상은 구분되고 나아가 인류사회도 목·화·토·금·수라고 하는 5종류의 세력으로부터 지배를 받고 있다고 생각했다. '5덕은 종시(終始)한다' '5덕은 전이한다' 고 하는 학설을 제창하여 5행을 '5덕' 이라 칭하고 그것이 각 왕조를 대표한다고 주장하면서 왕조의 성쇠나 사회 역사의 변동을 무리하게 꿰맞추어 사회 변화의 순환론을 선전하였다.

후한 때에는 『백호통의(白虎通義)』와 같은 책이 출판되어 음양오행의 철학관을 신비주의적 고대 학설과 연결시킴으로써 신학으로서의 참위학설이 되고, 또 그 합리적인 부분과 일부 형식은 고대 의학으로 흡수, 융합되었다. 그 밖의 부분은 둔갑육임, 택일, 점성 따위로 변해서 '음양가' 라고 불리는 무술의 일파가 되었다.

원나라 때에는 전문적인 '음양학' 이 조직되어 교육을 실시했다. 기록에 따르면 원나라 세조 때부터 28년간 원나라에서는 유학 및 의학과 함께 음양학도 공인되어 있었다. 명나라 홍무 17년에는 음양관이 설치되어 각 부·주·현에도 한 사람씩 임명했다. 대체로 천문, 기상, 점성, 풍수, 택일 따위는 모두 그 음양관이 관리했다. 이쯤에 이르면 무술은 마침내 합법화된 과도기로서 원시 철학의 음양가로부터 무술파의 음양가로 변했다는 것을 보여준다.

무술파로서의 음양가에는 역시 원시 철학의 흔적을 남기고 있다. 이를테면 장례일에 관해 사람이 죽은 뒤 홀수와 짝수를 짜맞추어 홀수 달에 죽은 사람은 짝수 달에 장례를 지내고 짝수 달에 죽은 사람은 홀수 달에 장례를 지내야 한다고 했다. 또한 음간(陰干)의 날은 부드러운 날이고 양간(陽干)의 날은 억센 날이라고 하였다. 이를테면 갑·병·무·경·임 등 양간일에 죽은 자는 을·정·기·신·계 따위의 음간일, 즉 부드러운 날에 장례를 치르지 않으면 안 된다는 것이다. 반대의 경우도 마찬가지다. 이 '강유상배(剛柔相配)'라고 하는 이론은 분명히 음양학설의 음양상제, 음양상응이라는 사고방식을 근거로 하고 있다.

　이 같은 원리에 의해 모든 전쟁, 조공, 맹약 따위의 외교적인 일은 굳센 날에 행하고 제사, 결혼, 장례 따위의 내부적 사건은 부드러운 날에 행해야 한다고 했다. 왜냐하면 굳센 것은 양에 속하여 밖을 주관하고 부드러운 것은 음에 속하여 안을 주관하기 때문이다. 음은 음에 응하고 양은 양에 응한다는 의미인 것이다.

　또한 혼인의 길일에 관해서『협기변향서(協記辨鄕書)』를 예로 든다면 음양불장(陰陽不將)의 항에서 다음과 같이 적고 있다. "천보력에서 말하는 음양불장이란 달을 세우는 건(建)을 양으로 하고 그것을 양건(陽建)이라고 한다. 정월은 인에서 시작하여 12진을 순행한다. 달의 염(厭 : 모자람)을 음이라 하는데 이것을 음건이라 한다. 정월은 술에서 일어나 12진을 역행한다. 묘유로 나누고 자오로 회합한다. 염 앞의 간지가 저절로 서로 짝하는 것을 양장(陽將)이라 하고 염 뒤의 간지가 저절로 서로 짝하는 것을 음장(陰將)이라 하며 염 앞의 간이 염 앞의 지에 짝하는 것을 음양구장(陰陽俱將)이라 한다. 염 앞의 간이 염 뒤의 지에 짝하는 것은 음양불장이 된다. 양장은 지아비를 손상하고 음장은 지어미를 손상하며 음양구장은 부부 모두를 손상시키고 음양불장은 부부가 번영하고 창성한다." 이처럼 음양학설과 굳게 결합하여 부부 관계로까지 연관시킨 것은 분명히 말해서 커다란 과오인 것이다.

　원시적인 음양학설은 중의학에도 중요한 영향을 끼쳤다. 다만 의학 속의 음양학설은 좀 더 진보적인 의미를 갖고 있다고 할 수 있다.『사기』진본기에는 다음과 같은 기록이 있다. 진나라 덕공 2년(기원전 676

년), 때는 겨우 복천(여름의 토용)일 뿐인데 날씨는 찌는 듯 덥고 그 찜통 더위 때문에 병을 앓는 사람이 많았다. 그러자 사람들은 개를 죽여 개 피를 문 앞의 땅에 뿌림으로써 열독의 독기에 항거했다. 옛날 사람들은 개는 양에 속하는 짐승이므로 개 피로 열독의 독기를 제거할 수 있다고 믿고 있었다. 이는 이열치열한다는 의미로서, 중의학 속에는 이 같은 원시적인 오행학설이 더욱 분명히 들어 있다. 중의학의 장상학설(臟象學說)에는 간은 목에 속하고 봄을 주관하며 그 색깔은 청이요 맛은 시고 근육을 주관하며 눈으로 개규(開竅)한다고 하는 내용이 있다. 이것은 5행과 4계, 5색, 5미, 5관을 서로 연관시키고 있는 것이다. 그것은 원시적인 오행학설을 근거로 하여 발전한 것이다.

중국의 무술에는 일종의 초보적인 의식 형태가 있는데 그 철학적 원천은 유교, 도교, 불교로 대표되는 중국의 3대 전통 사상이다. 아울러 중국의 민간에 전해 내려오고 있는 여러 가지 사상과 정신에 의해 융합된 것이다. 도교와 불교의 사상 내용에 있어서는 커다란 차이가 있지만 양쪽 다 조용한 묵상을 강조하며 '내관(內觀)'을 되풀이해서 '무아'의 경지에 들어간다고 하는 철학적 최고 경지에 이르기 위한 수양 방법이라고 할 수 있다. 그것은 또 중국의 고대 무술과 의학에 영향을 끼쳐 상관하는 내용을 탄생시키고 발전시킨 것이다. 이를테면 불교의 '선정(禪定)'은 정숙을 통해 불교의 교리에 대한 깨달음을 구하고 마음을 밝게 해서 견성(見性)을 함으로써 열반이라는 최고의 경지에 도달한다는 것을 강조한다. 그런데 도교에서는 질박으로 돌아가야 진실을 얻을 수 있다고 주창하고 '마음에 염원해서 신을 생각한다' '신은 어김없이 스스로 온다' '착한 마음으로 정진하면 신을 만나게 된다' 등 '심신합일'의 경지를 강조하고 그것에 의해 천명을 깨치면 선인의 대열에 들어설 수 있다고 주장한다.

　유가의 송·명 시기의 이학(理學)은 '심(心)'학적 내용을 발전시킨 것이다. 이를테면 당나라의 이고(李翱)는 『복성서(復性書)』에서 "지식이란 본래 생각하는 데 있다. 동정은 모두 떠나는 것이요, 적연하게 움직이지 않는 것은 지극한 정성인 것이다"라고 기술하고 있다. 명나라의 왕수인(王守仁)은 그것이 매우 훌륭한 수양의 방법이라고 생각했다. 그는 '심'이 만물의 본원이라고 하면서 마음 안에서 찾고 마음 밖에는 사물이 없다고 강조하였다. 일체의 잡념을 소멸시킨다면, 즉 "하늘의 이치를 보존하고 사람의 욕심을 없앤다"면 "마음의 밖에 나는 없다"고 하는 경지에 도달하게 된다고 하였다.

　무술은 불가사의할 정도의 소화 능력을 갖고 있기 때문에 이상 3자의 내용을 흡수해서 그것을 개량했다. 무술사들은 환자의 질병을 고칠 때 영혼이 신체에 붙었다고 하면서 주술이나 기도 따위의 의식을 행할 때는 혼신의 힘을 기울여 무아의 경지에 이르는데 반은 마취된 상태에서 의념(意念)을 집중하고 행동하면서 객체를 조정한다. 지금도 일부 유목민 촌락에서는 역시 무술 의식 속에서 의념에 의해 다른 사람에게 작용을 미칠 수 있다고 하는 무술사들이 있다. 보도에 따르면 유럽의 어느 과학자가 이전에 몸소 그 불가사의한 무술을 체험하고 그것을 기록하여 세상에 공개했다고 한다. 중국의 무술 계보에 속한 기공의 유파도 발공할 경우 흔히 이러한 형식을 취하는 경우가 있다.

　중국 의학에서는 아주 이른 시기부터 인체의 '신(神)'을 보호해야 한다는 중요성을 강조했다. '신을 지킨다'는 것은 의학 가운데 양생과 보건의 관건이다. 또한 '신을 지킨다'는 것은 인체 속의 기를 조절함으로써 실현된다. 그리하여 기의 순행 궤도인 12경맥과 기경(奇經)8맥을 그려내게 된 것이다. 특히 기공이나 도인을 할 경우 온 신경을 집중해 기를 단전으로 보내면서 정신을 모아 청정한 가운데 기혈을 전신으로 돌려 질병을 고치는 것이다.

유·도·불·의·무 다섯 가지는 수신과 양성(養性)의 입장에서는 공통점이 있기 때문에 본질적으로는 구별하기가 어렵다. 그러므로 사람들이 조용히 앉아서 신을 지키고 기를 조절해서 질병을 치료하고 장수를 바랄 때 그것이 어느 일가에 속하는 내용이라는 것은 감히 그 누구도 속단할 수 없다.

이상의 예만 보아도 중국의 고대 철학은 언제나 정치적 목적을 갖고 있다고 말할 수 있다. 철학이 통치자의 도구로 전락했다든가, 혹은 그렇게 되려고 할 때 때때로 유심론으로 전화(轉化)한다. 게다가 시대적인 제약도 있어 고대에서는 간혹 철저한 유물주의자라 할지라도 머릿속 한구석에는 의식·무의식 간에 물질의 본원에 대한 모호한 의식을 갖게 되었다. 또 거기에 한술 더해 중국 고대 철학의 사변성과 계승성 때문에 그 이전 시대의 개념이 계속 사용되면서 그 내용이 변화하게 되었다. 이를테면 혼(魂)·백(魄)·기(氣)·태일·태극 따위의 개념은 유물주의와 유심주의가 뒤섞인 것이 되어버렸다. 그와 동시에 유심주의 철학 가운데 심학·신학·이학에 관한 인식은 지극히 고급화되고 지배계급은 자신들의 지배를 '합리화'하기 위해서 일부러 자신들을 위한 철학관을 만들어냈다.

이를테면 전국시대 말기의 음양가인 추연이 창시한 '오덕종시(五德終始)' 설에서는 토·목·금·화·수라고 하는 다섯 종류 물질의 덕성은 상극적으로 순환하고 변화하는 것에 의해 역사상 왕조의 교체와 제도의 개변이 결정된다고 했다. 하·상·주라고 하는 세 왕조를 예로 들어

본다면 이 변화는 금(상)이 목(하)을 극(克)하고, 화(주)가 금(상)을 극해서 교체한 결과라고 한다. 이러한 사고방식은 진시황이나 전한의 통치자에게도 이용되어 진은 자신이 수덕이기 때문에 화덕인 주를 극해서 나라를 세우게 되었다고 선전했다. 또한 동한의 통치자는 자신이 토덕이기 때문에 수덕인 진을 극해서 나라를 세웠다고 했다. 이러한 관념이 위로부터 아래로 넓게 받아들여지면서 관념론은 신비화되면서 무술로 변화해왔다.

사상이나 의식의 입장에서 말한다면 관념론과 무술처럼 근사한 것은 없다고 할 수 있다. 여기서 주목할 만한 가치가 있는 것은 고대의 철학이 로지컬한 사유나 변증법, 인식론 따위의 방면에서 커다란 성과를 올렸다는 점이다. 더구나 그 같은 방면에서는 종종 유심주의 철학, 특히 객관적 유심주의 철학이 크게 진보, 발전했다는 사실이다. 그것은 아마 유심주의 철학관이 보다 강한 사변의식을 갖추고 있기 때문이며 사물에 대한 각성이 보다 깊었기 때문일 것이다. 이를테면 유심주의 철학이 보다 높은 문화의 교양을 지니고 있었던 것이 그 원인이라고 할 수 있다.

여기서 외람스럽게도 한 가지 지적해야 할 것은 중국 고대의 걸출한 사상가, 이를테면 공자 · 맹자 · 주희 등 대부분이 이른바 '유심주의' 라고 하는 철학 진영에서 나왔다는 사실이다. 그것은 중화민족의 성격이나 문화의 특징 등이 그 원인일지도 모르겠다. 그것은 중국의 철학이 마치 천평(天秤)이 한쪽으로 기울어진 것과 흡사하게 되었다. 한편 '유물주의' 철학 진영에서는 걸출한 철학자가 배출되지 않아서 민족문화유산에 대한 영향은 보잘것없었다. 반면에 또 다른 입장에서 본다면 중국의 '유심주의 철학사상가' 는 중화민족의 사상이나 정신적 지주가 되었다고 할 수 있다. 그러나 어떤 면에서는 유물주의 철학가가 소견이

좁은 면도 있다. 즉 고대 자연과학에 대해서 유물주의 사상가가 주도적 역할을 할 수가 없었다.

철학사상은 5천 년도 넘는 기나긴 역사의 발전 속에서 고대의 유물주의와 고대의 유심주의 사이를 반복, 되풀이하면서 주도권 다툼을 해왔다. 또한 중국의 의학과 무술도 여러 차례 충돌했으며 질병에 대한 인식이 심화됨에 따서 무술은 이론화되고 의학은 신비화되어갔다.(도표 9 참조)

철학적 단계에서 말한다면 그 순서는 도표 10과 같다고 할 수 있다. 따라서 각각의 시기에 의학과 무술은 상호 영향을 끼치고 있는 것이다.

중국 철학은 고대에 있어 제3단계, 즉 사변적이고 논리적인 철학 및 객관적 유심주의적 단계까지밖에 오르지 않았다. 그와 대응하고 있는 것은 고대의 이론적인 의학으로서 지도적 사상의 입장에서 말한다면 제2단계인 원시 의학의 소박한 유물주의나 자발적인 변증법보다는 수준이 높고 형식상으로도 보다 완성되어 있다고 할 수 있다. 그리하여 그것과 대응하고 있는 무술도 마침내 이론화된 무술로의 과도기에 들어섰으며 이는 중후기에 해당한다. 양자를 다른 단계에 비교하면 더욱 밀접한 관계를 보인다. 이는 또 중국 고대의 의학과 무술과의 관계가 그 정도까지 긴밀한 요인으로 되어 있다.

고대 의학의 철학관은 주로 고대 철학을 그대로 옮겨놓은 것으로 그것은 같은 시기의 철학적 수준을 넘어서지 못하고 있다. 따라서 고대 철학이 당시 어떤 종류의 자연 및 사회 현상에 대응하기 어려울 때 무술의 귀신관이 철학적 입장으로 바뀌었다. 또한 의학적 철학관도 마찬가지였다. 당시의 의학에 의해 해결되지 못한 어떤 종류의 문제나 현상은 종종 무술이 만들어낸 신화를 통해 해결되었다. 특히 사회가 크게

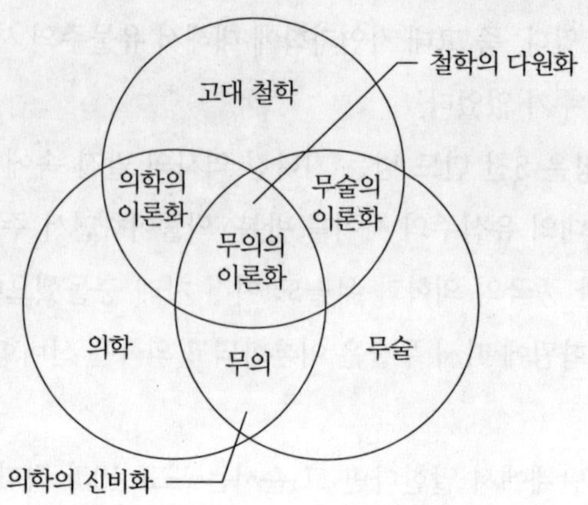

〈도표 9〉 무의 이론화, 의의 신비화

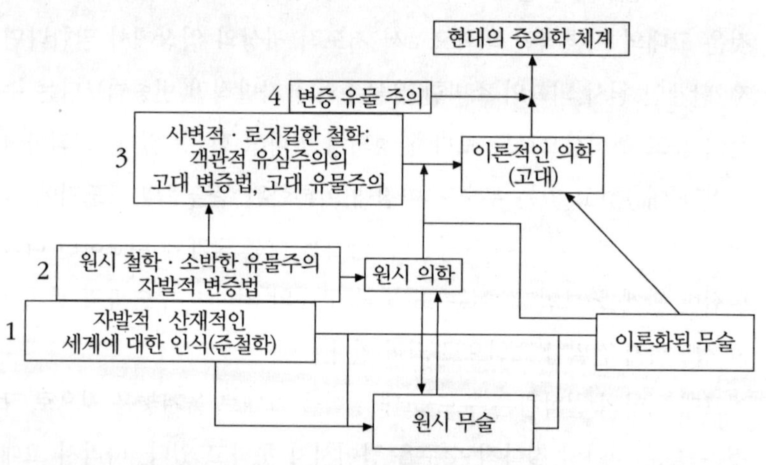

〈도표 10〉 철학의 흐름과 무술

격동하는 시기에는 무술사들의 이론이 지극히 찬양되었다.

철학이 무술이나 의학에 끼친 영향이라는 관점에서 또 하나의 별다른 예를 들지 않으면 안 되겠다. 그 목적은 왜 의학은 고대사회에서 철저하게 무술을 뛰어넘어 보다 높은 지위를 얻어낼 수 없었는가를 설명하기 위해서다. 『후한서』 고제기 제1에는 다음과 같은 기록이 있다. 전쟁 중에 유방(劉邦)이 전투에 시달려 앓아눕게 되었다. 여후는 최상급 의원을 초청해서 그의 병을 진찰하도록 했다. 그 의원이 진찰을 끝내자 유방은 "병을 치료할 수 있겠는가"고 물었다. 의원은 "치료할 수 있다"고 대답했다. 유방은 힘이 솟아 큰 소리로 부르짖었다. "내가 전에는 보잘것없는 백성이었지만 지금은 천하를 손에 넣게 되어 있다. 이것이 하늘의 뜻이 아닌가. 나의 명은 하늘에 있다. 때문에 편작과 같은 신의가 있다 할지라도 나를 어떻게 할 수 없을 것이다"라고 하고는 의원에게 치료를 그만두게 하고 황금 50근을 주어 떠나보냈다. 유방은 왜 그랬을까?

통치자들은 흔히 자신을 천자라 칭하고 위로는 천명을 받고 아래로는 민심을 얻었으며 군권은 신으로부터 받은 것으로서 그것이 하늘의 뜻이라고 표방하였다. 따라서 유방은 자신이 고귀한 천자인데 만약 보통 사람과 같이 의원의 치료를 받는다면 그것은 자신이 범부라는 것을 증명할 뿐이다. 나을 수 있는 병이라면 그다지 중한 병은 아닌 것이므로 치료를 거절하는 것이 오히려 천자로서 취할 행위라고 여겼던 것이다. 그리고 그렇게 함으로써 부하들의 사기를 신삭시킬 수 있고 나아가 자신이 하늘의 뜻을 대행하는 화신이라는 것을 증명할 수 있다고 생각했던 것이다. 이것은 한 사람의 통치자가 의학이냐 아니면 무술이냐를 선택하는 결정적인 순간인 것이다. 따라서 유방의 선택은 통치자가 자신의 철학관에 의해 스스로 결정한 선택이다. 이 역시 중국 사회에서 어떤 특수한 상황에 처했을 때 스스로 정치적·철학적 관념에 기초해서 하지 않으면 안 되는 선택인 것이다.

문화, 심리의 요소

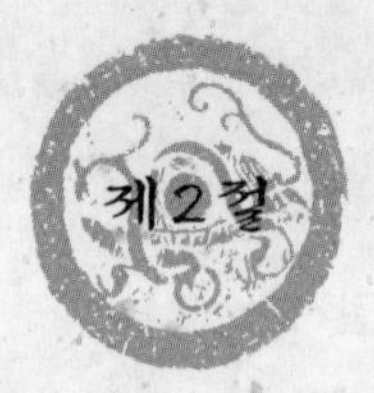

문화에 따라서 갖게 되는 모순과 충돌은 정신병을 일으킬 뿐 아니라 그 정신병의 종류까지도 결정한다. 침략성과 회의심을 주창하는 문화 속에서의 광인이란 순종, 소극적, 수동적으로 신뢰할 수 있는 인간의 행위이다. 반면 선량하며 상호 신뢰를 내세우는 사회에서의 광인이란 침략을 즐기고 시기심과 의심이 많은 기질을 가진 개인이기도 하다. 각각의 사회에는 그 나름의 규범이 있다고 하는 이유 때문에 각각의 개인은 그 관념 속에서 모두가 특별한 것이다.

—W. A. 하뷔란드, 『현대인류학』

중국의 고대 문화는 다원적이다. 그것은 다수의 문화 예를 들면 한족의 것, 외래의 것, 민간의 것, 비민간의 것 등, 오늘날 우리들이 문화라고 말하는 잡다한 것을 모두 융합해서 민족문화의 특성을 형성하고 있다. 『낙양가람기』(楊衒之 지음)에는 다음과 같이 씌어 있다.

"신구 2년(519년)…… 12월 초에 마장국으로 들어가…… 국왕은 대위(大魏)의 사신을 만나보고서…… 조서를 배수…… 왕이 묻기를, 그 나라(중국을 지칭)에도 성인이 있는가라고 했다. 송운(宋雲)이 자세히 설명하기를…… 관로(管輅)는 점을 잘 치고, 화타(華佗)는 질병을 잘 고치고, 좌자(左慈)는 방술을 잘하는 등 각각의 분야를 분담하고 있다."

여기서 말하고 있는 것은 6세기경 중국과 마장국(馬場國·동아시아의 작은 나라)과의 문화 교류의 한 단면이다. 여기에 등장하는 관로와 좌자는 위·진 시대 중국의 유명한 무술사(샤먼)요, 화타는 위나라 때 유명한 의원이다. 이들은 당시의 '성인'으로서 중국 문화를 대표하는 자라고 여겨지고 있었다.

점차적으로 중국 문화가 발전하는 가운데 문화 자체도 끊임없이 새로워지고 의학과 무술 또한 그것에 상응하여 변화가 일어났다.

중국 문화의 발전은 대체로 다음과 같은 단계로 나눌 수 있다.

1. 무술의 문화적 시대(태고~주나라 시대) = 초기의 구석기 시대, 신석기 시대의 문화, 하·상·주나라 시대의 문화를 포함한다.
2. 제자백가의 문화적 시대(춘추전국) = 문화적 자유가 활발하게 발전한 시기.
3. 유교·도교·불교의 문화적 시대(한~당나라 시대)
4. 유가의 문화적 시대(당~청나라 시대)
5. 새로운 문화적 시대(청나라 말경~민국)

이상의 시대 가운데 무술의 문화적 시대와 유·도·불의 문화적 시대는 무술의 영향이 가장 컸다. 무술의 문화적 시대는 샤머니즘의 기원적 시대임과 동시에 중국 문화가 발생한 시대이기도 하다. 석기시대의 '산정동인(山頂洞人) 문화' 및 '앙소(仰韶)문화'는 어느 쪽이든 중국 문화 발생의 증거인 것이다. 황제와 신농 시대의 전설은 신화라는 형식으로 의약의 기원을 말하고 있다. 갑골문자의 복사로 대표되는 은(상)시대 문화나 주나라 때, 즉 예를 주체로 하는 문화는 귀신이나 무술을 주

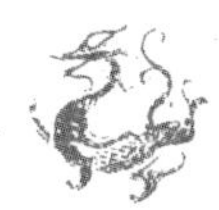

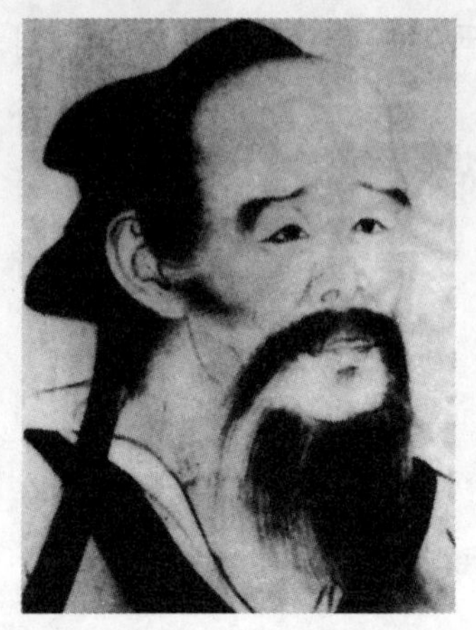

〈그림 10〉 신의라고 불린 화타 (華)

요한 문화로 한 사회 환경이었음을 시사하고 있다. 그것은 무술의 지위가 최고에 이른 단계인데 그 뒤로 무술의 지위는 하강 일로를 걷게 되었다.

유교 · 도교 · 불교 시대에 이르면 3개의 문화가 정립한 형태로 되고 그 어느 것도 절대적인 지배적 지위를 점할 수 없게 되었다. 그리고 민족문화에 깊숙한 변화가 일어나 새로운 사조가 일어날 때 무술의 파생물이 생겨났다. 이를테면 동한 시대 유가의 '천인상응'이라고 하는 철학사조는 점성술의 이론을 발전시켰다. 양나라, 진나라 때의 '현학사조(玄學思潮)'는 참위술이나 연단을 복식(服食)하는 술수를 유행하게 하였다. 또한 인도에서 들어온 불교 문화는 무술의 내용을 더욱 풍부하게 하였다. 서한의 『태평경』은 무술 이론에 대한 전면적인 총괄이라고 할 수 있는 서책이기도 하다. 불교의 몇 가지 가르침은 그 뒤 수백 년간에 걸쳐 문화의 각 방면으로 침투했다. 인도의 불교는 중국에서 급속도로 중국류의 유파를 형성하고 민간에 뿌리를 내렸다. 유교 · 도교 · 불교가 정립하고 있는 국면에서 무술은 그들 3자 사이를 자유로이 왕래할 수 있었으며, 내용과 형식상에서 유 · 도 · 불의 도움을 받아 더욱 독립적인 존재가 되었다.

중국 문화 가운데는 옛것을 존중하고 새로운 것을 경시하는 경향이 있다. 그 표본이 상고의 문화를 숭배하고 고대의 문화를 표준으로 삼는 의식인 것이다. 그것이 집중적으로 나타난 결과 원시적 상징성을 갖는 문화가 중국의 문화 전체 가운데서 부동의 지위를 차지하게 되었다. 또한 노·장을 대표로 하는 도가의 문화도 사람들에게 커다란 영향을 끼쳤다. 중국 문화에는 이러한 두 가지 경향이 있었다.

원시적 상징성을 갖는 문화는 원시사회의 토템 숭배라고 하는 의식 위에 축조된 것이었다. 귀신에 대한 관념을 기초로 하는 것은 세계 각지에 보편적으로 존재하는 것이지만 중국에서의 그것은 영원히 시들지 않는 주제이기도 하다. 전체적으로 말하면 중국은 '용(龍)'을 토템의 심벌로 삼는 국가인데 실제로 흔히 볼 수 있는 상징성을 갖는 표식의 도안은 용뿐만이 아니라 그 밖에도 수없이 많다.

사람들의 눈으로 볼 때 상징적인 의미를 갖는 동물은 신의 소재를 대표하고 있으며 길상이나 정의 등 여러 가지 의미를 갖는다. 때로는 신을 지킨다는 의미도 있다. 인류의 초기 사회에 있어 원시 무술은 종종 그와 같은 상징적인 동물의 도안을 몸에 그림으로써 외부의 위험으로부터 몸을 방어하고자 했다. 이를테면 '용'은 길상을 대표하고, '백호'는 사특한 것을 진압하고 악을 털어버리는 작용을 하고 있으며, '백학'은 불로불사를 의미하고 있다. 소수민족의 일부 부족 가운데는 오늘날에도 이리의 머리로 사특한 것을 털어버리고, 매의 발톱으로 악을 제거하는 풍습이 전해오고 있다. 이 밖에 주작은 남쪽의 불의 신을 대표하고 백호는 서쪽의 금의 신을 대표하며 현무는 북쪽의 물의 신을 대표하고 청룡은 동쪽의 나무의 신을 상징한다고 한다. 그 가운데서도 현무의 그림은 거북과 뱀이 껴안고 있는 것(그림 11)으로서 진무(眞武)라고도 불린다. 그것은 천지의 정령을 상징하는데, 초기에는 남녀가 껴안고 있는 상(像)으로서 생식을 담당하는 신이었다.

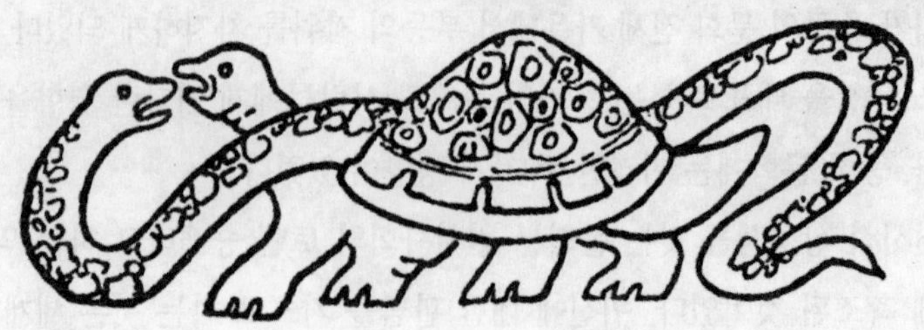
<그림 11> 뱀과 거북이 서로 껴안는 모습의 현무도안

또한 두꺼비나 옥토끼는 달의 신을 상징하고, 신령스런 거북은 신령을 대표한다. 동물 외에 식물의 토템도 있다. 이를테면 복숭아나무는 귀신을 쫓고 악을 물리치는 것을 상징한다.

원시적 상징성의 문화는 무술적 부전(符篆) 및 염승(厭勝) 따위의 원형으로서 의약 이론에도 일정한 영향을 끼쳤다. 중의약에는 폐의 화를 맑게 하고 사하는 백호탕(폐는 금에 속하며 서쪽에 속한다)이 있고, 신(腎)을 데우고 물을 소화시키는 현무탕(즉 진무탕인데 신은 수에 속하며 북쪽에 속한다)이 있으며, 간을 데워서 담음을 삭이는 청룡탕(간은 목에 속하며 동쪽에 속한다)이 있다. 침구학에는 달의 형상이 침구를 실시하는 기일이나 신체 부위에 영향이 있다는 것을 밝혀놓은 『황제하마기』가 있다. 또 민간에서는 침구비법으로 ‘영구팔법(靈龜八法)’ 따위를 가르치고 있다. 전설 속의 약의 신-신농씨도 또한 ‘사신인면(蛇身人面)’이라는 토템 형상이었다. 중약 이론에서는 약으로서의 뱀이 중풍과 같은 반신불수 증상을 치료할 수 있다고 여겼다. 애당초의 발상으로는 뱀을 용이라고 해서 용이 바람을 없앤다고 하는 의미였다고 생각된다.

옛것을 중시하고 새것을 경시하는 문화의식의 또 하나의 반영은 도가의 노장 사상과 문화가 사람들에게 끼친 영향 속에서 볼 수 있다. 노

장의 사상은 '반고박진(返古朴眞 : 옛날의 소박한 진리로 돌아간다)'을 강
조하며 원시사회의 상태로 되돌아갈 것을 주장했다. 이를테면 노자는
『도덕경』에서 이상적인 도가 있는 나라를 다음과 같이 표현하고 있다.

"나라는 작고 백성은 적으니 편리한 기계가 많이 있어도 사용하지 않
게 되고, 백성으로 하여금 죽음을 중히 여겨 멀리 옮겨다니지 않도록
한다. 배와 수레가 있지만 그것을 탈 일이 없고 병장기가 있지만 그것
을 쓸 일이 없다. 사람들로 하여금 다시 새끼를 꼬아 쓰게 하고 음식을
달게 여기고 그 옷을 아름답게 여기며 그 사는 곳을 편안히 여기고 그
풍속을 즐거워하게 하니, 이웃 나라가 서로 바라보이고 닭 울고 개 짖
는 소리가 서로 들릴 정도로 가까워도 백성들은 늙어 죽을 때까지 서로
왔다갔다하지 않는다."(80장)

장자도 다음과 같이 지적하고 있다. "덕이 지극했던 세상에서는 현자
라고 숭상하지 않고 재능이 있다고 쓰지 않으며 위에 있는 사람도 높은
나뭇가지처럼 그저 위에 있을 뿐이고, 백성은 들판의 사슴처럼 자유로
웠다. 단정하게 거동해도 그것을 의롭다 여기지 않고 서로 사랑해도 그
것을 어질다 생각하지 않으며 성실해도 그것을 충실하다 여기지 않고
일이 꼭 들어맞아도 그것을 미덥다 여기지 않으며 꿈지럭거리고 움직여
남을 위해 일해도 그것을 베푸는 것이라 여기지 않았다. 그러므로 실행
해도 자취가 없고 일이 있어도 전해지지 않았던 것이다."(천지편 참조)

'반고박진'의 생각에 의하면 문명이라는 것이 인류에게 재앙을 가져
왔고 사람들 상호간에 속여먹는 것을 가르쳐 사람들의 정신을 오염시
켰기 때문에 사람들은 마땅히 현재의 세계를 떠나 옛날로 되돌아가야
한다. 고대 전설 속의 요순 이전 시대야말로 이상적인 사회인 것이다.
이러한 사고방식은 의학에도 영향을 끼쳐 양생학의 지도적 사상이 되

었다. 『황제내경』 소문 상고천진론편(上古天眞論篇)에서는 다음과 같이 기술하고 있다.

"무릇 상고의 성인들이 아래 백성들을 잘 가르침은 모두 이를 허사적풍(虛邪賊風)이라 하거늘, 이를 피하는 데는 때가 있다 할 것이다. 마음을 안정하고 텅텅 비운다면 진기(眞氣)는 그것을 따라가고 정신이 안을 지켜 질병은 침입할 수가 없다." 고대 원시사회의 성인들은 진기, 즉 인체의 원기를 보전할 때 질병에 걸려들지 않는다고 생각했다.

그렇다면 구체적으로는 어떻게 신체를 보양해야 좋은 것일까? 그에 관한 옛사람들의 생각은 다음과 같다.

"그것은 뜻을 한가롭게 하고 욕심을 덜어버리고 마음을 편안하게 하고 형체를 피로하지 않게 하는 것이다. 기를 순조롭게 운행시킬 때 그 나름의 하고자 하는 바에 따라 원하는 것을 얻을 수 있다. 그러므로 그 먹는 것을 아름답게 여기고 그 입는 것을 임의로 하고 그 풍속을 즐기며 높고 낮은 사람이 서로 사모하고 존경하게 된다면 그 백성들은 참으로 소박해질 것이다. 이렇게 하면 어떠한 유혹에도 끌리지 않고 어리석은 사람, 지혜 있는 사람, 어진 사람, 못난 사람 할 것 없이 모두 사물에 구애받지 않고 이치에 맞게 생활하게 된다. 사람은 백 살이 넘도록 살지만 동작은 굼뜨지 않고 그 하는 일이 온전하여 위태롭지가 않다."

여기서 주의해야 할 바는 『소문』의 구절과 『도덕경』 80장의 글귀 가운데 꼭 같은 데가 있다는 점이다. 즉 "그 먹는 것을 맛있게 여기고, 그 입는 것을 아름답게 여기며, 그 거처를 편안하게 하고 그 풍속을 즐긴다"와 "그 먹는 것을 아름답게 여기고, 그 입는 것을 임의로 하며, 그 풍속을 즐기며……"라는 구절이다. 아무튼 양자 모두 태곳적 사람들의 소박한 생활을 동경하고 찬미하고 있다. 중의학에서는 마음을 맑게 하고 욕심을 적게 해서 심신의 정양을 보호 유지하는 것이 양생법의 근본이라고 지적하고 있다. 즉 태곳적 사람들(원시인을 지적함)은 그것을 할 수 있었기 때문에 질병을 앓는 일도 없이 장수했다고 하는 것이다. 그것은 노·장의 주장과 같은 것으로 상고 원시사회의 생활을 미화한 것이다.

그러나 실제로 원시사회 사람들에게는 의료나 보건적 조치 및 그에 관한 지식이 없었다. 그들은 자연이 내리는 이러저러한 해악과 목숨을 걸고 싸우지 않으면 안 되었다. 구석기 시대의 인체 골격을 연구한 결과, 그들의 평균 수명은 일반적으로 40세 미만인데 실제로는 이보다도 낮았을 것이라고 생각된다. 따라서 장수하는 경우는 전혀 불가능한 일이었다. 그럼에도 불구하고 사람들은 옛것을 중시하고 새로운 것을 경시하는 의식의 영향으로 이상과 같은 착각을 했던 것이다. 그렇지만 『황제내경』 상고천진론편이 지적한 양생의 도리에는 확실히 진보적 의미가 있다고 말할 수 있으며 그것은 임상 실천에 의해 이미 증명된 것들이다.

옛것을 중시하고 새것을 경시하는 의식은 도가의 노·장 문화에 반영되어 있다. 그것은 노·장 문화가 고대의 무술 이론에 이용될 기회를 남긴 것이었다. 태곳적 사람들이 진실로 옛 질박함을 보호 유지해서 모두 장수할 수 있었다고 하는 이상, 태고는 아무래도 아름다운 시대인 것이다. 그렇다면 태곳적 사람은 반드시 현세인과는 다른 어떤 특징이 있어야 하므로 '진인(眞人)' '지인(至人)' '성인(聖人)' '현인(賢人)'이라고 하는 신비적 색채를 띠는 '초인(超人)'을 만들어내게 된 것이다.

『황제내경』 상고천진론편에서는 다음과 같이 적고 있다.

"상고 적에 진인이 있었는데 천지의 이치로써 음양을 파악하고 정기

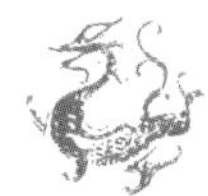

를 호흡하고 구속을 받지 않고 신을 지켜서 기육(肌肉)을 하나같이 했기 때문에 수명은 천지와 더불어 무궁하여 그야말로 도와 함께 살았다. 중고 적에는 지인이 있었는데 순박한 덕성은 도를 온전하게 닮아 음양과 사계절에 조화를 이루며 세속을 떠나 정기를 쌓고 신을 온전하게 하여 천지 사이를 노닐며 사방팔달 밖을 보고 들으며 끝내는 그 수명을 연장하고 강력한 힘을 가졌다. 역시 진인에 속한다. 다음으로 성인이라는 사람이 있는데 그는 천지의 조화에 처해서 팔풍(八風)의 이치를 따르고 욕망을 범속하게 하고 마음을 조용히 하여 성내지 않고 세간에 살면서 의관을 갖추고도 그 행실은 속되지 않았다. 겉으로는 형체를 피로하지 않게 하고 안으로는 생각을 병들지 않게 해서 덤덤하게 살면서 스스로 공을 드러내지 않고 육체와 정신을 온전하게 지켰다. 역시 백 살의 수명을 누렸다. 다음으로 현인이라는 사람이 있는데 천지의 법칙을 본받고 형상은 일월을 닮아 사계절의 정기와 사기를 변별하고 음양의 역순을 좇으며 태곳적 진인과 같이 도에 합당한 생활을 하여 수명을 무궁하게 하였다.”

　여기에서 말하는 ‘진인’ ‘지인’ ‘성인’ ‘현인’ 이란 시대의 원근에 따라 각자 그 나름의 수명을 갖는다. 즉 진인과 지인은 천지와 수명이 같고 또한 천지 사이에서 정신적 기를 조절할 수 있는 능력을 가졌다. 실제로 그것은 태곳적 신을 섬기는 샤먼(무격)이었다. 성인과 현인은 진인이나 지인의 역량에는 미치지 못하지만 그런대로 ‘초인’ 적인 수명과 능력을 가지고 있다. 그것은 일반적으론 무격을 지칭하는 것이다. 이처럼 옛것을 중시하고 새것을 경시하는 의식은 의식적이건 무의식적이건 무술 이론을 빌려온 것이다. 이 또한 중국 문화 발전의 필연적인 결과이기도 하다.

문화 영역에 있어 옛것을 중시하고 새것을 경시하는 사고방식으로부터 파생한 것 가운데는 중국 문화의 근본을 탐색한다는 의식이 스며 있다. 그것은 문화 발전 속에서 한줄기 역류이기는 하지만 수천 년에 걸쳐 한 번도 중단된 일이 없었다. 문화 속에서 근본을 탐색하는 의식은 최종적인 결과로서 태곳적 성인이나 중고의 현인으로 귀결될 수 없고 무술사나 신의 신분으로 되돌아갈 수도 없는 것이다. 문화 현상의 일부로서의 의학과 무술은 최종적으로는 무당신으로 돌아가는 것 외에 다른 방법이 있을 수 없다.

한나라 때의 의성이라 불리는 장중경도 『상한론(傷寒論)』 서문에서 의학을 상고의 신농, 황제, 기백, 백고(伯高), 뇌공, 소사(少師), 중문(仲文)…… 등으로 귀결시키고 있다. 그것은 역사적 한계이다. 의학의 '근본을 탐색한다' 는 의식이 화제가 된다면 무당신의 지위는 어떠한 시대에도 첫번째 자리를 차지하게 된다. 이를테면 고대의 중국에서는 흔히 의학의 선구자를 제사지내는 의식이 거행되었다. 해마다 중춘의 첫번째 갑일에 관리를 보내 제례를 거행케 했는데 주재자는 태의원의 태의였다. 제사에서는 우선 삼황을 제사하는데 중앙에는 복희제, 왼쪽은 신농제, 오른쪽은 황제이다. 그 뒤쪽이 4배, 즉 구예(句藝)·풍후(風後)·축융(祝融)·역목(力牧) 등의 배열이다. 그로부터 동쪽을 향해 취대계(僦貸季)·기백(岐伯)·백고(伯高)·귀수구(鬼瘐區)·유부(俞附)·소사(少師)·동군(桐君)·뇌공(雷公)·마사황(馬師皇)·이윤(伊尹) 등의 무의를 모셨고 그 뒤가 순우의(淳于意)·편작(扁鵲)·장중경(張仲景)·화타(華佗)·왕숙화(王叔和)·황보밀(黃甫謐)·갈홍(葛洪)·소원방(巢元方)·손사막(孫思邈)·위자장(韋慈藏)·왕빙(王氷) 등의 의사들이다. 태의원의 태의는 모두 3궤 9배 3헌의 대례를 올려야 했다.

결국 문화는 의학과 무술을 양육하는 토양으로 의학과 무술이 그 토양 속에 있으면서 생태의 균형에 유사한 관계를 유지하고 있다. 즉 이들 양자는 대립해 있으면서도 연계하고 있다. 문화의 발전 속도 또한 이 양자의 발전과 상응하는 관계를 갖고 있다. 문화 수준의 보편적인 향상 내지 저하 역시 의와 무의 균형 관계의 변화에 영향을 끼치고 있다. 명나라 때 이개선(李開先)은 『의사황승우가유서(医士黃承佑歌有序)』라는 책 속에서 다음과 같이 술회하고 있다. "그대 보지 않는가. 세속에서는 귀신을 숭상하여 의(医)는 융성하지 못하고 병들면 무당을 부른다. 뒤가 염려될 때 가끔 의를 연결해서 무속을 벗어나고자 하는 자는 병명이나 약성 하나도 알지 못한 채 엉터리로 사용하고 의가 오게 되면 귀신의 상을 따른다"고.

전체적인 문화 수준의 저하가 의학 수준의 저하와 의사의 소질 저하를 가져온 것이다. 그리하여 양자의 저하는 다시 무술의 융성과 범람을 불러일으켰다. 그 결과 또 한번 문화 수준의 저하를 촉진하게 되었다. 이것이 악순환되어 마침내는 전혀 수습할 수 없는 상태에까지 이르고 말았다. 이것이야말로 중국의 고대 문화에 비극이 생기게 된 원인이었다. 문화와 심리는 밀접하게 관련되어 있다.

지금까지 우리들은 문화가 무술과 의학에 끼친 영향을 말함으로써 이미 얼마간의 심리적 문제를 접촉하였다. 다음에는 주로 두 가지 방면으로부터 심리가 무술과 의학에 끼친 작용에 대해 말하고자 한다.

첫째는 사람들의 욕망에 대한 심리적인 억압이다. 일찍이 전목(錢穆) 선생은 다음과 같은 사실을 주장했다. 세계의 사상은 3종류로 나눌 수 있다. 첫째는 적극적인 것으로 서양의 문화나 사상이 그 대표적인 것이다. 둘째는 소극적인 것으로 인도의 문화나 사상이 그 대표적이다. 세번째는 그 중간쯤 되는 것으로 약간은 소극적인 것, 즉 중국 고대의 문화 및 사상이 그 대표적인 것이다. 다만 실제에 있어서는 중국의 문화 및 사상 가운데 적지 않게 인도의 불교 문화 및 사상이 흡수되어 있다. 그것은 서한시대부터 수·당까지 중단된 일이 없었다. 자세히 검토해 보면 중국 고대의 모든 철학사상과 종교 이론 내용에는 시종 억압이 지나치게 많았다는 것을 알 수 있다. 그것은 별로 기이한 일이 아니다. 중국처럼 봉건 독재 체제가 수천 년 동안 계속되었던 나라에서는 일체의 것은 정통적, ‘칙명적’, ‘어용적’ 및 관청에서 허가된 사상에 속해 있었다. 사람들이 자유롭게 자신이 바라는 바를 표현하는 것이 어느 정도로 인정되고 있었을까? 문화 및 사상 속에서 성전이라고 존숭되어왔던 13 경전 가운데 사람들이 표현하고자 했던 진실한 사상은 어느 정도나 반영되었을까? 일반 민중, 특히 하층 계급인 노동자의 머리 위에는 신권, 군권, 족권(族權) 따위의 중압이 덮쳐누르고 있었고, 또 사회 속에서 만들어진 수많은 엄격한 등급 관념 및 ‘충’ ‘효’ 라고 하는 관념은 사람들의 심리를 무겁게 짓누르고 있었다. 사람들은 그 엄중한 억압 밑에서 숨을 몰아쉬며 신음할 수밖에 없었다. 이것은 언뜻 보면 일상적 궤도를 벗어난 것처럼 보이면서도 또한 반항성이 풍부하게 깃들어 있는 것처럼 보인다. 그러나 실제로 진짜 빛을 빌하는 새로운 사고방식과 사상은 밤하늘에 반짝이는 별처럼 수없이 생겨나 한순간 반짝이다가 사라져간 것들이다.

유가에서 제기한 ‘중용’ 의 도는 불편부당해서 어느 쪽에도 치우치지 않고 “지나침도 없고 모자람도 없고”라는 중간을 취하도록 사람들에게 요구하고 있다. 공자가 말하는 ‘극기복례’ 는, 송대 및 명대에 발전한 성리학에서는 안으로 성찰할 것을 주장하고 갖가지 사사로움을 반대하

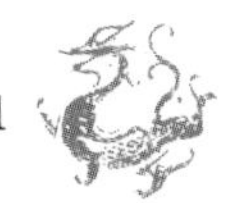

고 최후에는 "하늘의 이치를 보존해서 사람의 욕심을 멸한다"고 하는 데까지 발전했다. 그것은 사람들이 자신의 욕망을 최대한 억압시키도록 요구하였다. 그리고 도가는 마음을 밝게 하고 욕망을 적게 한다는 '청정무위' 적 수도 법칙을 제기했다. 그리고 불교에서는 다시 사람들에게 7정 및 6욕을 절멸시키도록 가르침으로써 열반이라는 최고의 경지에 이르도록 요구했다. 요컨대 정감이 풍부해서 만물의 영장이라는 인간의 심리적 욕망은 응당 가져야 할 것을 지니지 못한 채 깊고도 무거운 억압 속에 놓여 있었던 것이다.

이러한 상황에서 사람들은 오직 현실로부터 도피해서 환상적 세계에서의 만족을 추구할 수밖에 없었는데 무술은 어김없이 사람들의 그러한 욕구를 만족시켰다. 여기에서는 그 구체적인 원인을 조금이라도 찾아보도록 하겠다. 그중 하나는 무술을 운용한다면, 인간은 무엇 때문에 질병에 걸리게 되고, 재앙을 만나게 되고, 고통을 받게 되는 것일까? 하는 원인을 해석할 수 있다. 그 답이 되는 것은 귀신이 악을 저지르고, 조상이 악을 저지르고, 자신이 죄를 지어서 운명이 결정되었다고 하는 것이다. 두번째는 무술을 사용하면 중대한 재앙 및 곤란한 경지로부터 벗어나게 된다. 그러한 방법은 법술 · 기도 · 축유를 행하고 부적의 힘을 빌려 귀신을 불러내 탄핵한다. 또 세번째로 무술을 이용한다면 장생불사에 이르게 되고 신선이 되겠다는 목적을 쉽게 이룰 수 있다. 네번째는 무술을 통해 사람들의 욕망을 어느 정도까지 만족시킬 수 있다는 것이다.

욕망은 '7정6욕' 이라 불린다. 7정이란 희 · 노 · 비 · 사 · 우 · 공 · 경(喜 · 怒 · 悲 · 思 · 憂 · 恐 · 驚)을 말한다. 6욕이란 1 색욕(色欲), 2 형모욕(形貌欲), 3 위의자태욕(威儀姿態欲), 4 어언성음욕(語言聲音欲), 5 세활

욕(細滑欲), 6 인상욕(人相欲)을 말한다. 무술은 인간이 일부러 생각하지 않는 형식을 통해 자신의 기분을 표현할 수 있고 상상을 통해 자신의 사상을 드러낼 수 있다. 무술적 동작·언어를 통해 인간의 위의자태욕, 어언성음욕, 형모욕 따위의 욕망을 만족시킬 수 있다. 생리적으로 말하면 무술은 매우 효과적인 완충제라고 할 수 있다.

둘째로 무술과 심리는 서로 통한다고 하는 사실이다. 중국의 역사를 보면 심리에 관한 견해는 모두 신비화하는 경향이 있다. 철학 속의 심리에 관한 인식은 유심주의적 철학관이 튀어나오고 있다. 다만 그 대부분이 직감 및 직관, 사상과 관련하는 행위 규범의 연구에 한정되어 있을 뿐 심리 상태를 개변하는 방법 및 심리 현상의 본질을 깊이 탐구하는 일은 없었다. 심리 상태를 간단히 신령에게 귀속시킨다든가 무술에 흡수시킬 뿐이었다. 의학 속의 심리 연구는 철학의 경우보다 더욱 풍성하다. 이를테면 잠재의식 속의 심리에 대한 분석 및 임상에 있어서의 심리요법 운용 따위가 있다. 다만 심리 현상의 본질에 대한 분석이 없고 '혼' '백' '신' 3자의 변화로 돌릴 뿐이다. 물론 그것만으로는 이해하기 어려운 점이 있다.

무술은, 심리적으로 말한다면 마치 중국의 서민들 심정에 가깝다. 불교에서는, 인간은 살아 있는 동안에는 괴롭고 마침내 죽은 뒤에야 비로소 극락으로 갈 수 있다고 강조하고 있다. 이것은 서민들의 심리와 커다란 간격이 있다. 또한 도교는 중국의 종교임에도 불구하고 제사 및 기도, 수계의식(受戒意識)을 중시하여 이른바 일정한 규약이 있다. 그것은 도를 배우는 자에게 반드시 전체의 계율을 준수하지 않으면 안 된다고 요구한다. 도교의 규약에는 '5계' '8계' '10계' '27계' 등이 있으며 그것을 위반하는 자는 징벌하고 경우에 따라서는 공개적으로 불에 태우기도 한다. 그러나 무술에는 그러한 형식이 없을 뿐 아니라 여러 가지 계율을 준수할 필요도 없다. 그리고 모든 신령을 존중해서 자각적으로 믿는 것이 가장 중요할 뿐 그다지 많은 의무를 무리하게 떠안을 필요가 없다. 물론 무술에는 불교나 도교의 내용을 흡수하고 변화시킨 것도 있다. 하지만 중국인은 진정 신앙을 위해 신앙하는 일은 없고 그 신앙은 분명 공리주의적 색채를 띠고 있다. 중국인들은 신의 가호를 구해 그것을 자신의 친족, 부모, 군주, 친우에게까지 넓히고자 한다. 특히 전통적인 윤리관념과 결합한 유신론을 즐겨 받아들이고 있다. 무술은 역시 이러한 점도 갖추고 있는 것이다.

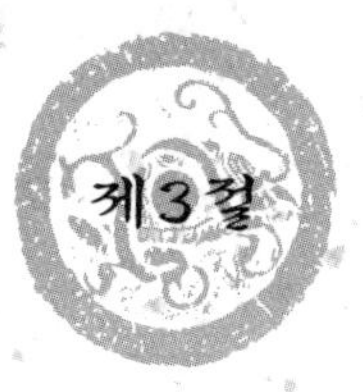

민속, 지리의 요소

5천 년 전 메소포타미아 유역은 인류의 문명과 의술의 발상지이다. 의학은 고대인이 전해 온 지식의 기초 위에 축조된 것이고 당시의 종교, 무술, 의학은 긴밀하게 융합하고 있었다.

—G. 벤치 멜, 『의학 5천년사』

무술은 문화 중에서도 민중과의 관계가 보다 밀접한 부분이다. 그것은 수천 년에 걸쳐 민간에서 자라온 군중의식의 산물이며 각 지역에 있어서의 문화 수준의 높이와 밀접하게 연관되어 있다. 지리적으로 본다면 중국의 무와 의의 세력은 양자강 유역에서 성행하였다. 그 원인을 살펴보면 양자강 유역은 주로 온열대의 우림 기후로서 태양으로부터 받는 연간 총폭사열량이 비교적 적고 장기(瘴氣)가 넘쳐흐르고 초목은 무성하고 음식물은 상하기 쉽고 미생물, 기생충의 번식이 빠르기 때문이다. 특히 우기에는 양자강의 수위가 급상승하며 전염병이 잘 번진다. 『한서』 엄(조)주오구주부서엄종왕가전 [嚴(助)朱吾丘主父徐嚴終王賈傳] 제34 상(上)에는 다음과 같이 기술되어 있다.

"남방은 덥고 습해서 여름철이면 황달병이 유행하고 심한 이슬은 물

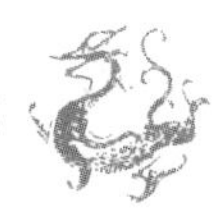

처럼 질펀하고 독사와 독충이 독을 내뿜고 갖가지 전염병이 많이 발생하며, 전쟁이 일어나기도 전에 열 사람 중 두서너 명은 병사해버리므로 오나라가 월나라를 쳐서 포로를 얻고자 해도 얻을 포로가 없음을 찬탄하게 된다.”

그 지역에서는 원주민이 이해하지 못했던 괴이한 질병들이 흔하게 발생하고 있었다. 이를테면 『한서』 오행지 제 7 하(下)에는 역병에 관해 다음과 같이 적고 있다.

“엄공건 8년 가을, 역병(蟣病)이 있었다. 유향(劉向)에 의하면, 역(蟣)이란 곤충은 남쪽 월나라에 많이 산다. 월나라에는 부녀자가 많으며 남녀는 한 개울 속에서 같이 목욕하는데 이때 음탕한 여자의 기가 혼란한 기를 발생시켜 역이 달려든다. 역이란 유혹한다는 뜻도 갖고 있는데 흔히 옆에 있는 사람을 쏜다. 만약 사람이 쏘이면 심한 자는 죽음에 이르게 된다. 남쪽에서는 단호(短狐)라고 하며, 가깝게는 요물을 쏘아 죽음의 형상이 되기도 한다.”

그 밖에 『이아(爾雅)』에 의하면, 맹렬한 독사가 있는데 그것은 ‘질(蛭)’이라고 불렸다. 질이란 독사의 일종으로서 눈이 크고 독은 가장 세서 이것에 물린 사람은 반드시 죽는다. 또한 모기나 등에가 번성하는데 그것들에게 피를 빨린 사람은 뼈만 앙상하게 남는다고 했다. 그리고 전염성 장기가 유행한다. 『삼국지』 위서 8 공손찬전에는 강남의 장기(瘴氣)에 관한 기록이 있는데 당시 사람들이 장기를 얼마나 무서워했는가를 알 수 있다. 공손찬이 명령을 받들어 남방으로 가기 직전 조상에게 제사를 올리며 “예전에는 남의 자식이었으나 지금은 남의 신하가 되어 일남(日南)으로 가라는 명령을 받았습니다. 일남에 가면 장기에 걸려 어쩌면 돌아오지 못하게 될 것 같기 때문에 미리 하직 인사를 올립니다”라고 했다고 한다. 이 부분은 한번 가면 살아 돌아올 수 없을 거라는 비장한 각오가 넘쳐 있다. 한나라 때의 가의(賈誼)는 강남으로 파견되었을 때 그곳에 가면 장기에 걸려 반드시 죽고 말 것이라는 두려움 때문에 슬피 울었다고 한다.

이처럼 역질이 유행하고 있는 지역에서 무서운 질병에 시달리고 있는 사람들은 일반적으로 문화 수준이 낮다. 또한 유효한 약이 없고 경험 있는 의사도 없는 상황에서 태곳적부터 귀신을 숭배하는 풍습이 형성되어 전해 내려왔다. 그 결과 무사(巫師)들의 세력은 아주 컸으며 기회있을 때마다 세력을 확장해서 완전한 지배적 지위를 차지했다. 공자는 일찍이 남방인의 말을 인용해서 "사람이 항상심이 없으면 무격이나 의원도 될 수 없다"고 했다. 이는 강남 지역에서 행해지고 있는 무술의 보편성을 설명하고 있는 것이기도 하다. 그렇다면 무술의 영향은 양자강 유역이나 그 주변 어느 지역에서 가장 광범위하게 신봉되었을까? 그들 지역에서는 또한 어떠한 특징이 있는 것일까? 다음에서 간단하게 소개해보기로 하겠다.

(1) 무산을 중심으로 하는 파촉 지역

무산(巫山)은 사천성 무산현 동쪽, 즉 무협(巫峽)으로서 파산산맥(巴山山脈)의 기점이다. 파산산맥은 높이 우뚝 솟아 있어서 1년 내내 구름과 안개가 끼어 있고 기후가 변덕스럽다. "무산, 무협 기는 조용하고 쓸쓸하다"고 표현되고 있을 정도다. 봉우리는 12개가 있는데 장강 옆 골짜기 남북 양쪽 기슭에 우뚝 솟아 있다. 그곳은 전설에 따르면 무격신들이 모이는 곳이었다고 한다. 몽문통(蒙文通)은 『산해경』을 읽는 예기(禮記)에서(『중국 고사적 전설 시대』 수록) 다음과 같이 말하고 있다. 『산해경』은 선진시대에 서남의 파촉 지방에서 만들어진 작품으로, 10무가 그곳 산을 오르내리며 약초를 캔다고 하는 전통은 틀림없이 이 지방의 무술 기원이 매우 오래고, 게다가 가장 일찍이 의약 활동과의 연계를 시작했다는 객관적인 사실을 반영하고 있다.

이러한 배경하에 동한 말경(142년) 장도릉(張道陵)은 사천의 학명천에서 '오두미도(五斗米道)'라고 하는 가장 오래된 도교 유파를 창립했다. 이때는 현지 농민들이 앞다투어 입교했다. '오두미도'는 부적물로 질병을 치료하고 무사는 '만능'의 의자(医者)가 되었다. 그 이외의 무술적 치료 형식도 민간에서 크게 운용되고 있었다. 『송사』 이유청전에는 다음과 같이 실려 있다. 이유청이 배릉위(涪陵尉)로 부임했을 때 촉나라 백성들은 요사(淫祀·민간의 기도법)를 존중하며 병을 앓아도 의약적 치료를 받으려 하지 않고 무사가 시키는 대로 할 뿐이었다. 이유청은 큰 무당을 잡아다 곤장을 쳤는데 사람들은 신이 기필코 이를 벌할 것이라고 믿었다. 그러나 그 뒤에도 아무 탈 없이 평안무사하자 어느새 현지의 풍속도 변하고 의약적 지식도 조금씩 퍼져나가게 되었다.

사실 무산은 많은 약재가 생산되며 약물의 종류도 매우 많다. 특히 대묘에서 생산되는 당삼은 묘당(廟党)이라 불리며 이름을 날리고 있을 뿐 아니라 그곳은 의약을 발전시키기 위한 절대적 조건을 갖추고 있는 곳이기도 하다. 그러나 "촉땅의 험난함은 푸른 하늘 오르는 것보다 어렵다"(이백)는 표현이 나올 정도로 지리적 폐쇄성 때문에 사람들은 바깥 세상과 교류하는 일이 극히 적었다. 일부 민간 풍속에서는 무술을 숭배하는 영향으로 어느 정도까지는 의약의 활동을 희생시켰다. 여기에 민속이 문화에 끼쳤던 영향을 엿볼 수 있다.

『구당서』 유우석전(劉禹錫傳)에는 다음과 같이 씌어 있다. "우석이 낭주에 살기를 30년, 오직 문장을 읊조리며……, 파만(巴蠻)의 풍속은 무술을 좋아하고 음탕한 가락으로 춤을 추고 속된 노래를 부르며……, 무축을 가르치는데……, 대개 우석이 지은 것이다.” 이처럼 원시적 가무에는 음악성과 무용성이 있으며, 가락은 밝아서 실제로는 일종의 열광적인 무술적 의식이요 활동인 것이다. 그것도 파촉 문화를 구성하는 요소요, 무술을 행하게 하는 신을 존중하는 풍속이 얼마나 깊은 근원을 갖고 있는가를 알 수 있다.

(2) 초형 지구

일찍이 춘추전국시대 초형(楚荆) 지구(호남 · 호북)에는 이미 무술을 중요시해서 무술사를 존경하는 풍습이 있었다. 『국어』 초어에는 관사부가 무격을 찬미하는 글귀가 있다. 『초사』에는 무격이 신을 강림시키는 많은 기록이 있다.

『이소(離騷)』에는 “무함(巫咸)이 마침 석양에 강림하고자 할 때 초서(향과 쌀)를 안고 이를 맞이해 모든 신의 그림자가 하늘을 덮고 내려 구의(산)의 신들은 일제히 예를 갖추어 맞이했다”고 적혀 있다. 어찌 아름다운 정경이 아닐까? 굴원의 시부에서 무신들은 고상하고 우아하며 산뜻하게 그려져 있다. 그것은 말할 것도 없이 『이소』를 대표로 하는 초형 문화의 미의식을 상찬하는 대상인 동시에 무술 예술의 표현 형식이기도 하다. 그 특징은 무용, 가곡, 시부 따위를 주된 형식으로 하여 그들의 무신관을 찬미하여 선양하는 데 있다. 가린우드는 『예술 원리』에서 다음과 같이 말하고 있다. “샤머니즘 예술은…… 가장 기본적인 무술적 기능 이외에 또한 심미적인 가치마저도 갖출 것을 요구하고 있다. 그러한 예술에는 이중의 동기가 있다. 사람들에게 그 두 종류의 동기가 절대적으로 일치해 있다고 느끼게 한다면 그 예술은 높은 수준을 유지할 수 있다." 흥미있는 것은 초나라의 집단 부락에서는 방금 죽은 사람을 애도할 때 모두가 '회임의 노래'를 부르는 경우가 있다. 게다가 그것도 정연한 반주에 맞추어 부르는 것이다. 그것은 결코 의미 없는 의식이 아니라 죽은 사람이 다시 태내로 들어가 하루라도 빨리 인간 세상으로 돌아오기를 기원함이다. '회임의 노래' 내용은 젊은 임부가 임신하고 10개월이 되었을 때의 감정과 심리, 정서 변화를 생생하게 노래한 것이다. 이러한 분위기 속에서 사람들은 죽은 사람이 다시 태내로 들어가 살다가 인간 세상으로 되돌아올 것을 믿고 있는 것이다. 그 속에는 회임에 관한 의학적 내용도 포함되어 있다.

초나라 땅에는 수많은 산과 내, 호수가 있으며 금석 및 약초도 헤아릴 수 없이 많다. 무술사들 태반은 신령스런 풀이나 묘한 약초를 잘 알고 있다. 『초사(楚辭)』에도 약효가 있는 많은 식물이 나온다. 이를테면 손전, 부용, 국화, 지란, 혜지 등이 그것이다. 초땅의 무술사들은 마취 성분이 들어 있는 약초즙을 자신의 신체에 발라 환각 상태 속에서 무의식중에 춤을 추며 법술을 사용했다.

또한 초나라 땅에는 의약과 관계된 많은 민간 습속이 있다. 예를 들어 『형초세시기』에는 "형초 사람들은 5월 5일에 백초(百草)를 밟고 쑥을 캐서 인형을 만들어 문지방 위에 걸어 독기를 털어낸다"고 적혀 있다. 쑥 잎은 일종의 방향성 약초로 살충하며 장기를 쫓고 구규를 열어 정신을 각성시키는 작용이 있다. '쑥으로 인형을 만든다'는 글귀는 무술적 의미도 갖고 있지만 확실하게 합리적인 의약적 내용도 지니고 있는 것이다.

또한 "단오에는 쑥으로 호랑이 형상을 만드는데 검정콩만한 것도 있으며, 혹은 색종이를 접어 호랑이를 만들고 쑥즙을 발라서 그것을 머리에 인다"라고도 적혀 있다. 그 밖에 초나라와 형나라의 민간에서는 주사(朱砂)를 갈아서 먹물로 삼아 매년 8월 14일 아이의 이마에 점을 찍어 "아픔을 싫어한다"고 부르면서 그것을 질병을 예방할 수 있는 방법이라고 여겼다. 주사는 중의약(中医藥)의 일종으로 소독 작용이 있다.

동짓날에 현지에서는 붉은 팥으로 죽을 쑤어 그것으로 역병을 털어버린다(『형초세시기』 참조)는 기록이 있다. 전설에 따르면 태곳적 공공(共工)씨의 아들이 동짓날에 죽어서 역신으로 변했는데 붉은 팥을 무서워했다고 한다. 그래서 팥죽을 쑤어 먹으면 역신이 도망간다는 풍속이 생겨나게 되었다. 붉은 팥도 역시 중의약의 일종으로 열을 가라앉히고 습기를 다스리는 작용이 있다.

요컨대 초나라 땅의 무술적 습속에는 중의약을 응용한 경험 및 지식이 꽤 많이 섞여 있다. 그것은 무술에서 의학에로 이행하는 원시적인 의료 형식이며 또 일정한 대표성을 갖고 있는 것이기도 하다.

(3) 남월 지구

월(越)은 즉 오지라는 뜻이다. 절강, 복건, 광동 일대로서 그곳은 장강의 중하류보다도 남쪽에 위치하고 있다. 『포박자』에 "오월(吳越)에는 주금(呪禁)의 법이 있는데 그것으로 악귀를 털어내고 독충, 호랑이, 늑대가 물어 상처를 내지 못하고 창·칼·화살은 힘을 쓰지 못하게 되고, 물을 막아 역류시키고, 창병을 금해서 피를 멎게 하며, 정창병을 금해서 절로 낫게 한다"고 적혀 있다. 이것으로도 월나라 지방에서는 무술의 풍속이 금주법을 특징으로 하고 있음을 엿볼 수 있다. 이 금주법이 실제로는 지금의 기공적 무술 형식이다. 월나라 지방에서는 무술을 가리켜 '월방'이라고 불렀다. 『후한서』 서등전(徐登傳)에는 다음과 같이

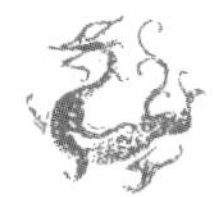

씌어 있다.

"서등은 민중(閩中) 사람인데…… 무술을 잘했다. 또한 조병(趙炳)은 자를 공아라고 하며 동양(현재의 절강성 금화현) 사람으로 월방을 잘했다. 병란을 만나 역질이 크게 일어나자 두 사람은 오상(烏傷)의 계수(절강성 의오현의 동부)에서 만나 마침내 언약을 맺고 함께 그 술로써 병을 치료했다." 서등과 조병은 민월 지구의 무의를 대표하는 자로서 금주(월방)를 잘 행했다. 그 밖에 오나라 및 월나라 지역에는 물이 많은데 무술은 이 물과도 밀접한 관계를 갖고 있다. 『유양잡조(酉陽雜俎)』 제8권에는 "월땅 사람들은 물을 익숙하게 몸에 습득해서 교룡의 우환을 피한다. 지금 남중의 비단얼굴을 한 노인(소수민족)은 흔히 문신을 하는 습속 유산이 있다"고 적혀 있다. 여기서 기술하고 있는 것은 월땅 사람들이 머리를 자르고 귀에 먹물로 문신하는 습속을 말하는 것이다. 『홍범오행전』에 의하면 월 지방에는 역(蜮)이 있는데 물 속에서 사람을 쏜다고 한다. "역이 사람을 쏘는 것은 남월에서 생겼는데 그것을 단호라고 한다"고 씌어 있다. 그런가 하면 『남제서(南齊書)』 한령민전 제36에는 다음과 같이 씌어 있다. "때에 이웃 사람 중에 계역독(溪蜮毒)을 입은 자가 있었는데 여자가 시험 삼아 그것을 다스리려 했다. 스스로도 병에 차도가 있음을 깨닫고 마침내 무도(巫道)로써 사람을 위해 질병을 치료해서 낫게 하였다"라고.

생각건대 '역'이란 월 지방의 난치병 가운데 하나로서 그 치료법은 무술적 색채를 띠고 있다.

(4) 강서 지구

지금의 강서성에 해당한다. 이 지역의 민속적 특징 가운데 무술과 보다 관계가 깊은 것은 '축고(蓄蠱)'라고 하는 풍속이다. 『수서』 지리지 하 제26에 의하면 강서의 신안·영가·건안·파양·구강·임천·노릉·남강·의춘 등에서는 '고를 기르는 풍속'이 번성했는데 그중에서도 특히 의춘에서 가장 유행했다고 한다. 그 방법은 음력 5월 5일에 잡은 백 가지 이상의 동물이나 벌레를 함께 같은 그릇 속에 넣는다. 그 속엔 큰 것으로 뱀이 있는가 하면 작은 것에는 이 등이 있다. 그릇 속의 많은 동물과 벌레는 서로가 잡아 죽이고 먹어서 최후에는 한 마리의 동물 아니면 벌레만이 그릇 속에 살아남는다. 만약 그 동물이 뱀이라면 사고(蛇蠱)라고 하며, 이라면 슬고(虱蠱)라고 한다.

이 '고'를 밖으로 끌어내놓으면 번번이 사람을 물어서 오래 앓아 죽게 한다고 한다. 전설에 따르면 일단 고가 사람의 몸 속으로 들어가면 그 사람의 오장육부를 모두 갉아먹어버린다고 한다. 그래서 죽은 사람의 재산은 고를 사육한 사람의 것이 된다. 반대로 고독(蠱毒)이 3년이 되도록 아무도 죽이지 않았다면 이번에는 고독을 사육한 사람이 스스로 고독을 먹어야 한다. 이 같은 풍속은 오랜 세월 동안 전해 내려오면서 조금도 개선됨 없이 '고를 기르는 풍속'은 넓게 퍼져가기만 했다. 경우에 따라서는 새색씨가 시집갈 때 '고'를 시집살 살림살이의 하나로 가져가는 일도 있었다. 결국 관청에서 명령을 내려 고를 기르는 것을 금지시킬 정도가 되었다.

(5) 삼묘 지구

지금의 호남성·호북성·광서 자치구에 걸친 구역이다. 묘(苗)란 고대 중국의 가장 오래된 이민족 가운데 하나이다. 전설에 따르면 태곳적에 황제와 치우(蚩尤)가 탁록에서 싸웠는데 치우는 묘족의 추장이었다.

이처럼 삼묘 지구의 무술적 특징은 먼 옛날부터 전해져온 것으로서 역사가 길고 축유를 그 형식으로 하고 있었다. 『설원』 속의 '묘부(苗父)'는 이 형식의 대표적인 예이다. "내가 듣건대 상고 적의 의술을 묘부라고 하는데 묘부가 의료를 할 때는 관으로써 자리를 삼고 꼴을 가지고 개를 만들어 북쪽을 향해 축수하며 열 마디 말을 할 뿐이다. 부축하고 온 자, 수레로 온 자 할 것 없이 다 같이 엎드려서 죽은 듯이 있었다."

(6) 제연 지구

제(齊:산동)·연(燕:하북) 지구는 중국의 춘추시대 문화가 가장 발달했던 지역이었다. 의료 및 약물의 지식이 일찍부터 발달했기 때문에 수준 낮은 무술은 행세하기가 어려웠다. 그리고 생활 수준이 높고 문화가 발달했기 때문에 꽤 일찍부터 신선설이 싹텄다. 그것은 한편으로는 장자와 노자 사상의 영향에 따른 것이기도 하고, 또 한편으로는 지배자와 당시 사람들 스스로의 절실한 필요에 의해 나왔던 것이다. 그들은 현실 사회로부터 멀리 떨어진 곳에 분명히 선경이 있다고 믿고 있었다. 따라서 일찍이 제나라 위왕과 선왕 시대에 이미 사신을 사방팔방으로 파견하여 불로불사약을 찾도록 하고 있었다.

『사기』 봉선서에 기재된 바에 따르면 발해에는 봉래·방호·영주라 불리는 3개의 신령스런 산이 있다. 거기에는 많은 선인들이 살고 있으며 또한 불로불사약도 그곳에 있다고 했다. 진나라 시황제는 중국을 통일한 뒤 서복(徐福)과 3천 명이나 되는 동남동녀를 바다 건너 땅에 파견해 신선이 되어 불로불사할 수 있는 약을 찾도록 하였다. 이 역시 신선 사상의 영향을 받은 것이었다. 전국시대 제나라 추연은 음양 및 오행학설을 결합해서 음양오행학설과 오덕전이설을 창시했다. 그것은 신선의 방술에 이론적인 근거를 제공해주었다. 연나라와 제나라에서는 신선의 방술을 안다고 하는 방사들이 수없이 나타났었다. 한나라 무제가 총애하고 신임했던 소옹(少翁), 란대(欒大), 공손향(公孫鄕) 등의 방사는 모두 제나라 출신이었다. 제연(齊燕) 지구는 중국에서 신선을 구하는 방술의 발상지이기도 하고 또한 활동의 중심지이기도 했다.

(7) 소수민족 지구

중국은 다민족 국가이다. 소수민족의 무술적 특징을 들면 전파 범위가 매우 넓으며 원시적 무술 의식을 갖고 있었으며, 그것은 근대에 이르기까지 그다지 변화하지 않고 있다. 문자에 의한 기록은 매우 적고 주로 구전에 의해 전승되어왔다. 이를테면 중국의 티베트족 지구의 무술은 영향력이 매우 큰데 기도와 저주를 주요한 형식으로 삼고 있다. 쉽게 말해 그들은 자신들에게 대항할 힘이 없다고 여길 경우에 기도를 주로 한다. 또한 자신이 이길 수 있다든가 영향력을 미칠 수 있다고 여기는 사건이나 대상에는 주로 저주를 행한다. 티베트족의 티베트 의학은 꽤 높은 위치를 차지하는데 거기에는 독경 및 기도라고 하는 치료 내용이 들어 있다. 게다가 약물 복용을 함께 사용하고 있다. 어떤 중병 또는 전염병에 대해서는 라마나 활불을 초청해 독경을 하도록 하기도 하고, 혹은 산에 올라 바위에 글자를 새겨 질병을 치료하기도 한다.

중국 고대의 하니족에는 환자를 위해 귀신을 쫓아버리는 전문적인 무술사가 있었다. 그들은 니파라고 불리었다. 니파가 받드는 신은 '야여'와 '야주'인데, 전자는 여성의 신이고 후자는 남성의 신이다. 그들은 또 칼과 포대, 허리띠, 탁자 따위의 도구를 갖고 있었다. 니파가 귀신을 쫓아버리는 방법에는 두 가지가 있다. 하나는 귀신을 노래부르게 하는 것이고 다른 하나는 귀신을 뛰게 하는 것이다. 점을 칠 때는 쌀을 뿌려 귀신을 전송하거나 쫓는다. 그때는 일반적으로 옥그릇을 사용한다. 그리고 옥그릇의 누런 무늬에 알맞게 희생물을 결정해 담아서 귀신에게 바치는 것이다. 의식을 행할 때는 한 올의 실로 환자의 손목을 묶고, 박수인 니파는 남성의 침실에서 귀신에게 제를 올리고 무당인 니마는 여성의 침실에서 귀신에게 제를 올린다. 니파가 점을 칠 경우 자신은 '니파 귀신', 혹은 '니마 귀신'이 몸에 내렸다고 말한다.

고대의 만주족에도 샤머니즘(살마교)이 있었다. 『계림』 구문록의 기록에는 다음과 같은 것이 있다. "살마교(薩媽敎)는 동이족 종교의 일종으로 옛날에 만주 사람들이 그것을 믿었다. 이 종교는 오늘날 송화강, 흑룡강, 두만강 등 3강 하류 유역으로 남으로는 조선에 미쳐서 함경남북도는 모두 이 습속에 물들어 있다. 사람이 앓으면 박수를 부르고 또 무당집에 가서 왼손에 북을 잡고 철사로 돈을 수십 개 꿰어서 철사의 양쪽 끝을 잡고 두들기고…… 어깨춤을 추고 걸어가면서 북채로 북을 두들기고 돈을 흔들어 쩔렁거리며 땅 위에 허리띠를 끈다. 또한 긴 띠로 구리방울을 치마 뒤에 묶고 먼저 '남남(喃喃)'이라고 주문을 외우며 빙빙 돌면서 여우나 쥐 소리를 내고 주술을 행하며 날카로운 칼로 환자의 환부를 찌른다. 심할 경우에는 두 가닥으로 자른 뒤 칼을 뽑으면 종전대로 된다. 길림, 임강 등에 또한 이런 풍속이 있다."

일부 소수민족의 민속 중에는 의학과 관련 있는 내용을 가지고 있는 것도 있다. 예를 들어 대만의 모소(마준)족에는 번식에 관한 습속이 있는데 그것은 산 속의 동굴 안에서 행해지는 의식이다. 동굴 안에는 높이 80센티미터 정도의 위쪽은 평평하고 한가운데는 오목한 바위가 있다. 직경은 약 90센티미터 정도로 모소족은 그것을 '고(垮)'라고 한다.

그것은 오목하게 패어 있다는 의미인데 형상이 여성의 성기와 닮았다. 그 바위를 현지인들은 '구물(아기를 낳는 돌이라는 의미)'이라 부른다. 구물 위에는 수직으로 한 자루의 종유석이 늘어져 있는데 그것은 마치 남자의 성기와 닮았다, 종유석에서는 끊임없이 똑똑 물이 떨어지고 있다. '고' 속에는 언제나 물이 차 있다. 모소족은 그 물을 '하지(요컨대 남성의 정액)'라 부른다. 그 모습은 실제로 남녀의 성교에 의해서 아기가 태어나는 과정을 상징하고 있다.

모소족 여성이 불임증을 고치고자 할 때는 동굴 안으로 숨어들어가서 의식을 거행하지 않으면 안 된다. 의식에 참여하는 이는 무격과 남편, 혼인식 때 신부의 들러리를 섰던 아가씨들이다. 동굴 안에 들어서면 무격은 먼저 대 위에 돌(일반적으로 3개)을 나란히 올려놓고 향을 피운다. 여성과 남편은 향불 앞에서 동쪽을 향해 꿇어앉아 구물에게 계속해서 머리를 조아리고, 무격은 다음과 같은 주문을 외운다. "하늘이 아기를 점지해주시고 땅이 자식을 점지해주시고, 오른쪽 사람은 점지받은 자식을 축복하고 왼쪽 사람은 점지받은 자식을 받아 기른다. 서번(西番) 사람은 당신들에게 자식을 점지해주기를 바라고, 모소 사람은 당신들에게 자식을 점지해주기를 바라고, 신의 가호로 당신들의 몸은 강건하고 자식이 번창하고 복이 풍성하기를 빕니다"라고. 그런 뒤 자식이 생기기를 바라는 여성은 따라온 아가씨의 손을 잡고 동굴 안 연못으로 가서 몸을 씻는다. 마지막으로 그 여성은 마디를 자른 대나무를 '고' 속으로 집어넣고 3번을 계속해서 그 정액의 상징인 물을 마시는데 그것은 정액이 여성의 몸 속으로 들어갔다는 것을 의미한다.

이러한 무술의 예의는 실제로 고대의 생식기에 대한 숭배 관념에서 온 것이다. 또한 남녀가 교접하는 과정을 상징하는 방식을 사용함으로써 의술과 무술에서 통용하는 혹종의 복잡한 심리 상태를 표현하고 있는 것이다. 이상과 같은 습속은 중국 안휘성의 남릉 및 선성, 호남성의 진계, 하남성의 회음에 있는 황제릉, 운남의 대리 등의 지방에도 있다.

민간 풍속에 있는 음식 위생과 관련된 내용은 일부이긴 하지만 어느 정도 의학의 발전에 영향을 끼쳤다. 이를테면『장자』일편에는 “강족(羌族)은 죽으면 불태워 그 재를 뿌린다”고 적혀 있다.『심전주지(尋甸州志)』를 보면 그곳 사람들의 습속은 인간은 산골짜기로부터 왔으므로 불로 태워야 산이나 연못으로 되돌아가고 또 초목 사이에 붙어야 다시 태어날 수 있다고 여겼다. “사람이 죽으면 말가죽으로 시체를 싸거나 혹은 무명옷을 입혀서 땔나무와 함께 들로 가지고 가서 제사를 지낸 뒤 불에 태운다. 묘를 쓰는 일은 없고 다만 불태운 땅에 대나무를 많이 심고 그곳을 귀루(鬼樓)라고 한다”고 씌어 있다. 이들 풍속은 어느 정도 화장의 보급을 촉진하고 있다. 또한 중국의 음식 위생에 대한 사고방식은 고대에는 제사 음식에 관한 인식으로부터 나온 것이기도 하다. 제사 음식은 모양, 색깔, 차림, 올리는 시간 등에 매우 엄격한 규정을 두고 있다. 샤머니즘의 음식 금기 및 기휘(忌諱) 제도에서는 음식은 멋대로 차려서는 안 되고 제각각 상반 · 상오 · 상외(相反 · 相惡 · 相畏)가 있다고 강조한다. 그것은 고대의 음식 위생 및 보건에 어느 정도 영향을 끼쳤다.

지리적인 요소가 의술이나 무술에 끼친 영향에 대해서는 이미 전술한 바 있다. 이 밖에도 중국의 고대 의학이 전국의 서로 다른 지역적 지리 및 기후적 요소를 총합해서 발전해왔다는 것을 특별히 기억하지 않으면 안 된다. 그것은 토지적 조건에 합당해야 할 것을 강조하면서 동시에 지리적 요소가 의학에 끼친 영향을 가볍게 여기지 않고 있기 때문이다. 예를 들면『여씨춘추』에서는 수질이 다름에 따라 풍토병을 일으키는 원인의 하나가 된다는 것을 지적하고 있다. "경수(輕水)가 있는 곳에는 대머리와 혹부리가 많고, 중수(重水)가 있는 곳에는 종양과 절름발이가 많으며, 감수(甘水)가 있는 곳에는 미인과 미남이 많고, 신수(辛水)가 있는 곳에는 등창과 뾰두라지가 많으며, 고수(苦水)가 있는 곳에는 새가슴과 꼽추가 많다."

당나라 때 손사막도 지리적 요소가 환자의 체질과 각 지방의 약을 사용하는 특징과 밀접한 관련이 있다고 지적했다. "대체로 용약(用藥)은 토지의 마땅한 바를 따른다. 강남과 영표(嶺表)는 그 땅이 무덥고 습기가 많아서 그곳 사람의 살갗은 얇고 연약하며 땀구멍은 열려서 성글기 때문에 용약을 가볍게 해야 한다. 관중 및 하북은 그 땅이 단단하고 건조하여 그곳 사람들의 피부는 야물고 단단하다. 땀구멍은 막히고 닫혀 있기 때문에 용약은 중하게 해야 한다."(『비급천금요방』)

때문에 중국의 고대 의학에는 각종 지역적·의학 유파가 나타났던 것이다. 이를테면 건안(建安)학파, 하간(河間)학파, 역수(易水)학파 등이다. 그들 각 학파를 지리적 각도에서 분류한다면 상한(傷寒)학파, 온병(溫病)학파 등이라고 할 수 있다. 그들 각 학파에 의해 오늘날의 중의학이 형성된 것이다.

중국은 넓은 국도를 차지하고 있는 큰 나라로서 지리적으로 볼 때 온대, 아열대, 열대에 걸쳐 있고 일부는 한대에 가까운 곳도 있다. 게다가 지역별 방언도 많다. 진나라에 의해 전국이 통일되기 이전 문자는 아직 통일되어 있지 않았으며 게다가 전 국토는 많은 하천과 산맥에 의해 분할되어 있었다. 사람들의 습속 및 제반 사물도 차이가 있어 그 때문에 사람들은 불가사의한 환상을 갖게 되었던 것이다. 또 한편으로 중국은 재해가 많은 나라이기도 하다. 한 통계에 의하면 중국의 대지진 발생

횟수는 세계 어느 나라보다도 훨씬 많다고 한다. 역사상 가뭄, 수해, 거기에다 전염병의 유행은 그보다 많아서 헤아릴 수 없을 정도다. 따라서 사람들은 악질적인 전염병을 눈앞에 두고 오직 의약과 무술에 도움을 청하지 않으면 안 되었다. 역사적 조건의 제약으로 인해 당시의 의약 수준이 형편없었기 때문에 의약의 힘만으로는 전염병의 맹위를 억제할 수가 없었다.

그리하여 대다수 사람들이 무술의 도움을 청한다든가, 신령의 가호를 빌지 않으면 안 되었다. 각 지방의 무술이 반드시 동일한 방법을 사용하였다고는 할 수 없지만 그러나 그들 사이에는 하나의 공통점이 있었다. 요컨대 재해를 없애고 병을 낫게 하고 삶을 온전하게 한다는 것이다. 산은 무술과 신화의 발상지이다. 산 속으로 들어갈수록 사람들의 눈에는 불가사의한 사물이 허다하게 보이게 된다. 그윽하고 깊어서 분명히 알 수 없는 숲 속은 언제나 사람들을 두렵게 하였다. 동시에 산 속은 불편해서 무술 형식을 통해서만 외계와의 '연락' 을 취할 수가 있었다. 또한 산 속의 초목에는 수많은 귀중한 약재가 있다. 오랜 세월 동안 질병과 재해에 시달려온 원시적인 경험은 종종 의약 지식을 무술과 밀접하게 연관짓게 하고, 그리하여 그 양자를 굳건하게 결합시켰던 것이다.

오늘날에도 중국의 변방 지역에는 여러 종류의 민속 습속이 그대로 남아 있다. 그들의 습속 가운데는 의술과 샤머니즘이 혼합해 있던 본래의 모습이 보존되어 있는 것도 있다. 무술과 의술이 혼합해 있는 상태는 이후로도 계속 존속해갈 현상인지도 모르겠다.

천문, 역법의 요소

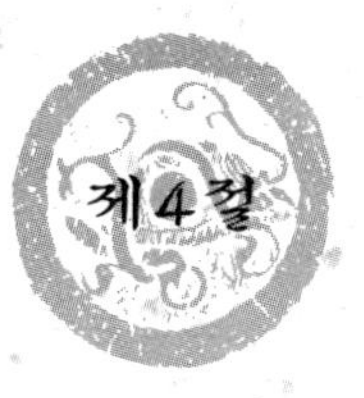

> 밤의 어둠이 그(아브라함)를 감쌌을 때 그는 하나의 별을 발견하고는 "이것이 나의 주인이다"라고 했다. 그 별이 보이지 않기에 앞서 "보이지 않으면 안 된다"고 했다. 달이 떠오르는 것을 보고서 그는 "이것이야말로 나의 주인이다"라고 했다. 달이 지려고 할 때 그는 "만약 주인이 나를 인도해주지 않는다면 나는 반드시 미아가 되고 말 것이다"라고 했다. 그 뒤 태양이 떠오르는 것을 보고서 그는 "이것이야말로 나의 주인이다. 엄청나게 크다"고 했다. 태양이 졌을 때 그는 말했다. "우리 종교여, 나는 당신들이 주로 지배하고 있는 사물과는 전혀 인연이 없습니다."
>
> — 『코란』 가축의 장

인류는 꽤 이른 시기부터 자신들의 머리 위에 있는 하늘을 관찰하게 되었다. 이른바 "하늘의 길은 텅 비어 있고 땅의 길은 충실하구나"라고 하는 인식은 인간이 하늘에 대해 갖는 신비감을 반영한 것이다. 천문에 대한 인식은 두 가지 주요한 목적으로부터 나왔다. 하나는 농법 생산의 필요에서인데 그것은 기상을 예측한다는 것이 씨앗을 뿌리고 열매를 거두어들이는 시기가 어느 때 유리한가를 알 수 있기 때문이다. 또 하나는 해와 달, 별에 대한 숭배로부터 나왔다. 그것은 별들에 나타나는 현상을 관찰함으로써 사람의 길흉 및 화복을 추측하고자 하는 바람 때

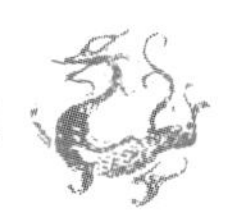

문이었다.

대체로 춘추전국시대까지 인간은 이미 수많은 천문 및 역법에 관한 지식을 축적하고 있었다. 고염무(顧炎武)는 『일지록』에서 다음과 같이 기술하고 있다. "3대(하·은·주) 이전 사람들은 모두 천문을 알았다. 7월에 화성이 흐른다는 것은 농부의 말이고, 삼성(三星)의 문에 있다고 하는 것은 부인들의 말이다. 달이 뜨면 자식이 영화롭다는 말은 수자리 병졸이 지어낸 것이고, 용꼬리가 진에 엎드린다는 말은 애들의 동요다. 후세 문인 학사들 가운데 이것을 듣고 망연했던 자가 있다."

전국시대에는 최초의 천문학 전문서가 나왔는데 감덕(甘德)의 『천문성점』 마왕퇴에서 출토한 백서 『오성점』(추측건대 전국시대에 만들어진 책이라 함) 등이 있다. 같은 시기에 천문 및 별을 관찰 대상으로 삼아 인간 세상의 길흉 및 화복을 예측하는 무술적 형식―점성술이 인간의 일상생활에 크나큰 영향을 끼치게 되었다. 재미있는 것은 이 두 가지를 행하는 사람은 사실상 같은 사람인데 그들은 점성가 또는 천문학가라고 불리었다. 사실상 그들이 관찰했던 내용은 동일한 것이었고 그 목적만 약간의 차이가 있었을 뿐이다. 그리고 여기에서 분명히 밝혀두지 않으면 안 되는 것이 하나 있다. 그것은 최초의 천문학가는 점성가였다는 점이다.

『법언』 권8에는 "사(史)는 하늘을 가지고서 사람을 점치고 성인은 사람을 가지고서 하늘을 점친다"고 씌어 있다. 또 "어떤 사람이 별에 감석이 있느냐고 묻는데 어떠한가? 말하기를 덕에 있으며 별에 있지 않다. 덕이 융성하면 별은 숨고 별이 융성하면 덕은 숨는다"고 적혀 있다.

여기에서 말하는 '사(史)'란 고도의 문화적 소질을 지닌 사관을 말하고 있는데 그것은 일반적으로 무술사가 담당했다. "하늘을 가지고 사람

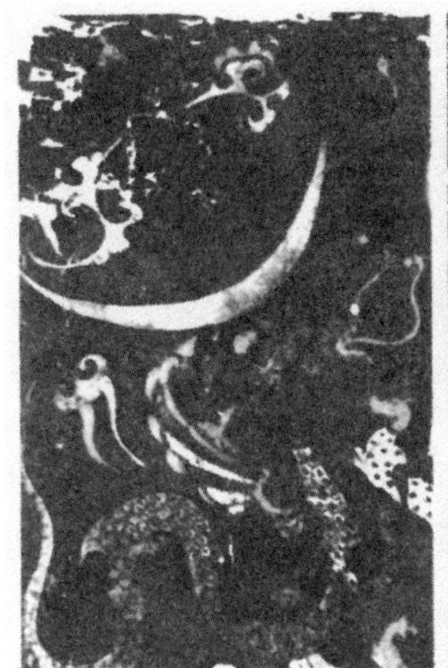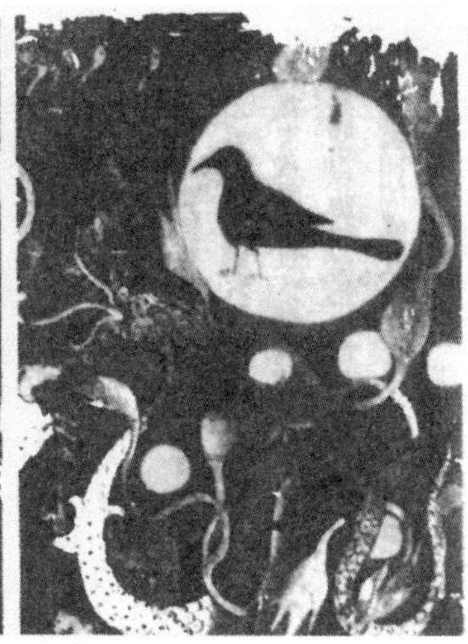

〈그림 12〉 해의 가마귀(오른쪽)와 달의 두꺼비(왼쪽). 한나라 때의 견직물 그림에서

을 점친다"고 함은 별에 나타난 현상을 보고 세상사를 예측하는 것을 의미한다. "사람을 가지고서 하늘을 점친다"고 함은 사람의 덕행이 하늘에 있는 별들의 분포에도 영향을 미친다는 것을 의미한다. 전자는 점성술의 일반적인 관점인 것이고, 후자는 '천인감응'이라고 하는 관념을 극단적으로 확대한 것인데 어느 정도 진보적인 의의를 갖고 있다고 할 수 있다.

짐싱술의 기원은 사람들의 해와 날 빛 별에 대한 숭배에 있다. 그와 같은 숭배는 해와 달에 관한 신화, 전설로부터 생겨난 것이다. 『회남자』정신편에는 다음과 같이 기록되어 있다. "해 속에는 세 발 달린 까마귀가 있고 달 속에는 두꺼비가 있는데 해와 달이 그 행할 바를 잃고 얇게 파먹어서 빛을 잃는다." 『태평어람』권4에도 "달 속의 토끼와 두꺼비는 무엇인가? 달은 음이고 두꺼비는 음이니, 토끼와 함께 밝음과 그늘이 음에 걸게 된다"고 적혀 있다.

　　이상과 같은 전설에서는 해와 달 속에는 모두 불가사의한 것이 있어서 만물은 그것에 의해 음양으로 나누어지고, 별은 그것에 의해 천하를 나눈다. 이렇게 해서 태양신을 중심으로 하는 천상사회 질서의 기초가 확정됐다고 하는 것이다.

　　점성술에서는 다음과 같이 생각한다. 해, 달, 별들에는 모두 등급이 있으며 최고 통치자는 '태일'(상제의 화신)인데, 그것이 실은 태양신이라는 것이다. 굴원의 시부에 등장하는 '동황태일(東皇太一)'(북두성을 태일이라 하는 사람도 있다)은 일반적으로 군왕을 상징하고 있다. 『곡양전』은공 3년에 경방(京房)이 말하기를 "해는 양의 정기로서 인군(人君)의 상이며…… 음이 침입하여 해가 먹히는 재앙이 있다"고 했다. 일식이란 군주가 침해당하게 될 조짐이라고 여겼던 것이다. 그 밖의 별들도 각각 관리하는 곳이 있다. 이를테면 『천관서』에는 별에 따라 이름붙인 관직도 있다. "우두대의(牛魁戴医)의 6성을 문창관이라고 하는데 1은 상장(上將), 2는 차장(次將), 3은 귀상(貴相), 4는 사명(司命), 5는 사중(司中), 6은 사속(司屬)이라 한다." 『주례』 춘관에는 풍상씨가 있는데 "12세, 12월, 12진, 28수를 관장하고, 그 하는 일의 차례를 판별하며 하늘의 위치에 맞게 해서 겨울·여름은 해에 이르고 봄·가을은 달에 미쳐서 사계절의 차례를 판별한다"고 씌어 있다.

　　그 밖에 『사기』 봉선서의 기록에 의하면 동한 이전에 옹이라고 하는 지방에는 1백 개가 넘는 신묘가 있었는데 대부분의 신묘에서는 별의신, 즉 참(별)진, 28수, 태백, 세성 따위를 모시고 있었다고 한다. 천상사회의 서열에 관해 장수절(張守節)은 『정의』에서 장형(張衡)의 설을 인용해 다음과 같이 말하고 있다. "5성, 5행의 정기는 뭇 별들에 펼쳐져 몸은 땅에 낳고 정기는 하늘에서 이루어 착지열거하는데 각각 소속하는 바가 있어 산야에서는 물상이 되고 조정에서는 관이 되고 사람에게는 일이 된다. 그것은 신으로써 5열로 드러내는데 35명이다. 1은 중앙에 거처하는데 북두라 하고, 4방에 각각 7개씩 펼쳐서 28사(舍)가 된다. 해와 달이 운행하고 길흉이 나타나게 된다.”

이상의 인용에서 묘사되고 있는 것은 실제로는 ‘태일’이 9궁을 운행하는 점성도이다. 그것과 아주 닮은 점성반이 있다. 춘추전국시대의 『영추』 구궁팔풍편에 상세한 설명이 있다. 최근 한나라 때의 ‘구궁팔풍 점반’이 출토되었는데 그 내용은 『영추』의 점반 내용과 같다.(도표 11 『영추』 구궁팔풍도 참조)

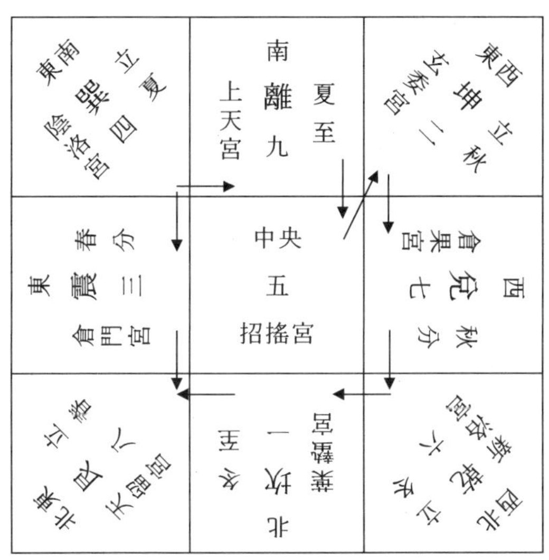

〈도표 11〉 『영추』 구궁팔풍도

이 구궁도에서는 태일의 위치가 변화하면 기후도 그에 따라 변화하며 바람 부는 방향이나 계절 등도 상응하게 변화한다. 따라서 예측할 수 있

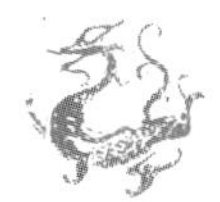

는 길흉과 화복도 그에 따라서 나타난다. 이를테면 동북 방향에서는 입춘 때 천류궁에 '흉풍'이 나타난다. 흉풍은 사람을 다치게 하는데 안으로는 대장에 깃들고 밖으로는 양쪽 갈비뼈 밑과 수족 관절에 머문다.

'구궁팔풍'이라고 하는 점반은 질병을 예측할 뿐만 아니라 이 세상 사람들의 온갖 변화도 예측하는 것이다.

"태일이 이동하는 날, 하늘에는 반드시 비바람이 일어난다. 그날 비바람이 있으면 길하고 시절은 풍년이 들며 민중은 편안하고 질병은 줄어든다. 그에 앞서면 비가 많고 그에 뒤지면 땀이 많다. 태일이 동짓날에 있고 변화가 있으면 점(占)은 군주에게 있다. 태일이 춘풍의 날에 있고 변화가 있으면 점은 재상에게 있고, 태일이 중궁의 날에 있으며 변화가 있으면 점은 관리에게 있다. 태일이 추분 날에 있으며 변화가 있으면 점은 장군에게 있다. 태일이 하짓날에 있으면 점은 백성에게 있고, 태일이 5궁의 날에 있으면 병풍(病風)은 수목을 부러뜨리고 모래와 돌을 날린다. 각각 주관하는 바를 가지고 귀천을 점치고 바람은 그 불어오는 방향을 살펴서 점을 친다……."

주목할 만한 가치가 있는 것은 중국의 고대 의학에 있어서는 북두성의 지위가 높다는 점이다. 『수신기(搜神記)』 권3에는 "남두성은 삶을 주관하고, 북두성은 죽음을 주관한다. 대체로 사람이 수태하게 되면 모두 남두성에서 북두성을 통과하는데 기구할 것이 있으면 모두 북두성을 향한다"고 씌어 있다. 중의학적 추산법의 기초는 북두성을 기준으로 달을 결정하는 것이다. 일찍이 『사기』 천궁서에는 북두성이 나타내는 방위에 따라 계절을 결정하는 제도를 분명히 밝히고 있다. "두(斗)는 임금의 수레가 되는데 중앙에서 움직여 네 고을에 임해서 제압하고 음양을 나누어 4시를 세우고 5행을 균등하게 하고 절도 있게 움직이고 모든 규율을 정하는 것 등 일체가 북두성에 연계되어 있다." 그렇다면 어떻게 해서 계절을 나눈 것일까?『갈관자(鶡冠子)』에는 다음과 같이 적혀있다.

"북두칠성 자루가 동쪽을 가리키면 천하는 모두 봄이 되고, 북두칠성 자루가 남쪽을 가리키면 천하는 모두 여름, 북두칠성 자루가 서쪽을 가리키면 천하는 모두 가을, 북두칠성 자루가 북쪽을 가리키면 천하는 모두 겨울이 된다."(도표 12 참조)

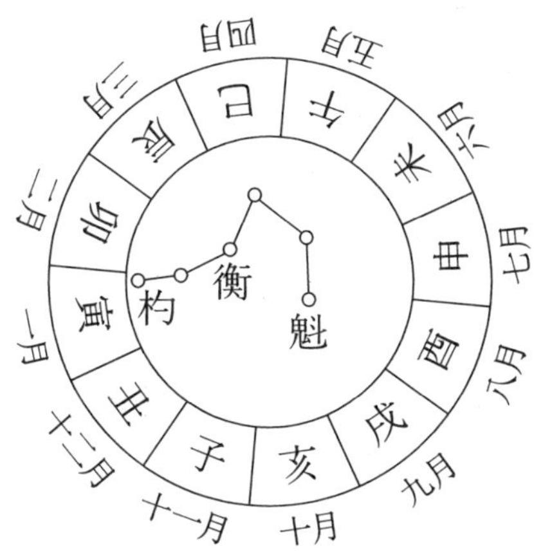

〈도표 12〉 북두칠성 자루와 계절 관계

1년을 12부분으로 나누어 거기에 12지를 배치하면 추산할 수 있다. 달을 기준으로 하는 건월법에는 '오자건원(五子建元)' '오호건원(五好建元)' '진상건원(辰上建元)' 세 가지가 있는데 그것들은 모두가 자, 인, 진을 기점으로 해서 때를 계산한다.

침구학에는 납갑취혈법(納甲取穴法)이 있다. 그것은 이 건월법을 근거로 해서 12경맥에 음양 및 오행, 인체 경맥의 오수혈(五輪穴)을 배합하

日干＼開穴＼時辰·時間	子 23–1 陽	丑 1–3 陰	寅 3–5 陽	卯 5–7 陰	辰 7–9 陽	巳 9–11 陰	午 11–13 陽	未 13–15 陰	申 15–17 陽	酉 17–19 陰	戌 19–21 陽	亥 21–23 陰
甲의日 (陽)		行間 (榮)		神門 (俞) 大陵 (原) 太谿 (原)		商丘 (経)		尺沢 (合)		中衝 (井)	竅陰 (井)	
乙의日 (陰)	前谷 (榮)		陷谷 (俞) 丘墟 (俞)		陽谿 (経)		委中 (合)		液門 (榮)	大敦 (井)		少府 (榮)
丙의日 (陽)		太白 (俞) 太衝 (原)		経渠 (経)		陰谷 (合)		労宮 (榮)	少沢 (井)		内庭 (榮)	
丁의日 (陰)	腕骨 (原) 三間 (俞)		崑崙 (経)		陽陵 泉 (合)		中渚 (俞)	少衝 (井)		大敦 (榮)		大淵 (俞) 神門 (原)
戊의日 (陽)		復溜 (経)		曲泉 (合)		大陵 (俞)	厲兌 (井)		二間 (榮)		束骨 (俞) 衝陽 (原)	
己의日 (陰)	陽輔 (経)		少海 (合)		支溝 (経)	隱白 (井)		魚際 (榮)		太谿 (太白)		中封 (経)
庚의日 (陽)		少海 (合)		間使 (経)	商陽 (井)		通谷 (榮)		臨泣 (俞) 合谷 (原)		陽谷 (経)	
辛의日 (陰)	足의 三里 (合)		天井 (合)	少商 (井)		然谷 (榮)		太衝 (俞) 太淵 (原)		霊道 (経)		陽陵 泉 (合)
壬의日 (陽)		曲沢 (合)	至陰 (井)	俠谿 (榮)			後谿 (俞) 陽池 (原) 京骨 (原)		解谿 (経)		曲池 (合)	
癸의日 (陰)	関衝 (井)											湧泉 (井)

고 시간 및 날에 따라 취혈해서 질병을 치료하는 것이다. 구체적인 취혈 순서 따위는 도표 13을 참조하기 바란다.

그 밖에 달 모양의 변화를 근거로 하여 중의학에서는 또한 '월상(月相)치료'의 원칙을 세우고 있다. 그것은 태양의 변화인 '일상(日相)'과 대응해서 운용하는 방법이다. 생리상으로는 만월이 되었을 때 인체의 기혈은 왕성하게 되어 양호한 신체 상태를 유지할 수 있고, 달이 이지러졌을 때 인체의 기혈은 모자라게 된다고 생각해서 이 기간 중에는 침구에 의한 사법(瀉法)을 삼가도록 조심한다. 『황제내경』에서는 "달의 윤곽이 둥글고 뚜렷하면 혈기는 충실하고 기육은 야물고 단단하다. 달의 윤곽이 이지러지면 기육은 감하게 되고 경락은 허약하게 된다"고 하고 있다. 또한 "달이 생기면 사(瀉)하지 말고, 달이 만월이 되면 보(補)하지 말며 달의 윤곽이 비면 치료하지 말라"고도 했다.

중의학에서는 해와 달을 각각 음양의 기의 다소를 판단하는 기준으로 삼는다. 달을 '태음'이라 하고 차례로 '소음' '궐음'이 되어 음기가 점차적으로 줄어든다고 생각했다. 또 해를 '태양'이라 하고 차례차례로 '양명' '소양'이 되어 양기가 점차적으로 감소하는 것을 의미한다. 여성의 달거리에 관해서도 '월경' '월신(月信)'이라고 하여 여성은 음에 속한다고 생각했다. 달을 위주로 해서 그 달이 위로는 태음(달)에 응하고 아래로는 밀물·썰물에 응하는데 달이 이지러지고 가득 참에 따라 밀물·썰물이 생긴다는 것이다. 달거리는 3순에 1번 있는데 달의 이지러지고 가득 참과 서로 부합한다고 생각했다. 그 밖에 인체의 기도 그 변화에 따라서 발생 변화한다고 했다. 『영추』영위생회편(營衛生會篇)에는 다음과 같이 적혀 있다. "위기(衛氣)는 음에서 25도를 다니고 양에서 25도를 다녀서 나누어 밤과 낮이 된다. 그러므로 기가 양에 이르면 일어나게 되고 음에 이르면 눕게 된다. ……태음은 안을 주관하고 태양은 밖을 주관하며 각각 25도를 다녀서 나누어 밤낮이 된다. 한밤 중까지는 음이 융성하고 한밤중 뒤부터는 음이 쇠약해진다. 아침에는 음이 다하고 양의 기를 받는다. 한낮까지는 양이 융성하다가 해가 서쪽 으로 기울면 양은 쇠약해지고 해가 지면 양은 다하고 음이 기를 받는 다. 밤이 되면 사람들은 모두 잠드는데 이른바 음에 상합하는 것이라고 한다. 아침에는 음이 다하고 양이 기를 받는다. 이와 같이 하여 끊임없 이 천지와 더불어 기율을 같이한다."

중의학의 이러한 해와 달에 대한 리듬관은 현대의 생물학적 의학사 상과 크게 일치하는 바가 있기 때문에 지금 국내외 학자들이 주목하고 있다. 따라서 그것이 한 걸음 더 나아가서 완전한 이론이 되어 체계적 인 중의학적 시간치료학의 이론으로 승화시킬 수 있다면 임상 응용에 크게 이바지하게 될 것이다.

그와 더불어 28수의 운용은 중의학을 형성하는 또 다른 학과인 고대 의학의 기상학, 즉 오운육기(五運六氣) 학설의 형성을 촉진시켰다. 오운 육기라고 하는 학설은 음양오행을 분별 배합하는데 28수를 동·서· 남·북·중앙의 다섯 방위로 나누어 배속시킨다. 그리고 여기에 풍· 한·서·습·조·화의 3음, 3양(6기)과 관련시켜 계절을 주관하는 기 를 추측하고 천기의 변화와 질병의 관계를 예측하여 거기에 상응한 치 료 원칙을 결정하는 것이다.

오운육기의 내용은 매우 다양하며 이미 전문 서적도 많이 나와 있다. 그러나 여기에서는 천문과 역법의 요소가 오운육기론에 끼친 영향만을 말하고자 한다.(도표 14 참조)

<도표 14> 五運六氣의 구체적인 내용

分類 \ 陰陽	五行	五行化天氣	方向	星座	天度	十干	五音	五季	行爲	六淫
陰	木	蒼天의氣	東方의蒼龍	角, 亢, 氐, 房, 心, 尾, 箕	75度	甲乙	角	春	触	風
陽	火	丹天의氣	南方의朱雀	井, 鬼, 柳, 星, 張, 翼軫	112度	丙丁	徵	夏	止	火暑
中	土	黅天의氣	中央	角軫은 地戶, 壁奎은 天門	360度	戊己	宮	長夏	中和	温
陽	金	素天의氣	西方의白虎	奎, 婁, 胃, 昴, 畢, 觜, 參	80度	庚辛	商	秋	強	燥
陰	水	玄天의氣	北方의玄武	斗, 牛, 女, 虛, 危, 室, 壁	98度	壬癸	羽	冬	舒	寒

오운육기 이론에 의하면 각각의 해에는 그해 1년을 주관하는 천기가 있다. 즉 사천(司天)하는 기가 전반을 주관하는데 만약 그것이 풍이라면 그해의 전반은 바람이 크게 성한다는 것이다. 재천(在泉)하는 기가 후반을 주관하게 되는데 만약 그것이 금이라면 후반의 기후는 건조해지기

<도표 15> 五運六氣와 二十八宿과의 관계

西→東	十二次	星紀	玄枵	娵訾	降婁	大梁	実沈	鶉首	鶉火	鶉尾	寿星	大火	析木
	二十八宿	斗·牛·女	虛·危	室·壁	奎·婁·胃	昴·畢	觜·參	井·鬼	柳·星·張	翼·軫	角·亢	氐·房·心	尾·箕
東→西	十二辰	丑	子	亥	戌	酉	申	未	午	巳	辰	卯	寅
	分野	吳·越	斉	衛	魯	趙	晋	泰	周	楚	郭	宋	燕
	州	揚州	青州	并州	徐州	冀州	益州	雍州	三河	荊州	兗州	豫州	幽州

쉽다. 이 밖에도 화가 주관하는 기에는 상화(相火)와 군화의 구별도 있다. 또한 주(主)·객(客)·가(加)·림(臨) 따위 정황이 있어서 구체적인 문제를 보고 분석할 필요가 있다는 것이다.(도표 15 참조)

이 도표에서는 28수를 12지, 즉 12분야로 나누어 각각의 방향에 배속하고 12지를 차례차례로 분배하고 있다. 여기에 의존해서 일반적으로 어떤 별에 변화가 나타날 때 즉시 상응하는 지구와 방위를 찾아내 그 지구의 길흉과 화복을 판단할 수 있다는 것이다.

이 두 개의 도표를 합해보면 다음과 같은 그림 13이 된다.

이것이 오천오운도(五天五運圖)인 것이다. 5운과 6기는 이 도표에 기초해서 결정되며 천문과 역법의 지식과 결합하여 천기의 변화가 인체

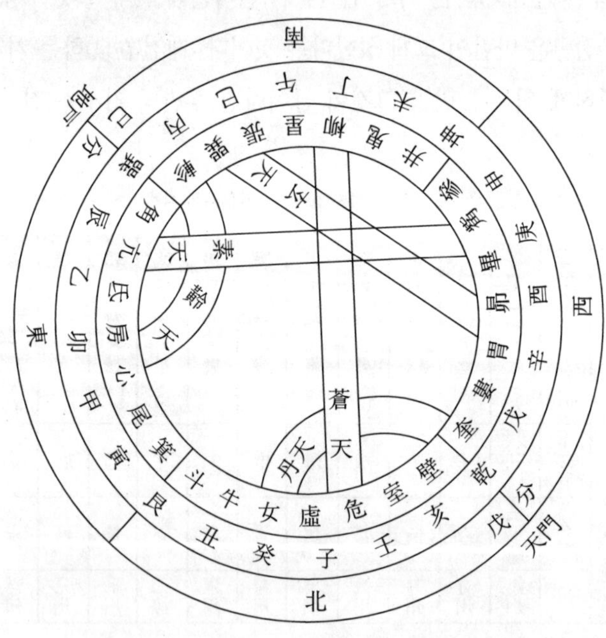

〈그림 13〉 五天五運圖

질병에 끼치는 영향을 추산하고 예측하는 것이다. 이 도표에서는 무(戊)의 부분을 천문이라 하고 기(己)의 부분을 지호(地戶)라고 하는데 이것은 고대의 『둔갑경』에 의한 것이다. 천문의 무 부분이 마침 춘분의 2월에 해당하는데 그것은 만물이 생동하기 시작하는 때이다.

천기는 점차 따뜻해지고 28수와 상대하는 것은 규(奎), 벽(壁)의 때이다. 각(角), 진(軫)의 때가 되면 추분일이 점차로 가까워지면서 기후는 점점 떨어진다. 규, 벽의 무 자리에서는 양기가 점차로 많아지고 각과 진의 기(己) 자리가 되면 음기가 점차로 많아지기 때문이다. 하나는 양도를 주관하고, 하나는 음도를 주관한다. 그리하여 천문 혹은 지호라고 하여 1년 중의 천기 변화를 나타내는 것이다.

위에서 말한 것과 상대적인 것은 무술의 점성술이 천문 및 역법의 지식을 사회 예측에까지 확대해 점술을 더욱 이론화시킨 점이다. 춘추시대부터 서한시대에 걸쳐 별점의 예측이 맞아떨어졌다는 이야기가 수없이 기록되고 있지만 대략적으로 말한다면 그 내용은 다음과 같이 전쟁 및 인간의 생사, 국사, 길흉에 이르는 것들이다.

⑴ 전쟁 : 전설에 따르면 진나라 헌공이 괵나라를 공격하려고 하는데 언제가 제일 적합한기를 알 수 없어서 복언을 불러 섬지게 하고 다음과 같은 대화를 나누었다고 한다.

"헌공이 복언에게 묻기를 괵나라를 치는데 어느 달이 좋은가? 라고 했다. 대답하기를 동요에 이런 것이 있습니다. 병(丙)의 새벽 용꼬리는 진(辰)에 엎드리며 복을 고르게 떨치고 괵의 깃발을 취하는데 메추라기가 놀라서 날며 하늘의 계책은 빛이 없고 불 속에서 군대를 이루고 괵공은 거기로 달리는데 불 속에서 아침이라 그것은 9월과 10월이 바뀌는 때인가?"라고.

헌공은 동요 속에서 천문의 별과 관련해 전쟁을 일으킬 시기를 판단할 재료를 선택했다. 그것을 판단의 근거로 삼아 9월에서 10월에 이르는 시기에 괵나라를 공격하기로 결정했다. 이 같은 사실로부터 점성술이라는 것이 당시에는 부녀자까지도 알고 있는 일반 상식이었음을 엿볼 수 있다.

(2) 생사 : 『좌전』 소공 10년에 "춘왕 정월에 별이 나타났다. 무녀(婺女)에서 정비조가 자산에게 말하기를 7월 무자일에 진나라 임금이 죽게 될 것이라고 했다"고 적혀 있다. 이것은 인간의 생사에 관한 예이다.

(3) 나라에 관한 일 : "전국시대에 진나라 책사가 진왕을 위해 장평(長平)에서 싸울 계책을 세웠다. 그때 태백의 금성은 앙(昴)이라고 하는 별 가까이에 와 있었다. 어떤 이의 분석에 의하면 앙은 28수 가운데 서방 백호인 7수 가운데 제4수인 것이다. 성수(星宿)의 분야에서 금성은 서방에 있으며 진을 대표하고 앙이라는 별은 조를 대표한다. 태백이 앙을 먹어치운다는 것은 진나라가 조나라를 때려눕힌다는 것을 의미한다. 예상했던 대로 진은 장평에서 조를 크게 무찔렀다. 진나라 장군 백기(白起)는 조나라 포로 40만 명을 생매장해버렸다. 그 결과 조나라의 국력은 거의 기울어져버렸다.

(4) 길흉 : 『좌전』 양공 28년의 기록에 의하면 그해를 관장하는 세성(歲星)이 주작의 꼬리 가까이까지 접근하는 바람에 본래 있어야 할 자리를 지나쳐버렸다. 주작 7수의 꼬리에 해당하는 성수의 분야는 주나라와 초나라에 속한다. 당시 사람들은 세성의 운행이 그해에 있어야 할 위치에 있지 않으면 그것은 불길한 조짐이라고 여겼다. 그리하여 이해에 조와 초 지역 사람들은 재해가 생길 것을 크게 두려워하고 또 그 현

상을 진심으로 증오했다.

그렇다면 점성술에서 말하는 하늘과 사람 사이의 감응은 도대체 어떤 형식을 통해서 행해지는 것일까? 동중서는 『춘추번로(春秋繁露)』천지음양에서 다음과 같은 견해를 밝히고 있다. "사람은 아래로는 만물의 어른이고 위로는 천지에 동참해서…… 진흙뻘에 던져지면 움직일수록 점점 더 진흙뻘을 뒤집어쓰게 되고 물에 던져지면 움직일수록 점점 더 멀리 떠내려가게 된다. 이런 관점에서 본다면 사물은 진흙뻘에 던져지면 점점 더 변동하고 출렁이기 쉽다"라고. 그의 생각에 따르면 하늘과 사람 사이의 감응은 돌을 물에 던졌을 때 생기는 물결과 같은 것으로 물결의 확산을 통해 일어나는 것이라고 했다. 그것은 "변동하고 요동치는 것"을 주요한 형식으로 한다. 이러한 관점은 현대의 음파 진동 이론과 닮았으며 그 초기 사상을 대표하고 있다. 이것은 사람과 천체 사이의 눈에 보이지 않는 물질적 파동을 통해 연결될 가능성을 암시한 것으로서 분명 진보적인 의의를 갖고 있는 것이다.

이 밖에 수많은 점성가들이 별들이 나타내는 갖가지 현상에 대해 여러 가지로 해석하고 있다. 『색은』에서는 다음과 같이 말하고 있다.

"씨(氏)는 천근(天根)이 되며 역병을 주관한다."

"화가 수각(宁角)을 범하게 되면 전쟁이 있다."

"화가 남북하를 지키면 전쟁이 일어나고 곡식은 자라지 않는다."

"부이(附耳)가 동요하면 참소로 어지럽히는 신하가 옆에 있다."

"시(矢ㆍ별이름)가 누르면 길하고, 누르스름하거나 검으면 흉하다."

"강의 별이 움직이면 사람이 물을 건넌다."

"목성이 토와 합하면 내란, 기아가 있고 군주는 전쟁을 하지 말아라. 패한다."

"세성이 영축(嬴縮)하면 그 때문에 운명이 나라를 버려 다른 나라를 침범할 수 없다. 사람을 벌주어라. 그 집으로 달려가는데 먼저 가는 것을 영이라 하고 집에서 물러나는 것을 축이라 한다. 영은 그 나라에 병란이 있어서 부흥하지 못함이요, 축은 그 나라에 우환이 생겨 장차 망함이다……."

이상의 해석은 무엇을 근거로 하고 있는 것일까. 한마디로 말해서, 유를 취해 상을 비교해서 추측하는 것이라고 할 수 있다. 혹은 성좌 이름에서 억지로 꿰맞춘 것도 있다. 이를테면 강의 별이라면 물과 관련시켜서 강의 별이 움직이면 사람이 물을 건너게 된다고 점을 치는 것이다. 부이성이 흔들리면 참소하는 말이 들리기 쉽다는 데서 참소하는 간신이 임금 옆에 있다고 점치게 된다. 또한 오행의 생극으로 꿰맞추기도 한다. 이를테면 목성과 토성이 만나면 목은 토를 극한다는 데서 내란이 일어나게 될 것을 암시한다. 또는 별의 현상을 보고 해석하는데 만약 별이 커 보이면 전쟁을 즐기는 것이고, 별이 작아 보이면 부족하고 어려움이 있다는 등등이다.

점성술 이론은 천인감응의 이론적 기초 위에 만들어진 것이며, 중의학 이론은 천인상응이라고 하는 이론적 기초 위에 정립된 것이다. 그러나 양자 사이에 하나의 공통점이 있다. 그것은 "하늘은 땅에 응한다"는 점이다. 즉 28수, 음양, 오행, 간지, 성상 따위는 모두 양자를 구성하기 위한 요소인 것이다. 형식상으로 본다면 서로 닮은 곳이 많다. 양자는 다 같이 천문 현상과 인간의 관계를 검토하고자 한 것이다. 다만 점성술이 사회 현상과 천문 현상의 관계에 중점을 둔 데 비해 중의학은 인체의 질병 및 건강과 천문 현상의 관계에 중점을 두고 검토한 것뿐이다. 아무튼 초기 사회의 인간이 갖고 있던 하늘과 사람의 관계에 관한 애매모호한 인식을 기초로 한 것이다.

역법과 무술과 의술의 관계는 천문 현상과 마찬가지로 밀접한 관계가 있다. 천문 현상은 역법을 통해 추산, 예측, 운용의 편리함을 얻은 것이다. 동시에 의학과 무술에 대한 규정과 금기적 방편을 갖는 계기가 되기도 했다. 그것은 무술의 금기와 침구의 금기를 비교해보면 더욱 분명해진다. 그에 관해서는 다음 절에서 논하기로 하고 여기에서는 생략하기로 하겠다. 다만 반드시 지적해두지 않으면 안 되는 것 하나가 있다. 그것은 역법이 의학의 기상학 및 시간치료학 속의 중요한 공구라는 것이다. 그리고 이 두 학과를 구체화시켜 정확하게 한 열쇠라는 점이다.

고대 의학에서 오운이라는 기학설, 영구비등(靈龜飛騰)의 8법학설, 자오류주(子午流注) 학설 등은 모두가 그것을 근거로 해서 임상에 운용할 수 있게 한 것들이다. 이 점에서는 별점의 무술과는 비교할 것이 못 된다. 이를테면 일찍이 『황제내경』 시대에 운기를 논한 7편 속에 3종류의 역법에 관해서 다루고 있다. 즉 음양합력, 갑자력, 운기력 등 세 가지이다. 그리고 매년 동짓날에 규표를 사용하여 해 그림자의 길이를 재고 해와 달의 거리를 계산하여 계절과 절기의 관계를 정정하는 방법도 있었다.

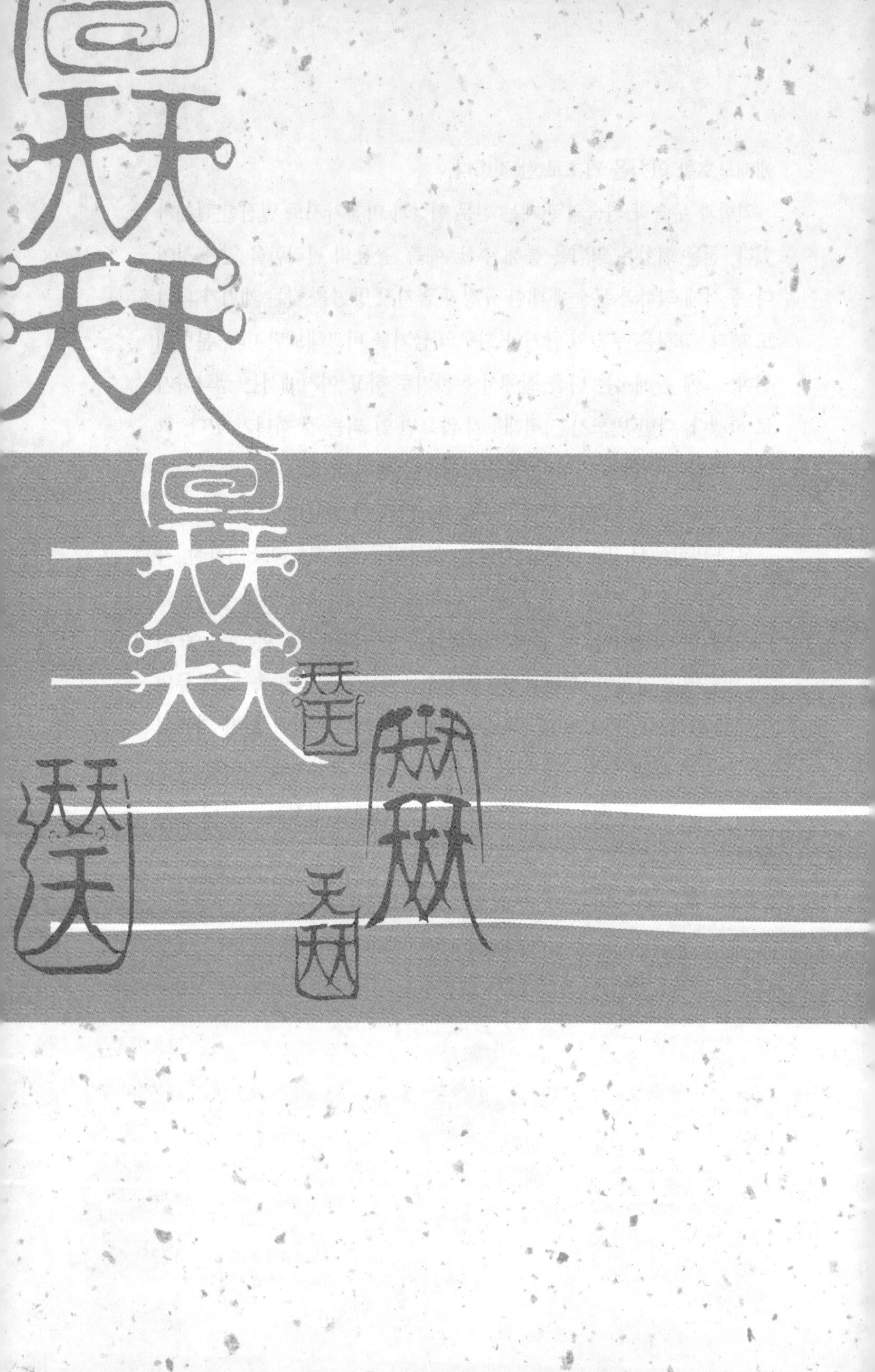

제 4 장

무술적 의학관

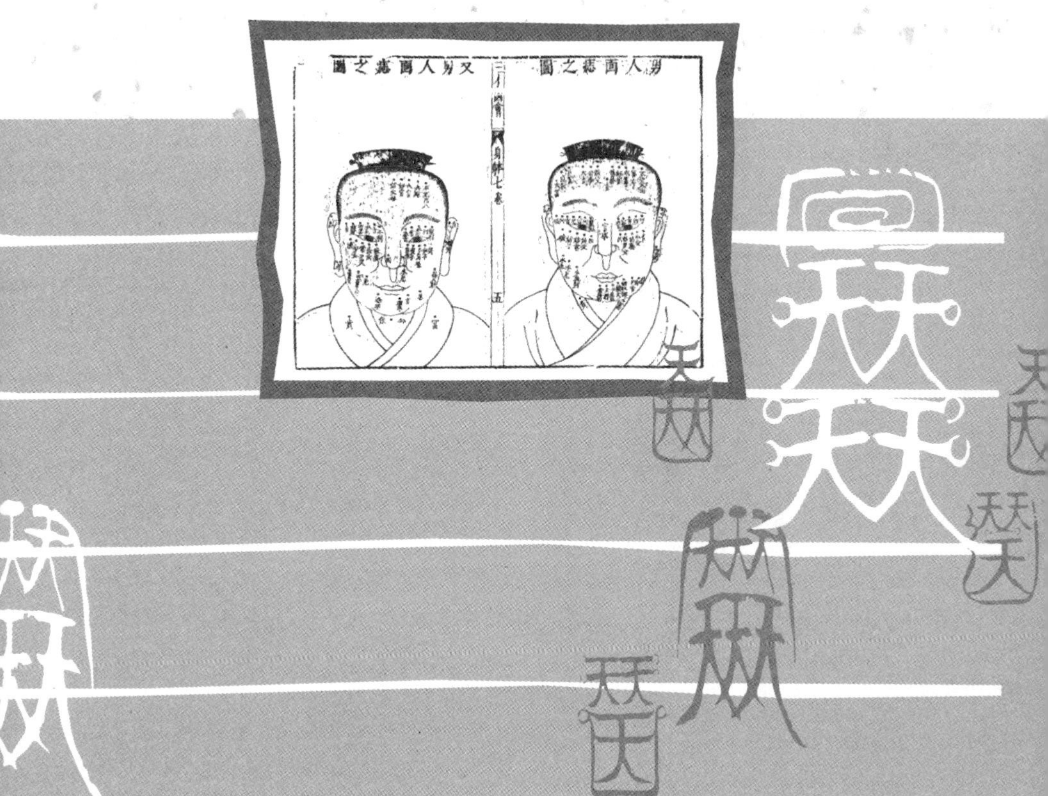

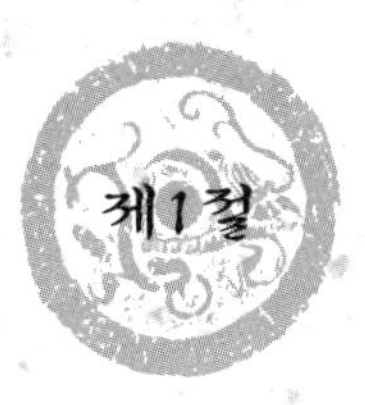

무술적 생리

> 정밀한 과학이 이미 크게 진보했다고 하지만 신비주의는 역시 원상을 유지하고 있다. 대과
> 학자의 지혜 가운데도 많은 사각지대가 있는가 하면 신비주의에도 그 자체 총명한 부분이 있다.
>
> —오토. L. 베트만, 『세계 의학사화』

　무술은 건강한 사람의 생명 활동을 어떻게 보고 있는 것일까. 무술이 인식하는 인간은 의학, 특히 생리학과 대립하는 일면이 있는데 이는 '초인' 적이라고 하는 신선관을 기초로 해서 짜여졌기 때문이다. 일종의 비인간적인 육체와 신령이 상대적으로 분리되어 활동하고 있는 상태인 것이다. 거기에는 형(形)과 신(神)이라고 하는 두 개의 심상치 않은 특징이 있다.

　우선 무술적 사고방식에 따르면, 생명이 있는 사람의 형체적 탄생은 항상 신의 영향을 받으며 그 영향을 미치지 않는 곳이 없다. 그것은 역사책에 기재되어 있는 수많은 잉태에 관한 신화가 증명하는 바다. 이를테면,

　여등(女登)은 신룡(神龍)을 감응해서 염제(炎帝)를 낳았다.(『춘추원제포

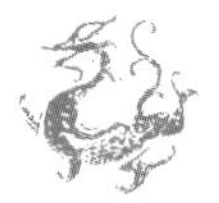

(春秋元帝苞)』참조)

부보(附寶)는 북두성을 감응해서 황제(黃帝)를 낳았다.(『제왕세기』 참조)

여로(女蘆)는 꿈에 성홍과 교접해서 제예(帝摯)를 낳았다.(『죽서기년』 참조)

경도(慶都)는 적룡(赤龍)과 합혼해서 이기(伊耆 曉)를 낳았다.(『시함신무』 참조)

옥등(櫨登)은 추성(櫨星)을 감응해서 중화(重華·舜)를 낳았다.(『상서주』 참조)

여는 향이(香苡)를 기뻐해서 우(禹)를 낳았다.(『오월춘추』 참조)

또한 수이(修己)가 나타나면 유성이 앙을 꿰고 꿈에 교접하고 의(意)에 감응해서 신비한 구슬을 먹고 수이의 등을 쪼개고 태어난 것이 우(禹)다.(『죽서기년』 참조)

간적(簡狄)은 현조의 알을 먹고 계(契)를 낳았다.(『시현조』 참조)

강원(姜嫄)은 거인의 발자국을 밟고 후직(后稷)을 낳았다. 전욱(顓頊)의 어머니는 별빛을 감응해서 힐전(頡顓)과 고양(高陽)을 낳았다.(『사기』 주 본기 참조)

이상과 같이 별과 북두칠성, 신룡, 향이 따위의 약초, 거인의 발자국 등도 모두 사람을 감응시켜 잉태하게 하는 것이다. 이들의 잉태 과정에서 한 가지 공통점은 어느 것이든 어머니만 알고 아버지를 모른다는 것이다. 이는 분명 당시는 모계사회였기 때문에 사람들은 어머니만 알고 아버지를 알지 못하는 상황을 신비화한 것이다. 아니면 혹은 하늘을 아버지라고 하는 원시적인 '천인감응' 설이 형상화된 것이라고 여겨진다. 사람의 탄생에는 생식과 관계없이 등을 쪼개고 태어나는 일까지 있었다. 이것은 후세에는 신의 의미를 갖는 '초인' 이 되어서 지금 사람과는 같지 않다고 하는 근거가 되었다. 이처럼 상고시대는 신을 낳는 시대였다.

그뿐 아니라 상고시대의 옛사람들은 그 형체도 후세 사람과 크게 달랐다. 이를테면,

"포희씨는 뱀의 몸, 사람의 머리."(『제왕세기』 참조)

"뇌수는 곧 뇌신인데 사람의 얼굴과 용의 몸, 그 배를 북으로 치는 자."(『산해경』 대황동경, 곽박주 참조)

"여와(女媧)는 풍씨 성인데 복희의 제도를 이어받고 사람의 머리와 뱀의 몸으로 하루에 70번을 변신했다."(『제왕세기집존』 참조).

"황제는 묘룡(苗龍)을 낳고, 묘룡은 융오(融吾)를 낳고, 융오는 농명(弄明)을 낳고, 농명은 백견(白犬)을 낳고 백견은 빈모(牝牡)를 낳았는데 그것은 견융(犬戎)이 되었다."(『산해경』 대황북경 참조)

"순은 중명조이다."

"황제의 처 뇌조(雷祖)는 창의(昌意)를 낳고, 창의는 약수라고 하는 곳에 내려와 한류(韓流)를 낳았다. 한류는 머리를 매서 귀를 드러내고 사람 얼굴에 멧돼지 입, 기린 몸, 횡뎅그레 큰 넓적다리, 돼지 발가락, 탁자(連子)에 장가들어서 아녀라 하고 제 전욱(帝 顓頊)을 낳았다."(『산해경』 해내경 참조)…….

여기에 인용한 옛사람들은 거의가 사람과 동물을 합친 이중적 신체를 갖고 있다. 그중에서도 용(뱀)의 신체가 단연 많고 '사람 얼굴 뱀(혹은 용) 몸'이 대표적이다. 이런 종류의 신체에 관한 전설은 선조들의 '토템 숭배' 적 관념의 영향에서 생긴 것들이다. 다만 그 영향에 의해 생긴 앞서 말한 신체에 관한 전설은 천차만별한 신선의 자태를 드러내는 무술적 이론의 근거로 되기도 했다.

또한 무술적 생리관은 옛사람(신선)의 '생리'와 일반인의 '생리'로 나

누어진다. 무술에서는 사람에서부터 신에 이르기까지 여러 개의 등급으로 나누고 있는데 거기에는 진인(眞人), 지인(至仁), 성인(聖人), 현인(賢人) 등이 있다. 신선의 역량과 능력에 관해서 무술사들은 될 수 있는 한 크게 과장함으로써 신선을 범인들의 표본으로 삼는다. 그들에게는 고통도 없고 불가능한 일도 없다는 것이다. 이를테면 『장자』에는 '지인'과 '초인'에 관해서 토론하고 있는 장면이 나온다.

열자(列子)가 관윤(關尹)에게 묻기를, 지인은 물 속에 잠겨도 저항과 장애를 받지 않고 발로 불을 밟아도 뜨거움을 느끼지 않으며, 만물의 위를 달려도 두려워하지 않는다고 하는데 어떻게 해야 그러한 경지에 이를 수 있는가? 고. 관윤이 대답해 말하기를,

"그것은 순화의 기를 보존하고 지킬 수 있기 때문이며 지혜나 용기로 될 수 있는 것은 아니다. 생각해보시라. 대개 인간은 모두 형상 및 소리, 색깔을 갖고 있다. 사람과 사람과는 어째서 차별이 생기는 것일까. 똑같은 형체와 색깔을 갖는 자가 어째서 다른 사람을 초월하게 되는가. 지인은 법도를 넘기지 않는 한도에서 순환, 변화하는 경지에 마음을 두고, 신은 만물의 근원에서 놀며 그 본성을 하나되게 한다. 이와 같은 인간에게는 천성이 완전하게 갖추어지고 정신이 응집해 있는데 외계의 물질이 어떻게 침입할 수 있겠는가. 성인은 자연에 섞여 감추어져 있는 것으로 외계 물질은 그를 상하게 할 수 없는 것이다"라고.

이상과 같이 관윤이 말하는 '지인'은 형체와 신이 모두 완전하게 갖추어져 있는 사람이며 '신선적 생리'에 속한다. 그러나 범인의 생리는 양자가 분열된 상태에 있으며 일반적으로는 영혼이 변화하는 것을 주로 하고 있는 것이다.

생명으로서의 인체는 무술적 입장에서 볼 때 여러 방면에서 영향을

받고 있다.

첫째, 신령의 통제로서 영혼에 대한 영향으로 나타난다.

둘째, 죽은 자의 망령은 상호간에 아무런 교섭이 없다.

셋째, 샤먼들의 비호 혹은 가해.

넷째, 해와 달, 별들의 금기를 준수하는 일 등.

생명은 어째서 그다지도 연약한 것인가. 인간의 정상적인 생리 상태가 될 수 있는가 없는가는 모두 외부의 요소에 의해 결정된다. 그리하여 인간의 정신 자체는 눈앞에 있는 싱싱한 장기의 활동이 사라져버린다면 한 덩어리의 몽롱한 이른바 영혼의 유동에 의해 대신하게 되는 것이다. 체내를 흐르는 것도 인간의 기혈이 아니고(형체를 수련해서 기를 단련할 때는 예외) 경락과 골격의 존재는 오직 텅텅 빈 집의 바람벽과 같아서 아무런 활기도 띠지 못한다.

무술에서는 일반인의 생리적 특징을 다음과 같이 생각한다. 형체를 수련하고 기를 단련하는 것을 통해 자신의 '초인'으로서의 능력을 끌어내 살아감으로써 신선이 될 수 있다. 그들의 신선술적 활동은 인간의 신체나 사상 속에서 완성된다. 그것이야말로 무술에서 생각하는 인간의 생리 활동에 관한 주요한 내용 가운데 하나이다.

인간이 선도를 향해 움직이는 첫발은 바로 기를 조절하는 것이다. 무술적 견지에서 인간의 신체는 모두 기로 되어 있으며 인체의 속성을 초탈하는 데는 그것을 초탈할 만한 원기를 몸에 붙이지 않으면 안 된다. 기를 조절하려면 먼저 생각을 버리고 기를 이끌어 사람으로 하여금 '존상(存想),' 즉 마음을 차분하게 비우고 생각을 정리하는 수행을 해야 한다. 그것은 미간 위쪽 3푼쯤에 있는 상단전을 위주로 한다. 존상의 방식은 다양하며 기를 이끌어 순행하는 방법도 가지각색이다. 그러나 무

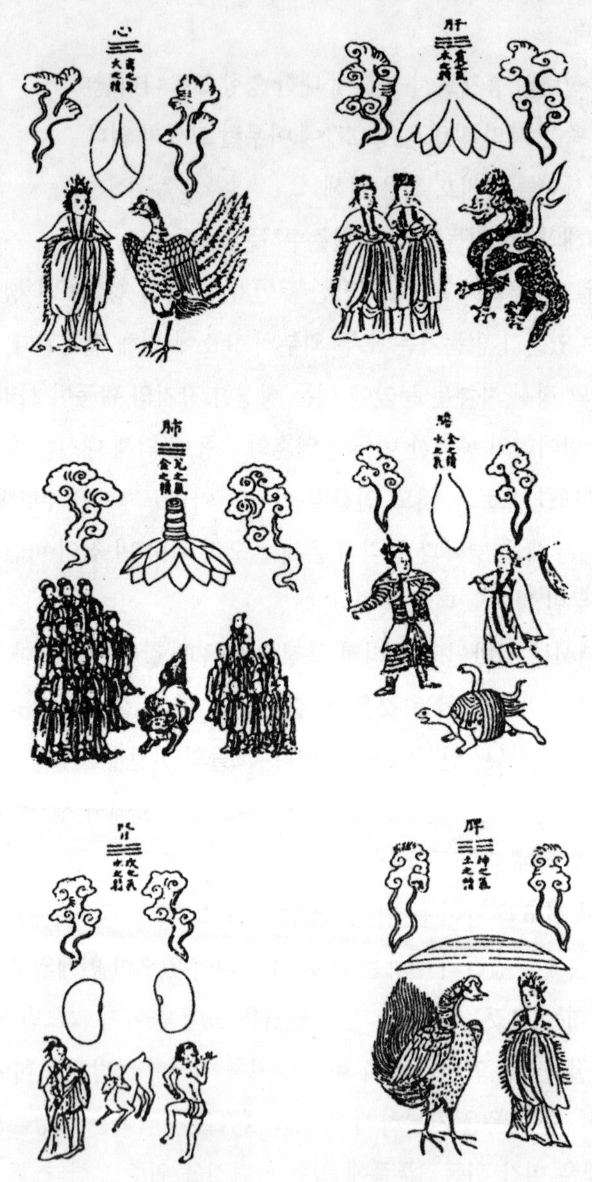

〈그림 14〉 인체 내의 신들

술적 조기법(調氣法)에는 하나의 특징이 있다. 그것은 우선 존상을 통해 기를 이끌어 하나의 궁으로 넣고 궁내의 경치와 사물을 보고 궁내의 각 신을 '조견(朝見)' 하는 일이다. 가지각색 여러 신들이 궁중에 단정하게 앉아 있는데 때로는 신이 입은 옷차림이나 얼굴빛, 거동, 손에 든 법기 (法器)까지도 볼 수 있다. 기는 흐르는 노을과 같아서 5색의 빛을 뿜어 낸다. 이렇게 해서 기는 각각의 궁을 왕래하며 온몸을 두루 흘러 돌아 다니게 되는데 그것을 계속하면 온몸의 기는 상하, 내외를 투과한다. 인간은 이 과정을 통해 신체를 수련하고 일반인의 생리 상태를 초월해 선도의 지인 대열에 들어가는 것이다.

『신각섭생요의(新刻攝生要義)』를 예로 든다면 사람의 머리에만도 9개 의 '신궁' 이 있다고 한다. 그것은 다음과 같다.

1. 천정궁 — 상단전에서 7푼 물러 들어가 1촌을 올라간다(상청진녀 가 거처하고 있다).

2. 명당궁 — 상단전에서 7푼 물러서서 들어간다(명동진군 등 3신이 있다).

3. 극진궁 — 상단전에서 1촌 7푼 들어가서 1촌 올라간다(태극제비가 있다).

4. 동방궁 — 상단전에서 1촌 7푼 들어간다(황로군, 원영군, 원백군 등 의 신이 있다).

5. 단전궁 — 상단전에서 2촌 7푼 들어간다(원적자제군, 제향 등 2신 이 있다).

6. 현단궁 — 상단전에서 2촌 7푼 들어가서 1촌 올라간다(중황태을 진군이 있다).

7. 유주궁 — 상단전에서 3촌 7푼 들어간다(유주진군이 있다).

8. 태황궁 — 상단전에서 3촌 7푼 들어가서 1촌 올라간다(태상군후
가 있다).

9. 옥제궁 — 상단전에서 4촌 7푼 들어간다(옥청신모가 있다).

수련할 때는 먼저 단정하게 앉아서 기를 닫은 다음 눈을 감고 손을 꼭
쥔 뒤에 상단전으로 들어가 청방(靑房)과 자호(紫戶)라고 하는 2대 신을
만난다. 그 자태는 천진스런 갓난애와 같고 그가 입은 옷은 허술한 세입
자가 입은 옷 같으며 손에는 금방울을 쥐었는데 흔들면 소리가 들린다.
기가 앞으로 들어가 또 2신을 만난다. 그리고는 순차적으로 명당, 동방,
니환(泥丸 : 상단전, 정수리에 있는 백회혈을 지칭함), 유주, 옥제, 천정, 극
진, 태황, 현단구궁 등을 통과하는데 모두 앞에서 말한 것처럼 신을 만
난다. 밑으로 흘러 가슴과 뱃속으로 흘러들어가 중단전, 하단전(중단전
은 젖가슴 가운데 있는 전중을 지칭하고, 하단전은 배꼽 아래 기해혈을 지칭한
다)을 통과하며 끊임없이 왕복한다. 이처럼 가상의 상념 속에서 각각의
궁으로 들어가 신령을 만나보고 기를 경락에 배려해 온몸을 관통케 하
면 죽기 전에 신선의 도를 얻게 되는 것이다. 귀신을 조견하는 현상이
라는 형식은 별도로 하고 의념으로써 기를 온몸 곳곳으로 돌리는 데는
또 다른 규칙이 있다. 그것은 양생 및 기혈을 도인하는 데 있어 확실히
유익한 것이지만 여기서는 논외로 하겠다.

무술적 '생리관'에서는 인간이 건강 상태를 유지하는 것은 의학상의
문제뿐만이 아니고 사회적인 문제가 더욱 중요한 것이라 생각하고 있
다. 사람의 공덕과 수양을 비롯해 선조의 공덕까지 인간의 건강에 밀접
한 관계를 갖고 있다. 이른바 '인과응보'로서 음덕을 쌓는 일은 내세에
질병 따위의 재난을 면할 수 있는 가장 좋은 방법인 것이다.

무술사들은 재삼 과장해서 악인은 나쁜 짓을 많이 하기 때문에 병치

레를 하기도 하고, 혹은 제 명대로 살지 못하기도 한다고 선전한다. 사람들에게 고상한 덕행 및 양생, 보건법과 연관해 무술을 운용해야 한다고 떠들어댄다. 그것은 유교의 수양설과 불교의 윤회설을 혼합시킨 것으로 민간에서는 커다란 영향을 미친다. 역사책에서는 곧잘 장수한 사람을 칭송하고 있다. 그것은 장수를 원만한 공덕 및 수양의 결과로 인정할뿐더러 건강한 사람이나 장수하는 사람이 존중받기 때문이다. 질병을 앓는 사람은 부정한 행위에 대한 대가라고 여기는데 만약 중병을 앓는 자라면 더욱 그렇다는 것이다. 이를테면 민간에는 진회(秦檜)라는 이의 병이 아주 심했는데 그가 귀신에게 채찍을 맞고 울부짖으며 용서를 빌었다고 하는 전설이 있었다. 그것은 그가 충신을 모함했기 때문이라고 생각하고 있다. 지금도 남방의 민간에서는 안검염(眼瞼炎 : 속칭 다래끼)을 앓는 자는 이성이 오줌 누는 것을 슬쩍 훔쳐봤기 때문이라고 여기고 있다. 또한 온몸에 푸르고 검은 반점이 있는 주검은 명계(冥界)에서 귀신에게 곤장 맞는 형벌을 받고 있는 것이라 여기고 그것은 죽은자가 생전에 나쁜 짓을 했기 때문이라고 여겼다.

또 무술적 '생리관'에서는 인간의 생리 상태가 유지될 수 있는 것은 친근한 사람의 영혼이 편안하게 쉬고 있는가 아닌가와 관련 있다고 생각하는 경우가 있다. 『신선전』에는 다음과 같은 이야기가 있다.

"이조(利漕)의 백성 곽은(郭恩), 자는 의박, 3형제가 모두 벽질(다리를 저는 질병)을 앓고 있는데 관로(管輅 : 진나라 때의 무의)에게 그 까닭을 점쳐보게 하였다. 관로가 괘를 뽑아보고 말하기를 '괘 속에 그대 집안의 묘가 있는데 묘 속에 여자 귀신이 있다. 그것은 그대의 백모가 아니고 숙모이다. 전날 흉년이 들었을 때 몇 됫박의 쌀 이자를 탐내는 자가 있어 우물 속으로 밀어넣어졌다(그녀를 우물 속에 빠뜨렸다). 시끄럽게 소리를 지르자 커다란 돌멩이를 던져서 그녀의 머리를 깨뜨려버렸다. 그 외로운 혼은 원한이 사무쳐서 하늘에 호소하고 있다.'

죽은자의 영이 편안하지 않으면 사람을 병들어 앓게 하는데 그것은 원죄를 호소하는 수단이기도 하다. 이렇듯 무술적 생리관은 참으로 내용이 세심하게 갖추어졌다고 말할 수 있다.

이 생리관은 또한 인간의 생리 상황은 반드시 천인상응적 이론에 기초하고 또 자연계의 해, 달, 별 따위와 서로 호응하고 있다고 생각한다. 이 호응은 양방향적이어서 인간의 진심은 역시 상천(上天)을 감동시킬 수 있는 것이다. 만물은 모두 천지를 형상화하고 있기 때문에 인간의 모든 제반사는 하늘의 규정에 따르지 않으면 안 된다. 왕충(王充)은 『논형(論衡)』 변숭편에서 한나라 때 사람들의 이러한 사고방식을 비판하며 다음과 같이 적고 있다.

"세속은 앙화와 사수(邪祟)를 믿어서 질병이나 사망, 게다가 죄를 짓는 일, 육욕(戮辱) 및 환소(歡笑)에도 모두 범하는 바가 있다고 하고 시동, 이동, 제사, 상례, 장례, 동작, 입관, 혼례 등에 길일을 택하지 않고 세월을 피하지 않으면 귀신이 붙고 신을 만나고 때를 어겨서 서로 해치게 된다. 이 때문에 병이 일어나고 화가 발생해서 법망에 걸려들고 죄에 빠져 사망에 이르게 되며, 집안을 망치고 문중을 파멸시키게 된다. 이것들은 모두 신중하게 삼가지 않고 기위를 촉범했기 때문에 당하는 것이다. 만약 진실로 그것을 논한다면 모두 망언인 것이다."

사람은 살아 있는 것을 꺼리고 피하지 않으면 안 될 뿐 아니라 죽은 것일지라도 꺼리고 피하지 않으면 안 되었다. 이런 것은 고대 중국에서는 그다지 희귀한 일이 아니다. 그런데 그것만으로는 불충분해서 귀신과 같다든가 닮았다든가 하는 것까지 꺼리고 피하려 했다. 때문에 귀신에 씌는 것을 피해 길상을 구했던 것이다. 이를테면 서예를 배울 때는 매월 병일(丙日)을 피한다. 그 이유는 전설에 따르면 글자를 만든 신인 창힐(蒼頡)이 병일에 죽었기 때문에 병일은 불길하다는 것이다. 음악의 예를 거행할 때는 자와 묘의 두 날을 피하지 않으면 안 된다. 그 원인은 하나라 걸이 을묘일에 죽었고, 상나라 주가 갑자일에 죽었기 때문이다. 그래서 이 두 날은 음악을 연주하면 안 된다. 인간은 선조에 대해 죄를 범할 위험이 있는데 자신의 건강을 보호 유지하기 위해서는 각종 의식 을 거행하여 귀신에게 관용을 빌고 또 속박에서 벗어나기 위해 예의를 갖추지 않으면 안 된다.

뿐만 아니라, 인간의 생리 상태는 또한 미세한 상태로 자연과 대응하고 있다. 이를테면 간장은 청룡이 되어 신(神)은 정묘에 있고, 심장은 주작이 되어 신은 경오에 있고, 비장은 구진이 되어 신은 중앙의 무기에 있고, 폐장은 백호가 되어 신은 계유에 있고, 신장은 현무가 되어 신은 갑자에 있다. 무릇 신이 있는 날이라면 모두 꺼리고 피하지 않으면 안 된다. 『황제하마경』에는 다음과 같이 씌어 있다. "남녀가 같이 병을 얻 는 까닭은 무엇인가." 대답하기를 "그것은 달의 성쇠와 해의 명암을 추 리하지 않고 금함을 모른 채 음양을 합(부부의 방사를 가리킴)했기 때문 이다. 또 의사도 해의 싸움, 달의 침식으로 성쇠의 금함이 있다는 것을 알지 못한 채 뜸 뜨고 침 놓아 환자를 다스리기 때문에 남녀 함께 병을 얻는 것이다."

원래 인간의 생리에 관한 대요는 음에는 음으로써 응하고, 양에는 양 으로써 응하고, 목에는 목으로써 응하며, 화에는 화로써 응한다고 하는 음양오행의 상응설이다. 만약 그 규칙에 반하게 된다면 그 법칙에 반해 서 치료하는 것이 된다. "양에 속하는 유(類)는 여자를 치료할 수 있고 음에 속하는 유(類)는 남자를 치료할 수 있다. 갑, 병, 무, 경, 임의 날은 모두 양의 날이요, 을, 정, 기, 신, 계의 날은 모두 음의 날이다."(『황제하마경』)

그렇다면 인간의 정신과 혼백은 하루 가운데 어떻게 변화해가는 것일까. "(새벽) 닭 울음은 머리에 깃들고, 아침은 눈에 깃들고, (아침) 밥 먹을 때는 입에 깃들고, 우중(오전참 때)에는 어깨에 깃들고, 일중(한낮)에는 옆구리에 머물고, 해가 기울려 할 때는 장에 깃들고, 오후참 때에는 소장에 머물고, 해질녘에는 종아리에 깃들고, 황혼에는 음에 깃들고, 인정(잠자기 시작할 무렵)에는 사람에 전해져 깃들고, 한밤중에는 발에 깃든다."

깃드는 위치는 해가 하늘에 있는 위치와 상응하고 있다.(그림 15 참조)

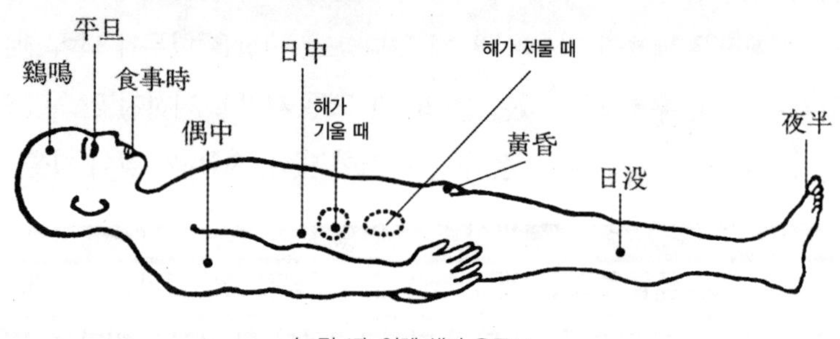

〈그림 15〉 인체 생리 유주도

이처럼 하늘에 응하는 생리 상태는 일단 자연의 기 및 하늘의 형상에 이상이 생기면 반드시 인간의 병리 상태를 끌어 일으키게 된다는 것이다. 이때 인간이 할 수 있는 것은 오직 기도뿐이며, 그렇게 함으로써 하늘의 신을 감동시킨다는 것이다.

전설에 따르면, 남조시대 유제(劉霽)의 어머니가 나이 들어 병을 앓게 되었다. 유제도 이미 50세를 넘겼지만 어머니를 위해 70일 동안이나 침식을 잊고 관음경을 수만 번 독송했다고 한다. 어느 날 밤 꿈속에서 한 스님이 나타나 다음과 같이 일러주었다. "그대 모친의 수명은 기한이 다 되었지만 그대가 정성을 다해 빌었기 때문에 수명을 조금 더 연장하기로 했다"고. 그 어머니는 그 뒤 60일을 더 살고 지나서 명을 거두었다.

같은 시대 사람인 자한(子罕)은 어머니가 앓자 밤낮없이 빌기를 계속했더니 어머니의 병이 점차로 나았다고 한다. 이러한 효행의 힘은 귀신의 위력과 비교해본다면 아주 미미해서 비교할 바가 아니다. 따라서 '천명'의 범위를 벗어날 수 없는 것이다. 요컨대 무술적 생리의 수명관은 천명관을 기초로 하고 있다.

지금까지 인간의 생리와 신의 생리적 상태에 대해, 그리고 양자의 차이에 관해 언급해왔다. 그런데 양자에는 주도적인 사상면에서 어떠한 차이가 있는 것일까. 무술적 '생리관'은 다음과 같이 말하고 있다. 중요한 것은 인간이 자연에 순종하고 인간의 본성이 그 규율에 복종한다는 점이다. 그러나 신선의 도는 그 자연의 성질을 거역해서 보다 높은 수준에 도달하는 데 있다. 음식을 예로 든다면 인간은 곡식을 먹고 사는 것이지만 신선은 곡식을 먹는 것이 아니라 기를 먹는다. 사상적 입장에서 말하면 인간은 과도한 생각을 하면 앓게 되지만 신선의 '존사(存思)'에는 근심 걱정이 없다. 그 밖에 정을 다스리는 것에 관해 무술에서는 다음과 같이 생각하고 있다.

"도는 정(精)을 보배로 삼는데 이것을 베풀면 사람을 낳고, 그것을 머무르게 하면 몸을 낳는다. 몸을 낳으면 신선의 자리에서 법도를 구하고 사람을 낳으면 공을 이루고 몸이 물러난다. 공을 이루고 몸이 물러나면 욕망에 빠지는 일이 많게 된다. 하물며 망령되이 베풀고 폐기해서 손해가 많다는 것을 깨닫지 못하기 때문에 피로해서 명을 떨어뜨린다"고.

이상의 큰 의미는, 인간의 신장에 간직되어 있는 정(精)은 매우 중요하다. 정의 성질 그대로 남녀가 교접하고 여체 속으로 사정하게 되면 아기가 생긴다. 그러나 정을 다스려 망령되게 사정하지 않는다면 그것은 남자 자신의 체내에 머물러 인정을 거역하게 되지만 자신의 신체를 강건하게 할 수가 있다. 게다가 기를 더해서 신선의 자리에 오르게 된다. 일반인은 애를 낳는 것은 할 수 있지만 그렇게 하면 신체의 정을 잃기 때문에 허약해진다. 그러므로 보통 사람과 같이 정욕을 발산하고자 한다면 더욱더 신체가 허약해진다. 게다가 보통 사람은 망령되게 신장의 정을 배설해서 때로 신체가 피로해지는데도 그 손해를 깨닫지 못하는 경우가 대부분이다. 그리하여 최후에는 지나친 피로에 의해 명을 떨구게 되고 만다. 이상의 것은 사실 고대의 방중술적 이론이다. 방중술을 전도시킨 이론에 관해서는 『유수요결(類修要訣)』 여순양조사삼자결(呂純陽祖師三字訣)에도 내비치고 있다.

"이 도는 상도(常道)가 아니다. 성명의 뿌리이며 생사의 구멍이다. 말은 추하고 행함은 묘하다. 개개가 미워하고 개개가 웃는다. 커다란 관건은 굴러 넘어지는 데 있다…… 입을 입에 맞추고 구멍을 구멍에 맞추고(방중의 행기를 가리킴)…… 기를 야물게 해서 신을 소모함이 없고…… 정신의 기, 늙지 않는 약, 조용한 마을에 모이고 밝은 가운데 먹는다. 봉황을 타고 상제의 조칙을 듣는다."

여기에서 말하는 "굴러 넘어지는 데 있다"는 것은 이미 말한 것처럼 망령되게 정을 베풀지 않고 기를 행하게 한다는 의미이다. 사람의 도를 거역해서 신선을 구하는 공법 가운데는 여단(女丹)이라고 하는 방법이 있는데 그것이 가장 분명한 방법이다. 옛사람들의 생각에는 여성이 생

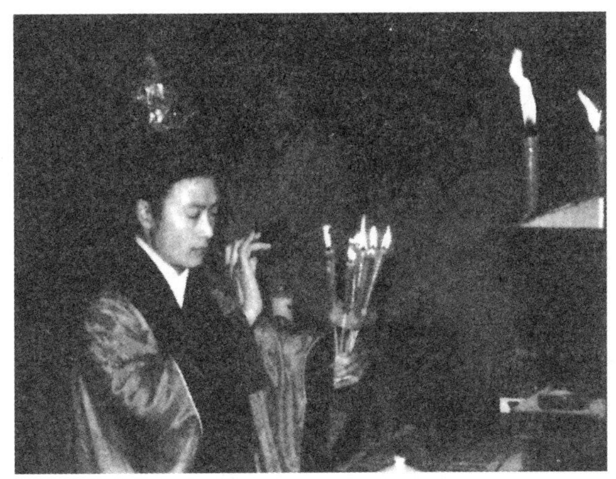

<그림 16> 비법의 의식을 거행하는 여인도사(사천성 청성산)

리 및 심리 등의 면에서 남성과는 차이가 있다고 여기고 여성은 우선 "붉은 용을 참수한다"는 것, 즉 달거리(월경)를 단절시키는 공법을 행함으로써 남성과 똑같은 신체와 혼으로 되고 나아가 늙지 않는 신선이 될 수 있다고 했다.

여단법(女丹法)에 의하면 여성이 기를 쌓는 것을 상실하는 것은 유방 근처의 관중인데 달거리를 중절하게 되면 혈기가 더 이상 밖으로 새어 나가는 일이 없다. 그로부터 소주천(小周川)을 행하면 깊은 수련을 쌓는 것이 된다. 그렇지 않으면 진기가 새나가버려 수련을 해도 아무런 효과가 없다고 한다. 원나라 때의 진치허(陳致虛)는 『오진편주』에서 다음과 같이 기술하고 있다.

"젊은 여인이 선도를 수련하고자 한다면 유방을 기가 생기는 곳으로 삼는다. 그 방법은 매우 간단하다. 남자의 선도 수련을 '연기(煉氣)'라 하고 여자의 선도 수련을 '연형(煉刑)'이라고 하는데, 여자의 수련은 먼저 유방에 쌓고 그런 뒤에 화로를 안정시키고 솥을 세워서 태음연형의 법을 행한다.”

『태음연형법(太陰煉形法)』에서는 더 구체적으로 여단법을 수련하는 방법을 소개하고 있다. “처음 손을 내릴 때 눈을 지그시 감고 정신을 가다듬어 길게 숨을 한 번 멈춘 뒤 마음을 조용히 하여 숨을 고르고 신을 응결시켜 기혈로 들여보낸다. 양손을 교차해 유방을 움켜잡고 가볍게 360회 문지른다. 기를 하단전으로부터 미미하게 24회 흡입해서 일으킨다. 손으로 유방을 움켜쥐고 되비쳐 숨을 고르고, 오랫동안 자연스럽게 진식을 왕래시킨다. 한 번 열고 한 번 합치면 ‘영악(嬰嶽)’을 양성하고 신기는 충족해지며, 진양이 저절로 왕성해져서 달거리는 저절로 끊기고 유방은 축소되어 남자와 같이 된다. 이를 붉은 용을 참수한다고 한다. 이와 같이 오랫동안 실행하면 뒤에는 유방을 붙들고 기를 흡입할 필요가 없어지고 다만 신을 기혈에 응결시켜 빛을 돌려서 되비친다. 이를 ‘현빈문(玄牝門)’이라 한다. 진실로 유유히 지극하게 비우고 정적을 돈독하게 하면 양기는 훈증해서 이와 같은 효험이 있다. 그러므로 여자의 수련은 붉은 용을 참수하는 것을 중요하게 여기는 것이다.”

여자는 형체를 수련하고 남자는 기를 수련한다. 이것이 음양 양성의 특징이다. 여자의 형체 수련은 첫째는 달거리를 단절시키고 둘째는 유방을 축소시켜 남자와 같이 되는 것이라고 하는데 필자는 오늘날까지 그렇게 했다는 정보를 입수하지 못했다. 무술적 법과 신선이 되는 도는 분명 인성을 거역해서 실행하지 않으면 안 되는 것들이다.

필자가 알고 있는 한 여성은 “붉은 용을 참수한다”는 따위 술수를 쓰지 않더라도 기공을 멋지게 함으로써 신체를 강건하게 할 수 있다. 그런데 옛날 금나라 때 손불이(孫不二)는 “붉은 용을 참수한다”는 법을 실행해 실제로 그런 경지에 이를 수 있었다고 한다. 따라서 이 방법에 관해서는 앞으로 더 많은 연구를 통해 검증하지 않으면 안 될 문제다.

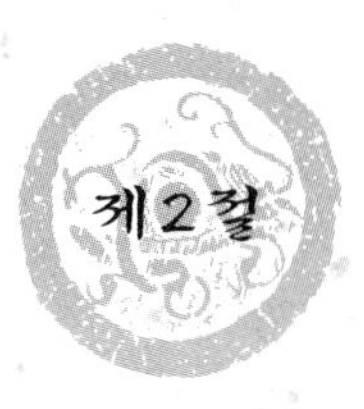

무술적 병리

> 고대 이스라엘(유대)인의 의학에는 많은 중요한 특징이 있다. ……그들은 오직 하느님만이 건강의 주재자이며 또한 일체의 질병을 주재하는 자라고 믿었다. 질병이라고 하는 것도 하느님으로부터 오는 것이기 때문에 그것은 인류의 죄악이 받아들이지 않으면 안 되는 징벌이라고 했다. 이 목적론적인 관념과 종교 교육은 사람들에게 영혼의 관념, 악마의 관념을 마음속 밑바닥에서부터 믿게 했으며, 그것에 의해 마술과 미신이 생겨나게 된 것이다.
>
> — A. 카스테리오네, 『세계 의학사』

인류의 재난 가운데 질병은 가장 일반적인 것이다. 교통사고, 가뭄, 홍수, 전쟁 등의 재난을 당해보지 않은 사람은 있을지 모르지만 질병을 앓아보지 않은 사람은 매우 적을 것이다. 그것은 인간의 심신이 언제나 변동하고 있는 자연계와 사회적 격류 속에 있으며 생·장(長)·장(壯)·노·사의 과정을 밟지 않으면 안 되기 때문이다. 때문에 '질병'에 대한 인식은 꽤 일찍부터 시작되었다고 할 수 있다. 이 절에서는 고대 무술사들이 질병의 발생 및 진행 과정에 대해 가졌던 인식, 이론을 논하고자 한다. 그것을 무술적 '병리'라고 칭한다.

일찍이 은상(殷商)나라 때로 말한다면 당시 사람들의 인식 수준에는

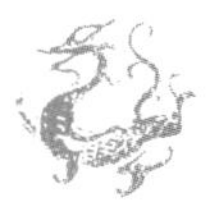

한계가 있어서 종종 질병이 자기 자신에게 미치는 영향을 인식하지 못했다. 즉 신체의 상태, 실조, 변화 따위를 관찰해서 알 수 없었다. 다만 외부로부터 질병의 원인을 찾을 뿐이어서 옛사람들은 질병이 상제 또는 조상이 자신에게 내리는 징벌이라고 여겼다. 병을 앓는 것은 조상에 대해 죄를 범했기 때문이므로 그들의 용서를 구하지 않으면 안 된다는 것이다. 갑골문자 중에는 그와 같은 예가 허다하게 있다. 이를테면 "무정(武丁)은 몸이 아파서 왕비를 모시고 제사지냈는데 이미 왕비인 경에게 미쳤다" "무정은 이빨이 아파서 을일(乙日)에 아버지 을을 제사지내 병이 낫게 해주기를 빌었다" "무정은 혀가 아파서 죽은 어머니 경에게 빌었다" 등이 있다.

이것을 미루어 확대 해석해본다면 옛사람들은 질병이란 죽은 사람의 기괴한 재앙 부림이라고 여기고 있었다고 볼 수 있다. 『한구의(漢舊儀)』에 의하면 전욱제(顓頊帝)에게는 세 아들이 있었는데 태어난 지 얼마 안되어 죽었으며, 죽은 뒤에는 세 역병신(疫病神)이 되었다고 한다. 그 세 역병신 가운데 하나는 강수에 살면서 호랑이가 되었고 또 하나는 약수에 살면서 망량역귀가 되었다. 또 다른 하나는 집 안 구석 컴컴한 곳에 살면서 늘 애들을 놀라게 하고 병을 앓게 한다. 이 밖에도 무덤의 '사성(四星)'이라는 악귀는 흔히 음기와 함께 나와서 사람을 해친다.(『예기』 월령 참조)

산야의 정기도 밖으로 나와 사람을 해쳐 병들어 앓게 한다. 전설에 따르면 기는 산의 괴물이고 망량(魍魎)은 산의 정기라고 한다. 그것들은 용케 사람 소리를 내면서 사람을 혼미하게 만들고 병들게 한다. 이매(魑魅)는 산천의 신이고, 방간(方艮)은 초택의 신이며, 휼광(獝狂)은 머리가 없는 귀신이다. 이 밖에도 모중(樊仲)과 유광(游光) 8형제가 있다. 그것들은 모두 중국 고대의 전설 속에서 사람을 병들게 하고 사람을 해치는 도깨비들이다. 애당초 그러한 전설은 어떤 특정 지역에만 전해졌는데 뒷날에는 점점 넓게 퍼져서 일반적으로 믿게 되었다. 다만 귀신의 구체적인 모습을 아는 자는 아무도 없고 공포 속에서 상당히 신비한 것이 되었으며, 드디어는 신괴치병설(神怪致病說)을 형성하게 되었다.

신괴에 의해 병을 앓는다는 설과 조상이 빌미를 만든다는 설은 시대의 흐름과 함께 민간에서는 믿는 사람들이 크게 불어나갔다. 그러나 뒷날에 와서는 궁중 내에서의 질병 원인에 대해서는 점점 합당하지 않은 것이 되었다. 왜냐하면 궁중에서는 방비가 엄중한데다 또 전문적인 무사 및 신관이 있어서 큰 제사를 지낼 때마다 반드시 조상에게 제를 올렸기 때문이다. 그리하여 신괴가 병을 앓게 하고 조상이 빌미를 만든다고 하는 가능성은 존재할 수 없게 되었다. 그렇게 되자 '무고설(巫蠱說)'이 등장하게 되었다.

무고란 무엇일까. 『좌전』 주석에 따르면 "독약으로써 사람을 중독시키고 사람으로 하여금 스스로 알지 못하게 하는 것을 고독(蠱毒)이라 한다"고 적혀 있다. 또한 후세의 『통지』에는 "고를 만드는 법은 많은 지네를 그릇 속에 넣고 서로 물어뜯어먹게 한 뒤 살아남은 것을 고라 한다"고 했다. 여기에서 무고(巫蠱)에 대한 정의를 좀더 분명하게 하고자 한다. 물론 무고의 정의란 시대에 따라 다르며 그 나름의 특징을 갖고 있기도 하다.

먼저 춘추전국시대의 무고설에 대해 보도록 하자. 『좌전』 소공 원년(기원전 541년)의 기록에 따르면 진(晋)나라 평공이 중병이 들었는데 진(秦)나라에 구원을 요청했다고 한다. 진백은 의화(医和)로 하여금 진료하게 했다. 의화는 진나라 평공의 병환을 진찰하고 다음과 같이 말했다.

"이 병환은 고칠 수 없습니다. 이것은 여성을 빈번하게 접촉해서 생긴 것으로 마치 고병과 비슷합니다. 괴이한 귀신 탓도 아니고 음식 탓도 아닙니다. 사람으로 하여금 혼미하게 하고 의지를 상실케 하는 것을 주요 증상으로 합니다. (이런 병환은) 비록 명의가 치료한다 해도 죽음을 면할 수 없습니다. 천명도 그 장수를 가호할 수는 없습니다."

왜 이러한 상태에 이른 것일까. 의화는 다음과 같이 분석했다.

"……자연계에는 6종류의 기후가 있어서 다섯 가지 맛의 먹을거리를 수확하게 하고 5종류의 색으로 표현됩니다. 이 5종의 색을 특징으로 해서 6종류의 질병이 생깁니다. 6종의 기후라고 하는 것은 음, 양, 풍, 우, 매(晦), 명(明)으로서 그것들은 1년 4계절 속에 있습니다. 시간에 따라 5종의 순서가 있는데 그것이 과도하면 질병이 됩니다. 양기가 너무 지나치면 열병이 되고, 음기가 너무 지나치면 한증(寒証)이 됩니다. 풍기가 너무 지나치면 사지에 병이 들고, 우기가 너무 지나치게 되면 뱃속에 병이 생깁니다. 그믐밤의 기가 너무 지나치면 사람을 혼미케 하는 질병이 됩니다. 여성은 음물이기 때문에 그믐밤의 기와 상응합니다. 그것이 너무 지나치면 속에 열을 생기게 해서 미혹류의 고병이 됩니다. 지금 당신(진 평공을 가리킴)은 여성과 접촉하는 시간과 계절을 절제하지 않았기 때문에 이런 병환을 앓게 된 것이 아닐까요."

이상에서 기술한 것으로 미루어 판단해본다면 '무고설'은 원시적인 '음양학설'로부터 발전해온 것임을 알 수 있다. 따라서 병변의 메커니즘은 여성은 음물에 속해 있어서 쉽게 양기를 상하게 하며 여성과의 접촉이 지나침으로 인해 사람은 혼미하게 되고 의지를 상실케 되는 고병(蠱病)이 된다는 것이다. 이 시대 고병의 특징은 여성이라고 하는 음물과 접촉한 것으로 해서 의지를 상실하는 질병으로 된다는 데 있다.

‘무고설’은 동한시대에 이르러 새로운 모습으로 발전하게 되었다. 기원전 92년, 조나라 사람 강충(江充)은 밀고한 공적으로 한나라 무제에 의해 직지유의사에 임명되었다. 그는 뒷날 총감찰의 근신 및 친척에 대해 탄핵한 공적으로 수형(水衡)의 도위에까지 승진했다. 어느 날 한 무제는 건장궁에 있었는데 칼을 품고 궁중으로 들어가는 자를 ‘보았다’ 하면서 빨리 잡으라고 명령했다. 그러나 그자를 발견하지 못했다. 그래서 성문을 닫고 철저한 수색을 벌였지만 역시 자객은 발견할 수 없었다. 뒷날 승상 공손하(公孫賀)가 당시에 양릉의 ‘대협객’이라고 하는 주안세(朱安世)를 잡았다. 주안세는 글을 올려 공손하의 아들 경과 양석황녀(즉 위황후의 딸)가 사통하면서 사람을 시켜 인형을 궁 안에 묻고 무제를 저주하고 있다고 했다. 무고 사건은 여기에서 시작되어 승상 공손하 일족 전부가 처형당했으며 위황후의 딸인 양석황녀(陽石皇女)와 위청(衛青)의 자식들도 모두 죽임을 당했다.

기원전 91년 무제가 감천에서 병이 들었다. 강충이 그것을 무고 탓이라고 주장하자 무제는 강충에게 전권을 맡겨 무고 사건을 처리하도록 했다. 그리하여 수도와 각 지방에서 죄에 연루되어 죽음을 당한 자가 수만 명도 넘었다. 뒷날 또 강충이 호무(胡巫)를 시켜 궁중에 고의 기운이 있다는 유언비어를 퍼뜨리게 했다. 무제는 지난번처럼 강충과 안도의 후한설 등에 명령을 내려 궁전을 수색하게 했다. 강충의 보고는 황태자 궁에 조고(蛆蟲)의 인형이 제일 많다고 해서 황태자를 모살하려 했다. 황태자는 부득이하게 강충과 무사들을 죽이고 군대를 파견해 궁중을 지키게 했다. 무제는 건장궁으로 돌아오자 곧바로 승상 유굴리에게 명령을 내려 군대를 파견해서 황태자의 난을 평정했다. 황태자는 폐하게 되자 궁중에서 도망치다가 도중에서 자살했다. 위황후도 이 때문에 폐비가

되어 역시 자살했다. 이에 연루되어 죽임을 당한 대신도 몇 사람 있었
다. 그 뒤 승상 유굴리도 무고 사건으로 인해 모살당했다. 기원전 90년
에 무고 사건의 진상이 완전하게 밝혀져서 강충 일족은 전원 처형되었
다. 그런데 이 사건에서 터무니없이 죽음을 당한 황후, 황태자, 황녀, 승
상, 대신, 거기에 일반인까지 합치면 수만 명도 넘었다는 기록이다.

　이 사건은 중국 역사상에서도 최대의 ‘무고 사건’이었다. 이 사건에
서의 ‘무고’란 가해자가 나무로 만든 인형을 피해자의 집 안이나 그 부
근에 묻고 주문을 외우면 그 사람은 병들어 앓다가 죽게 된다는 방법이
다. 피해자는 밝은 곳에 있으나 가해자는 모르는 곳에 숨어 있으면서
공공연한 술수로 사람을 해치는데도 그 사람을 알지 못하므로 ‘고(蠱)’
라고 하는 것이다. ‘무고설’의 두번째 의의는 여기에 있다. ‘무고’ 사건
은 한 무제가 말년에 이르러 병을 자주 앓게 되자 많은 의심을 하게 되
었고, 또 거기에 주관적·우연적 요소까지 끼어들게 되었다. 그러나 그
전후의 역사적 흐름에서 본다면 분명 필연적인 요소가 있다고 본다.

　한나라 때 무고 사건이 있은 뒤 무고설은 그 때문에 없어진 것이 아
니라 그 이후에도 종종 나타나 더욱더 발전한 면이 없지 않다. 남북조
시대를 예로 들어보아도 다음과 같은 것들이 있다. 『북사』 목제파전에
는 목제파(穆提婆)가 "호후(胡后)가 정의로써 이간할 수 없음을 두려워해
서 밖으로 좌도를 구해 염고(厭蠱)의 술을 실행했다. 순삭(旬朔) 사이에
호씨는 마침내 정신이 황홀하게 되어 때없이 웃고 지껄이게 되자 후주
는 마침내 싫어하게 되었다"고 적혀 있다. 또 『북사』 위본기에는 다음
과 같은 기록이 있다. "제(帝) 일찍이 고에 걸려 땅에 구토를 하면 거기
에서 느릅나무가 생겼는데 합파(合波)에는 느릅나무가 없었기 때문에
당시 사람들은 그것을 괴이하게 여겼다." 진나라 왕 준(俊)도 입에 "은

을 머금으면 은의 색이 변했다", 그 질병은 고를 앓는 것이라고 했다.

이상의 기록들에서 알 수 있는 것은 원래부터 '무고술'이 계속해서 존재해왔을 뿐 아니라 그 밖에도 괴이한 '무고설'이 출현했던 것이다. 그리하여 모든 기괴한 질병은 남김없이 '고'에 귀결시켰다.

그 뒤 수·당 시대에 들어서면서 '무고설'에도 갖가지 유형이 나오게 되었다. 1백 종류의 벌레를 그릇 속에 넣고 서로 물어뜯어 죽이게 해서 최후에 살아남는 가장 독이 강한 벌레를 고(蠱)라고 했는데 뱀을 고로 삼는 것, 고양이 귀신을 고로 삼는 것, 또는 요술로써 사람을 저주하는 것을 고로 삼는 것도 있었다. 무릇 음독(陰毒)에 의해 사람을 해치는 것이라면 고라고 할 수 있는 것이다. 끝내는 개황 18년(598년) 고조의 문제는 부득불 조칙을 내려 고를 기르는 것을 금지시켰다.(『북사』 수본기상 제11 참조) 조칙에는 "묘귀, 고독, 염매, 야도를 기르는 집은 사예(四裔·변경의 뜻)에 던져버린다"고 적혀 있었다.

그 이전에는 '고독'을 기르는 일이 합법적이었다. 황실 성원의 일부마저도 고질을 앓았다고 여겼고, 또 고질이라고 하는 개념도 말하자면 당시 의학계에서는 공인된 것이었다. 이를테면 『북사』 독고라전(毒孤羅傳) 제49에는 "회헌왕후 및 양소의 처인 정씨가 다 같이 병이 들어 의원을 불러다 보였더니 모두 묘귀의 병이라고 했다"고 씌어 있다. 무고설은 수·당 이후 명나라에 이르기까지 남쪽 지방에서도 번성했다. 이 설은 당시 역시 불분명한 질병에 붙이는 하나의 커다란 분류법의 총칭이다. 무고병을 제공하는 것도 된다.

무고설과 같은 시대 민간에서 유행했던 것은 '응보치병설(應報致病說)'이었다. 그 이론은 거의 민간의 윤회응보라고 하는 관점에 입각해 이루어진 것이다. 이를테면 어떤 환자가 일찍이 누군가를 죽인 일이 있다고 한다면 그 죽은 사람이 악귀로 화해서 보복을 한다는 것이다. 민간에서는 이것을 '구혼귀(勾魂鬼)'라고 칭한다. 응보치병설은 또 한편에서는 불교의 윤회응보의 영향을 받은 것이기도 하다.

응보치병설적 질병의 사례는 역대의 역사책 속에 많은 기록이 있다. '응보'의 방식은 거의 꿈으로 나타난다. 예를 들면『좌전』에는 진나라 경공이 대력(大曆)의 손자를 죽였다는 이야기가 있다. 꿈에 대력이 머리를 산발한 채 문을 부수고 방으로 들어와 크게 꾸짖었다. 나의 손자를 죽인 불의를 상제에게 가서 고발해야겠다고. 그 뒤 진나라 경공은 정말 병들어 죽어버렸다. 또『북사』 요장전(姚萇傳)에는 다음과 같은 기록이 있다. 요장은 일찍이 부견(符堅)을 해친 일이 있었다. "요장이 앓고 있는데 꿈에 부견이 천궁의 사자 귀병 수백을 거느리고 쳐들어오고 있는 것을 보았다. 장이 놀라서 후궁으로 달아나는데 궁궐의 경호책임자가 장을 맞이하면서 귀신을 찔렀다. 그것이 잘못되어 장의 음부에 적중했는데 귀신들이 서로 속삭이기를 바로 죽을 곳을 적중시켰다. 창을 뽑으니 피가 한 섬 남짓 쏟아졌다. 놀라 깼는데 마침내 음종을 앓게 되어 그것을 짰더니 출혈하기를 꿈에서같이 했다."

그 밖에 역사상 악인이라 불리는 진회(秦檜)의 죽음은 종종 후세 사람들에 의해서 응보의 죽음이라고 해서 병으로 위독할 때 용서를 빌며 내뱉는 소리로 되었다.

물론 꿈과는 상관없이 '응보'로 죽은 예도 있다. 이를테면『남사』 소예명전(蕭叡明傳)에는 다음과 같은 기록이 있다. 주서(朱緒)의 어머니가 오랫동안 병을 앓으면서 참외가 먹고 싶다고 했다. 주서의 처가 시장에서 참외를 사왔는데 주서가 "환자가 어떻게 참외를 먹을 수 있겠는가? 내가 먼저 먹어보자"고 말하고는 참외를 몽땅 먹어버렸다. 주서 어머니가 그 소리를 듣고서는 크게 노했다. "내가 오랫동안 중병으로 신음하면서 참외를 조금 먹고 싶었는데 너는 하나도 남김없이 먹어치워버렸구나. 하늘이 만약 그것을 알게 되면 너를 살려두지 않을 것이다"라고 꾸짖었다. 결국 주서의 뱃속에서 꾸르륵꾸르륵 소리를 내면서 새빨간 피가 쏟아져 나오고 그 다음날 죽어버렸다.

'응보치병설' 다음으로는 또 '귀신치병설(鬼神致病說)'이 있었다. 이 설은 한나라 말기쯤부터 수·당 시대에 크게 유행했다. 그것은 원시 샤머니즘의 유신론과 인도 전래 불교 의학의 영향을 받아 이루어졌다. 『수당경적지』에는 인도 의학의 번역본으로 『건타력치귀방(乾陀力治鬼方)』10권 등 귀신 치병에 관한 저서가 있다고 했다. 『대장경』에 의하면 질병에는 6종류가 있는데 하나는 4대의 부조(不調), 둘은 음식의 부조, 셋은 좌선의 부조, 넷은 업병, 다섯은 마귀, 여섯은 귀병이라고 하고 있다. 이 가운데는 두 가지 귀신치병설이 있다. 이 이론이 중국 민간에서의 무술적 병리관과 결합해 더욱 크게 보충되어 귀신치병설로 발전하게 된 것이다.

귀신치병설의 귀신에도 가지각색의 형태가 있다. 오로지 전문적으로 사람을 해치는 귀신도 있고, 친숙한 사이가 죽어서 된 귀신도 있으며 이름을 알 수 없는 귀신도 있다. 그리고 형태 있는 귀신이 있는가 하면 형태 없는 귀신도 있다. 커다란 귀신이 있는가 하면 매우 작은 귀신도 있다. 또한 어떤 귀신은 특정인만을 병들게 할 뿐이고 어떤 귀신은 많은 사람을 병으로 앓게 한다. 이를테면 『수신기』에는 장자문(蔣子文)이 귀신이 된 뒤에 병을 앓게 한 이야기가 있다.

"장자문은 광릉 사람이다. 술을 즐기고 여색을 좋아해 뛰놀기를 법도가 없이 하면서 늘 스스로 말하기를 '자기의 뼈는 맑아서 죽으면 신이 될 것이다'라고 했다. 한나라 말엽에 말릉위가 되어서 도적을 쫓아 종산 아래에 이르렀다. 도적이 장자문의 이마를 쳐 상처를 입히자 인끈을 풀어 동여맸으나 얼마 안 있어 죽었다. 오선생이 초임으로 여기에 이르렀을 때에 그 옛 아전이 길에서 문을 만났는데 백마를 타고 흰 날개를 달고 시종은 평소와 같이 그대로 였다. 만나는 사람마다 놀라서 달아났다. 문은 그것을 쫓으며 말했다. '나는 이 토지의 신이 되어 너희 아래 백성들에게 복을 누리게 하리라. 너는 백성들에게 잘 일러서 나를 위해 사당을 세우도록 하라. 그렇지 않으면 장차 큰 허물이 있을 것이다'고.

그해 여름에 대역병이 발생하자, 백성들은 매우 두려워해서 많은 사람들이 그를 위해 사당을 짓기로 했다. 장자문은 또한 무축(巫祝)을 내리고 말하기를 '내가 장차 큰 계시로써 손민을 돕고자 한다. 사당을 잘 지어라. 그렇지 않으면 장차 벌레를 사람의 귓속에 넣어 재앙을 부릴 것이다'라고 했다. 그 뒤 갑자기 등에와 같은 작은 벌레들이 사람들의 귓 속으로 들어가 모두 죽어갔는데 의원은 치료할 수가 없었다. 백성들은 더욱 무서워 벌벌 떨었다. 손자는 그래도 믿으려 하지 않았다. 그래서 또다시 무축을 불러 이르기를 '만약 나를 제사하지 않으면 장차 큰 불로 재앙을 부리겠다'고 하였는데 이해에 화재가 크게 발생하기를 하루 수십 곳에 이르렀다. 화재가 공관에 미치자 의론해서 귀신이 돌아갈 곳을 만들었다. 그리하여 질병이 없어지게 되자 종산(鐘山)을 장산(蔣山)이라 부르게 되었다. 지금의 건강의 동북 장산이 바로 그곳이다. 이로부터 재앙과 질병은 종식되고 백성들은 마침내 크게 섬기게 됐다."

이것은 귀신치병설의 과장된 형식으로 그 위력을 보여준 것이다. 묘당에 제사하고 사당을 세우면 다시는 질병이 생기지 않는 것이 보증된다는 것이다. 이와 같은 '병리' 관은 이 이상 없을 정도로 지극히 간단한 것이라 말할 수 있다. 그렇다면 귀신치병설 속에 감촉되어 질병이 된다는 것에 관한 구체적인 문제는 어떻게 생각해야 할 것인가? 또한 그 '병리'는 어떤 것일까? 샤먼, 즉 무술사들은 인간이 병들게 되는 것은 그 주위 또는 친척 가운데 귀신이 있든가, 또는 원통하게 죽은 원귀가 있기 때문이라고 한다. 때로 날카로운 쇠붙이나 혹은 괴이한 물건이 사람의 어떤 부분을 찌르고 상처냄으로써 그 부분에 양기가 통할 수 없게 된 결과라고도 한다. 『수신기』에는 다음과 같이 흥미진진한 이야기가 있다.

"신도령(信都令) 집에서 부녀가 놀라고 무서워 떨면서 서로 번갈아가면서 병을 앓게 되었다. 관로(管輅)로 하여금 괘를 뽑아 보게 했다. 로가 말하기를 '그대의 집 북쪽에 있는 당실 서쪽 끝에 두 남자 귀신이 있다. 하나는 창을 들고 하나는 화살을 들었는데 머리는 벽 안쪽에 있고 다리는 벽 바깥쪽에 있으며 창을 든 자는 주로 머리를 찌른다. 그렇게 되면 머리가 무겁고 아파서 들 수가 없게 된다. 또 활을 든 자는 가슴과 배를 쏘는 것을 주관하고 있다. 그렇게 하면 가슴이 아파서 음식을 먹을 수 없게 된다. 낮에는 떠돌아다니며 놀다가 밤에는 환자에게 와서 무섭고 놀라게 한다'고 했다. 그래서 그 당실을 파게 됐는데 땅 속으로 8척 깊이 파들어가자 겹쳐져 있는 2개의 관이 발견되었다. 1개의 관 속에는 창이 있고, 또 1개의 관 속에는 활과 화살이 있었다. 화살은 매우 오래된 것으로 나무는 모두 삭아버리고 오직 쇠붙이와 뿔만 온전하게 남아 있었다. 즉시 꺼내서 성 밖 20리 쯤에 묻어버리게 했더니 다시는 병이 도지는 일이 없었다."

귀신치병설은 일반적으로 무형의 귀신에 의해 병을 앓게 된다는 설이 주가 되고 있지만 특수한 유형의 귀신치병설도 있다. 그것은 후세의 문학자 및 소설가가 전설을 쓸 때의 소재가 되기도 했다. 『요재지이(聊

齋志異)』 등이 그 예이다. 귀신치병론에서 유형의 귀신치병설을 취하는 사람들의 생각에는 고급스런 무격은 귀기를 만날 수 있고 귀신의 모습에 관해서 말할 수 있다고 여겼다. 다만 일반인이 그것을 볼 수가 없을 뿐이라는 것이다. 『수신기』에는 다음과 같은 기록이 있다.

"오손휴(吳孫休)가 병을 앓게 되었는데 무격에게 부탁해 치료를 받아 보고자 했다. 그러던 중에 수완이 자칭 뛰어나다고 하는 무사를 만나게 되었다. 그 인물의 신통력을 시험하기 위해 오손휴는 거위 1마리를 죽여 뜰에 묻고 무덤을 만든 뒤 그 옆에 자그마한 집을 하나 세웠다. 거기에 침대와 차 쟁반을 들여놓고 부인의 신발과 옷가지를 늘어놨다. 그런 뒤 그 무사를 불러다가 '만약 이 무덤 속 부인의 모습을 알아맞힌다면 많은 상을 주고, 또 그대를 신임하기로 하겠다' 고 했다. 그는 한나절 동안이나 꼼짝 않고 앉아서 아무 말도 하려 하지 않았다. 오씨의 성화 같은 독촉에 못 이겨 그는 겨우 입을 열고 '사실을 말한다면 부인 귀신을 보지 못했습니다. 다만 1마리 거위가 무덤 속에 있을 뿐입니다. 그래서 아무 말도 하지 않고 있었습니다. 도대체 어떻게 된 것입니까?' 라고 했다."

이같은 귀신치병설에서는 또한 귀신이 사람의 모습으로 변해서 인간과 사귀면서 그 사람을 병으로 앓게 한다고 여겼다. 귀신은 음이기 때문에 항상 여자의 모습으로 나타난다. 또 다음과 같은 기록도 있다.(『수신기』 참조)

"영천 사람 종요, 그의 자는 원상이다. 여러 달 동안 조회조차 하지 않고 평소의 생각과 성품이 이상해졌다. 그 까닭을 묻자 평소 좋아했던 여인이 왔는데 아름답기가 보통이 아니라고 했다. 묻던 자가 말하기를 그것은 반드시 귀물에 틀림없다, 그것을 죽여야 한다고 했다. 다음날 여인이 와서는 앞으로 다가오지 않고 문 앞에서 멈췄다. 요가 '어째서 그러는가?' 라고 물었더니 답하기를 '그대에게 나를 죽일 뜻이 보여서 그렇다' 라고 대답하는 것이었다. 요, 말하기를 '그렇지 않다' 고 하며 따뜻하게 달랬더니 마침내 들어왔다. 요는 불쌍해서 견디기 어려웠지만 그래도 넓적다리를 찔러서 상처를 냈다. 여인은 즉시 새 솜으로 피를 닦으며 문밖으로 나갔다. 다음날 사람을 시켜 핏자국을 따라 찾아가 보게 했더니 핏자국이 끝나는 곳에 하나의 큰 고총이 있었다. 묘를 파 보았더니 묘 속에는 좋아하던 여인이 누웠는데 형체가 마치 산 사람 같았다. 하얀 연삼, 단소, 양당을 입었고, 왼쪽 넓적다리에 상처를 입고 양당 속의 솜으로 피를 닦았다."

　이 밖에 중국 역사가 시작되고부터 현재에 이르기까지 민간에서 보편적으로 유행하고 있는 사고방식은 '질병천명설(疾病天命說)' 이다. 인간의 질병은 숙명적인 것이며 하늘의 뜻에 의한 것이기 때문에 그때가 되면 병을 앓게 되고 병을 앓게 되면 반드시 죽는다. 거기에는 어떤 여지도 없는 것이라고 생각했다. 질병은 하늘로부터의 재앙이며 그 이유를 설명할 필요는 없다. 그 천명의 뜻은 무사가 점을 친다든가, 혹은 의원(무의)이 '상(相)' 을 보고 설명할 수 있을 뿐이다. 이를테면 주나라 때 요승 항은 대장군 낙평(樂平)과 영세공(永世公)의 질병을 분석하고는 "낙평은 비록 고통을 받고는 있지만 결국에는 완쾌할 것이다. 영세는 비록 가볍다고 하지만 반드시 죽음을 면하지 못할 것이다"라고 했다. 4개월이 채 되기도 전에 실제로 그렇게 되고 말았다. 진나라 때 명의 관로는 일찍이 어떤 사람이 천임(天壬)의 상(像)을 가졌다고 판단했다. 서문백(徐文伯)은 범공(范公)이 앓고 난 뒤에도 2년의 수명이 더 있다고 판단했다. 어느 것이나 다 천명설을 반영한 것들이다. 무술적 입장에서 볼 때는 그 '질병천명설' 에서 토론하고 있는 각종 질병에 관해서 치료한다는 것은 전혀 방법이 없다는 것이다.

또한 특별히 잊어서 안 되는 것은 "질병에 의지가 있다"는 설이다. 이것은 무술 가운데서도 매우 흥미진진한 견해이다. 이 견해에 따르면 질병에는 의지가 있으며, 인간이 질병에 대해 취할 조치를 느낄 수 있다는 것이다. 또 치료에서는 도망칠 대책도 갖고 있다고 한다. 예를 들면 응성충(應成蟲)이라고 하는 병이 있는데, 그 병에 걸리면 사람이 말을 하면 그 병벌레는 몸 속에서 그 소리를 흉내내고, 또 사람이 무슨 말을 하면 벌레가 그것을 되풀이해서 사람을 매우 무서워하게 만든다. 그 병환은 자그마한 응성충이 몸 속에서 괴이한 짓을 하기 때문이라고 한다. 치료하는 방법은 약전을 보고 약물 하나하나의 맛과 이름을 읽어주는 것이다. 하나 읽어주면 그 벌레가 흉내를 내지만 그 벌레를 다스릴 약을 읽었을 때는 흉내내는 소리가 없다. 따라서 그 약을 골라서 질병을 치료하는 것이다.

『좌전』 성공 10년에는 다음과 같은 기록이 있다. 진나라 경공이 병을 앓는데 진백이 의원 완을 보내 치료하도록 했다. 경공은 꿈에 질병이 두 아이로 둔갑해서 서로 상담 끝에 환자의 고(膏) 아래 황(肓) 위쪽, 요컨대 약의 힘도 침석의 계책도 미칠 수 없는 가슴속 깊은 부위에 숨는 것을 보았다. 그 뒤 경공은 병이 짙어져서 죽어버렸다고 한다. 이와 같은 기록은 『북사』 허지장전에도 있다. "회 진나라 왕 준(俊)이 앓게 되었다. 상이 달려가서 그(허지장)를 불렀다. 준은 밤에 꿈을 꾸었는데 그의 망비인 최씨가 울면서 말하기를 '본래 우리가 서로 맞이하기로 되었는데 듣건대 허지장이 장차 오게 될 것이라고 합니다. 만약 그 사람이 도착하면 반드시 우리는 서로 고통을 당하게 됩니다. 이 일을 어찌해야 합니까?' 라고 했다. 다음날 준이 또다시 꿈에 최씨를 만났는데 '첩은

계책을 얻었습니다. 영부(靈府) 속으로 들어가 그를 피하겠습니다' 라고
했다. 지장이 도착해서 준의 맥을 잡아보고 말하기를 병환은 이미 심장
에 들어갔으므로 틀림없이 간질 발작을 하게 될 것이고 구제할 수 없다
고 했다. 과연 말 그대로 준은 수일 만에 붕어했다."

영부나 고황(膏肓)은 모두 병사(病邪)가 의원을 피할 수 있는 부위로
질병의 의지가 승리의 개가를 올릴 수 있는 곳이기도 하다. 그것은 의
료의 실패를 선고하는 것이며 실제로 최후에는 천명설로 귀결되는 서
글픈 결말이기도 하다. "도(道)가 한 자 높아지면 마(魔)도 한 길쯤 높아
진다"고 하는 이치로 무사들은 언제나 비관적인 경지에 이르게 되는 것
을 바라지 않았다.

그 밖에 무사들은 역시 많은 질병은 특정한 '귀기(鬼氣)'에 의한 것이
라고 생각하고 있었다. 이를테면『남사』장융전에는 '시주' '석회' '사
기가 간에 들어간다' 고 하는 3종류의 '무병' 적 병인과 병상을 다음과
같이 마무리짓고 있다.

"시주(尸注)란 귀기가 잠복해서 아직 일어나지 않았다. 그러므로 사람
으로 하여금 까무러치게 한다. 죽은 사람의 베개를 얻어서 이것을 던지
면 귀기는 달아나서 몸에 붙을 수 없게 된다. 그리하여 시주는 낫는다.
석회(石蛔)란 오래된 회충이다. 이미 치료했으나 이미 벽병이 되어 회충
은 속에서 단단하게 구른다. 세간의 약으로는 그것을 떨어지게 할 수
없다. 귀물로써 그것을 몰고 그런 다음에 흩어야 한다. 따라서 죽은 사
람의 베개를 삶아서 먹어야 한다. 사기가 간으로 들어가면 눈을 아프게
해서 망량이라는 도깨비를 만나게 된다. 이때는 사특한 것을 갈고리로
갉아내야 한다. 그러므로 죽은 사람의 베개를 사용한다. 기는 베개로
인해서 떠난다. 그러므로 고총 사이에 묻어버려야 한다."

또한 의학적으로는 불가사의한 질병이 있는데 지금까지도 병인을 설명할 수 없는 것이 있다. 예를 들면 『금궤요략』에서 말하고 있는 '백합병' '음양독' '고혹병' 이라고 하는 3가지 질병이다. 그 직접적인 병인은 특정하기 어려운데 분명히 무술적 색채를 띠고 있다. 그 밖에 남녀의 교합으로 인해 전염된다는 '음양역'(환자가 남자라면 여자와 성교해서 여자에게 전염시키고, 환자가 여자라면 남자와 성교해서 남자에게 전염시킨다)는 따위 질병의 병리 과정은 지금까지도 신비적인 무술적 색채에 맡겨지고 있으며 구체적인 해석을 할 수 없는 질병이다.

이상에서 질병의 발생, 발전 과정에 대한 무술적 인식과 이론을 분석해서 그 '병리' 속에 있는 '선인사수설' '신괴치병설' '무고설' '응보치병설' '귀신치병설' '질병천명설' '질병의지설' 그 밖의 '병리설' 을 소개했다. 여기에서 분명히 지적할 수 있는 것은 무술적 '병리' 가 인체의 형태적 병리 개변을 기초로 해서 질병을 분석하고 있는 것이 아니라는 점이다. 우리들은 지금까지 수많은 '병리설' 을 살펴봤다. 그들 병리설은 사람들의 일반적인 경험과 추측, 경험을 초월한 감각적 지혜로부터 온 것이며 농후한 사회의식을 갖고 있다. 따라서 그것들은 일반적인 도리를 설명하는 분명한 방법을 버리고 직접적으로 자기의 불가사의한 연상을 표현하고 있는 것이다. 그것은 신화와 전설 및 민속문학과도 닮은 점이 있는 병리 이론이며 매우 넓은 민간에 기초를 갖고 있다. 따라서 민간의식의 어떤 종류에 귀결시킬 때에만 비로소 이해할 수 있다. 그것은 과거에 이미 존재했던 것이고, 또한 오늘날 혹은 미래에까지도 역시 사람들 속에 존재할 가능성을 갖고 있는 것이다. 이것은 깊이 고려하지 않으면 안 될 점이다.

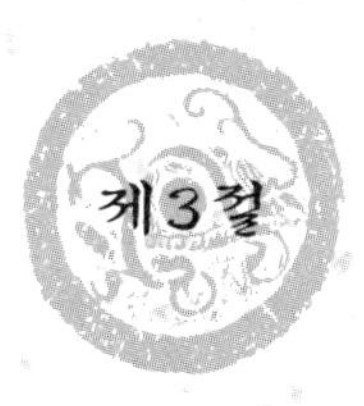

제3절

무술적 진단예측술

미래를 지향하는 신비주의 사상을 받아들여 호기심에 휘말린 나머지 인간은 언제나 미래를 예지한다든가, 또는 아직 발생하지도 않았으며 헤아리기도 어려운 사물을 알고 싶어한다. 때문에 인간은 앞선 지식을 믿고 '신의 계시'가 있는 것을 믿으며 운명을 믿고 길흉의 징조를 믿으며 만능인 상제가 배후에 있으면서 자신의 모든 것을 살피고 있다고 믿는다. 그와 동시에 인간은 점차적으로 미래를 예측하는 데 쓰이는 '지식' 및 '방법'을 몸에 익혀왔다. 인류는 이렇게 해서 한 걸음 한 걸음씩 미지의 세계로부터 오늘의 문명으로까지 발전해왔다.

— 필자의 일기에서

무술적 '진단예측술'은 통속적으로는 무술적 '상술'이라고도 불린다. 이러한 상술이 처음 나타난 것은 전국시대 말기쯤이었다. 『순자』 비상(非相)에는 "상인(相人)이란 옛날에는 없었고 학자는 말하지 않았다"고 적혀 있다. 그러나 '상술'의 영향이 가장 컸던 시대는 서한이다. 그 뒤 수천 년의 변화와 발전을 거쳐 상술은 이미 다음의 내용을 갖는 체계가 되었다.

1. 점성술
2. 점서술(占筮術) · 점복술

3. 인상술 · 골상술('골상'이라고도 한다)

4. 수상법

5. 풍수술

6. 참위술

7. 몽점술

8. 기타 진단예측술

다음에 그 몇 가지를 소개하겠다. 점성술은 또한 '별점술'이라고도
한다. 그것은 별의 운행을 관찰하여 인사의 화복을 예언하는 것으로 천
문 및 역법과 관련 있는 예측 방법이다. 즉 고대의 천문 및 역법을 기초
로 하고 있다. 이를테면 중국에서 혜성에 관한 가장 이른 기록은 기원
전 613년에 있다. 『춘추』 문공 14년에는 "가을 7월 성패가 나타나 북두
로 들어갔다"고 적혀 있다.

'천인상응' 관의 영향을 받아 혜성의 기록까지도 포함한 천문학의 관
측은 인사의 변동을 설명하는 일에 사용되었다. 『회남자』 병략훈에는
다음과 같은 기록이 있다. "무왕, 주를 정벌하는데 동쪽으로 향해 세
(歲)를 맞이해서 범(氾)에 이르면 물이 있고 공두(共頭)에 이르러서 떨어
졌다. 혜성이 나와서 은나라 사람에게 그 자루를 준다."

점성술은 일찍이 중국 여러 시대에 유행했다. 그것은 고대 천문학의
발전에 어느 정도의 영향을 끼쳤다. 동시에 객관적으로는 중의학의 오
운육기(五運六氣)라는 학설의 발생과 발전을 가져오게 했다. 예를 들면
그 가운데 28수(宿)의 순서, 방위, 위치의 전환이라고 하는 문제에 관해
그 나름으로 상응시켜 자연의 변화와 질병의 발생을 추측하는 많은 이
론을 탄생시키고 있다. 이를테면 『황제내경』에도 5성의 변화를 가지고
인체의 오장과 그에 상응한 병변이 생기는 것을 예시하는 논술이 있다.

점성술적 예측의 특징은 길흉을 예측하는 일에 한정되고 그 판단에는 강한 방위성과 시간성을 갖는 것이지만 구체적인 부위는 그다지 명확하지 않은 점이 있다.

인상술은 사람의 얼굴상을 관찰하여 그 길흉과 영고성쇠를 판정하는 것이다. 그것은 한나라 때 크게 발전해서 이미 완성한 방법이 되었다. 인간의 얼굴형, 오관, 골격, 기색, 자태, 손금을 통해 길흉, 생사, 화복, 귀천 등을 추단한다. 그 가운데서 얼굴형을 주로 하는 것을 '상면(相面)'이라 하고, 사람의 몸 전체를 주로 하는 것을 '상인(相人)'이라 한다. 『한서』 예문지에는 '상인'이 24권이나 있다. 이 정도로 긴 문장에서 상술을 논술하고 있다는 데서도 알 수 있는 것처럼 당시의 상술은 확실히 상당한 규모로까지 발전하고 있었다. 고대에는 전문적으로 인상을 보는 것을 직업으로 하는 '상사(相士)'가 있었다. 인상은 일반적으로 이마의 넓이, 코의 높이와 형상, 눈썹 사이의 넓이, 아래턱의 크기와 요철에 의해 판단한다. 일반적으로 통통하고 풍만해서 사각지고 높은 것을 장수의 표식이라 하고, 그 반대로 빈약해서 가늘고 오목한 것을 질병과 일찍 죽을 표식이라고 한다. 상술은 고대에 사람을 관찰할 뿐 아니라 동불의 질병이나 수명까지도 예측했다. 상마술, 상우술 따위가 그것이다. 『수서』 경적지에는 『상마경』 『상압경(相鴨經)』 『상계경(相鷄經)』 『상아경(相鵝經)』 『상패경(相貝經)』 『상곡경(相鵠經)』 따위에 관해 적고 있다. 동물의 상술은 주로 고대의 동물에 관한 해부 지식에 기초해 동태와 정태를 결합시켜 그 동물의 건강 상태를 검증한 것이다. 또한 당연히 동물의 털 색깔에 의해 판단한 것도 있는데 그 원리는 사람의 상술과 같다.

『좌전』 문공 원년에는 "왕은 내사인 숙복(叔服)으로 하여금 장례식에

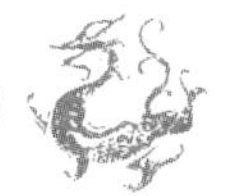

오게 했는데 공손오(公孫傲)는 그가 사람의 상을 잘 본다는 것을 듣고 그 두 아들을 보였다"고 적혀 있다. 『사기』 회음후열전(淮陰侯列傳)에는 "귀천은 골격에 있으며 근심과 기쁨은 용색에 있다"고 하고 있다. 이처럼 인간의 귀천은 골격 구조에 의해서 결정되는 것이라고 여기고 있었다. 『후한서』 마원전(馬援傳)에는 또 다음과 같은 기록이 있다. "마원이 상마술을 행했을 때의 일이지만 의(儀)씨의 기(蘄), 중백씨의 입과 이빨, 사씨의 입술과 갈기, 정씨의 신체 등 몇 가지 골상법을 참고해 좋은 말을 골랐다"고. 당시 상술은 민간에서 이미 많은 학파를 형성하고 있었다는 것이 엿보인다.

『북사』 조탁전(朝倬傳)에는 다음과 같이 적혀 있다. "상(上)이 탁에게 말하기를 짐은 경에게 애석하게 여기는 바가 없다. 다만 경의 골상이 귀티가 나지 않을 뿐이다"라고. 인상이 귀티가 나지 않아서 중용되지 않았다는 것은 확실히 매우 희귀한 일이다. 상술에서는 인간의 갖가지 자태 및 얼굴형에 기초해서 질병의 예후를 예측, 진단한다. 『장단경(長短經)』 찰상편(察相篇)에는 『상경』의 주석을 인용해 다음과 같이 적고 있다. "5색은 사계절을 가지고 판단하는데 봄의 3개월 봄의 청색(왕월)이 왕, 적색은 재상, 백색은 죄수, 황과 흑의 2색은 죽음. 여름의 3개월, 적색이 왕, 백색과 황색 모두 재상, 청색은 죽음, 흑색은 죄수. 가을의 3개월, 백색이 왕, 흑색은 재상, 적색은 죽음, 청과 황 2색은 모두 죄수. 겨울의 3개월, 흑색이 왕, 청색은 재상, 백색은 죽음, 황과 적 2색은 죄수."

여기에서 말하는 왕(王), 재상(宰相), 죄수(囚), 죽음(死)은 각각 그 계절에서의 인간의 대길, 길, 흉, 대흉의 정도를 제시하고 있다. 그리고 색의 규정은 대체로 오행학설의 이론에 기초해 제정된 것이다. 그것은

『황제내경』이라는 중의학 최초의 경전 속에 있는 망진(望診)에 관한 4계절의 색 변화의 순서와 완전히 일치하고 있다. 이를테면 봄은 목에 속하는데 청색은 봄에 대길한 색이 된다. 적색은 화에 속하며 목의 아들인데 상생의 세력을 받았으므로 적색도 길한 색에 속한다. 백색은 금에 속하는데 금은 목을 극하는 것이며, 청색도 상극의 색이 되기 때문에 흉하게 되는 것이다. 황색은 토의 색이며 흑색은 수의 색이다. 목은 토를 극하는 것이므로 황색은 죽는 색이 된다. 또한 토는 수를 극하기 때문에 흑색도 또한 죽음의 색이 된다. 이와 같이 유추해간다.

왕부(王符)는 『잠부론』 제6권에서 상법을 아래와 같이 총괄하고 있다. "사람의 상법은 혹은 얼굴에 있고, 혹은 수족에 있으며, 혹은 보행에 있고 혹은 음성의 울림에 있다. 얼굴은 박평(얼굴이 넓으면서 펑퍼짐한 것)하고 윤택을 바라고, 수족은 섬세하고 밝고 곧기를 바라고, 보행은 조용하고 평온하며 덮어 실은 것 같음을 바라고, 음성은 온화하고 중궁함을 바란다. 머리와 얼굴 및 손발의 모양새, 골절은 모두 서로 대칭하는 것을 바란다. 이것이 그 대략의 요점이다."

상법(相法)의 총합적 원칙은 느슨한 생태에 있으며 대칭적, 단정, 넓고 여유가 있어서 답답하지 않고 평평하게 뻗친다는 것 등이다. 그것은 또 인간의 얼굴색 및 동작, 얼굴의 길이 및 너비, 음성의 높낮이, 매끄러움, 쉰소리 따위 사소한 차이에도 주의를 기울인다. 이러한 차이는 인간의 생활에 상응하는 나름의 차이를 갖는다. 이 출발점은 틀림없이 진보적인 것이며 객관적으로는 중국 고대 체질학의 탄생을 가져오게 했다. 중의학 체질 학설의 형성과 발전은 고대 상법의 이론에 기초해서 창시된 것이다. 그것은 이미 상한체질학설, 온병체질학설, 침구체질학설 등으로 된 체질학 체계를 형성하고 있다. 이를테면 일찍이 『영추』

음양이십오인편 및 『소문』 이법방의론에서 고대의 상술 이론에 의해 인간을 음양 25인, 25종류로 나누고 있다. 그 속에서는 인간의 피부색, 좋아하고 싫어함, 장수와 요절, 질병, 심리 등을 5행학설에 좇아 어느 정도까지 구별하고 있다.

〈도표 16〉 음양에 의한 25인 표

사람의 유형	피부색	머리	얼굴	어깨	등뼈	수족	정서	수요(壽夭)	병
목형의 사람	靑	小	長	大	등은 곧바로	수족이 좋다	노심초사 多才, 걱정 많음	봄·여름은 잘 견디고 가을·겨울은 못견딤	발의 厥陰肝病
화형의 사람	赤	小	脫	肩背에 근육		작다	불신 심사숙고 性急	夭折, 急死	마음의 질환, 손의 少陰心病
토형의 사람	黃	大	円	아름다운 肩背	大腹	허벅지는 아름답고 수족에 살이 붙다	다정다감 사람을 이롭게 하고 권세를 싫어함	봄·여름은 잘 견디고 가을·겨울은 못견딤	발의 太陰脾病, 胃病
금형의 사람	白	小	方	작은 肩背	小腹	손은 작고 몸은 빠르다	性急, 精悍	봄·여름은 잘 견디고 가을·겨울은 못견딤	손의 太陰肺病
수형의 사람	黑	大,顧	凹凸	小	걷자 몸이 흔들림	움직이지 않음	사람을 존경하지 않고 두려워하지 않고 기만함	살해됨	腎病

당연한 일이지만 상술학에서는 인종의 형태 및 대소, 여위고 가냘픔, 넓고 좁음의 차이와 인간의 부귀 및 수명의 장단 등을 고정적으로 결합시킨다. 게다가 그것을 사회의 이러저러한 현상, 국가의 흥망과 성쇠, 자연계의 재해에까지 짜맞추어 해석한다. 이것은 분명한 억지이고 경우에 따라서는 황당무계한 것이기도 하다.

상술은 중국 고대의 일반인(특히 민간인)의 천명, 수명의 장단, 부귀에 대한 견해를 대표하고 있다. 도표 16을 참조하기 바란다.

상술에서는 인간의 체질적 차이에 대한 관찰이 지극히 미세하면서도 상세하다. 그 허다한 내용은 날카로운 통찰력과 과학적인 예측성을 보여주는 것들이다. 그것은 또 인류가 계통적으로 미지의 영역을 추측하는 길로 한 발짝 크게 내디딘 것이기도 하다(이 한 발짝은 원래 모르는 것이 없는 선지식의 성자 대열로 내디디고자 했던 것이다). 고대에는 유명한 상술가가 있었고, 그들이 길흉과 화복을 예측했던 많은 이야기가 있다. 전국시대의 위나라 당거(唐擧)는 당시에 유명한 상술가였다. 전설에 따르면 이태(李兌)가 당거에게 자신의 상을 보였을 때 당거는 그가 1백 일 이내에 국가의 대권을 수중에 넣을 것이라고 예측했다. 그 밖에 채택(蔡澤)이 자신은 몇 년쯤 살겠냐고 묻자 당거는 "이로부터 43년간 더 살겠다"고 답했다. 이 예측들은 모두 적중했다.

또한 한나라 초기의 허부(許負)도 당시에 유명한 상술 전문가였다. 『사기』에 따르면 한나라 문제 때 등통(鄧通)은 대단한 총애를 받고 있어서 허부에게 운명 감정을 시켰었다. 그 감정 결과는 등통이 마지막에는 가난해서 굶어 죽을 것이라는 것이었다. 한 문제는 그 말을 믿지 않고 "짐은 등통을 큰 부자로 만들어서 가난이라든가 굶주림 따위를 알지 못하게 하겠다"고 했다. 그리고는 금은 주화를 주조하는 권한을 등통에게 내렸다. 등통이 주조한 돈은 전국적으로 유통되고 그는 나라 안에서 손꼽히는 부호가 되었다. 그런데 한나라 경제(景帝) 때에 이르자 등통의 가산은 전부 몰수당하고 결국은 가난뱅이가 되어 남의 집에서 얻어먹다 죽었다.(『사기』 영행열전 참조) 전설에 따르면 주아부(周亞夫)는 제후로 책봉되기 전에 허부에게 운명 감정을 부탁했었다. 허부는 "3년 뒤에 제후로 책봉되고 그 8년 뒤에는 장상이 되어 국가의 대권을 주무르는 고귀한 신분이 될 것이다. 그러나 그로부터 9년 뒤에 그대는 굶어 죽을 것이다"라고 했다. 뒷날 과연 허부가 말한 대로 모두 적중했다. [『사기』 강후세가(絳侯世家) 참조]

상술가 가운데는 한나라 때 유명한 '의성(醫聖)'인 장중경과 화타가 있다. 전설에 따르면 한나라 때 제주를 주관하는 유계염(劉季琰)이 정신이 이상해져서 치료를 하고자 명의를 찾아갔다. 화타는 그 병세를 분석하고 다음과 같이 말했다. "9년 뒤에 계염의 병은 재발할지도 모르겠다. 발작에 앞서서 예감이 있겠지. 역시 정신병이다. 병이 일단 일어나면 반드시 죽게 될 것임에 틀림없다"고. 그 뒤 역시 화타의 말대로 되었다. 언젠가 장중경은 시중벼슬에 있으면서 문학자인 왕중선(王仲宣)을 만나게 됐다. 그때 왕중선은 스무 살을 겨우 넘었을까 말까 했는데 장중경이 말했다. "그대에게는 병이 있다. 만약 치료하지 않으면 40세 때 눈썹이 빠지게 될 것이다. 눈썹이 빠지고 반년 뒤에 죽게 된다"고. 그리고는 왕중선에게 오석탕을 주면서 약을 복용하고 질병을 더 이상 악화시키지 말라고 일렀다. 그런데 왕중선은 귀담아들을 필요조차 없는 허망한 말이라고 생각하며 마지못해 약을 받기는 했지만 복용은 하지 않았다. 3일 뒤 장중경은 다시 왕중선을 만나게 되었을 때 "오석탕을 복용했는가"라고 물었다. 왕중선은 "벌써 마셔버렸습니다"라고 대답했다. 그러자 장중경은 화를 버럭 내면서 "그대의 안색을 보면 약을 마셨다고 생각되지 않는다. 왜 자기의 명을 천대하는가"라고 꾸짖었다. 왕중선은 그 뒤에도 충고를 받아들이지 않았다. 20년 뒤에는 정말로 눈썹이 빠지고 187일 뒤에 죽었다.

상술로써 질병의 예후를 진단한 것에 관해서는 또 다른 유명한 예가 있다. 그것은 편작이 제나라 환후의 질병을 살폈을 때의 일이다. 편작은 처음 제나라 환후(桓侯)를 만났을 때 그 자리에서 그의 살갗에 병이 들었다고 단언했다. 두번째 만났을 때는 그의 병이 혈맥에 있다고 단언했다. 세번째 만났을 때는 다시 병이 위장에 있다고 단언하고, 네번째 만났을 때는 병이 골수에 들었다고 예측했다. 다섯번째 만났을 때에는 온몸에 병이 퍼져 마침내 제나라 환후의 병은 손쓸 방법이 없게 될 것이라고 단언했다. 결과는 그대로였다.

골상술에서는 골상의 기초가 되는 골격의 해부에 관해 말하지 않으면 안 된다. 골상의 탄생과 발전은 의심할 필요 없이 그 지식을 충실히 쌓아왔다. 그것은 『영추』 골도편(骨度篇)에 충분히 반영되어 있다.

인상술은 실제로는 골상술의 일부이다. 그것은 인간의 얼굴 부위를 인체의 장부 관계와 대응시켜 인간의 얼굴에 단정하게 앉아 있는 인체의 구조도를 배치하고 있다. 『영추』 오색편에는 다음과 같이 적혀 있다. "정(庭 : 앞이마)은 수면이 되고, 궐상(闕上 : 인당 위)이 인후가 되고, 궐중(闕中 : 인당이 있는 곳)이 폐가 되고, 하극(下極 : 양쪽 눈 안쪽 눈초리 사이)이 심이 되고, 직하(直下 : 콧대의 중앙)가 간이 되고 간의 왼쪽이 쓸개, 아래(콧대 아래쪽)가 비가 되고, 방상(方上 : 코끝)이 위가 되고, 중앙(광대뼈 아래)이 대장이 되고, 대장을 끼고 있는 것이 신이다. 신에 당하면(신 아래) 배꼽이 되고, 면왕(面王 : 코끝)의 위가 소장이 되고 면왕의 아래가 방광 · 자처(자궁)가 되고 광대뼈가 어깨가 되고 광대뼈 뒤가 팔이 되고 팔 아래가 손이다. 눈 안쪽 눈초리 위가 응유(膺乳 : 젖가슴)가 되고 승을 끼고서(귀젖 앞) 위쪽이 등이 되고 아차(牙車)를 둘러서 아래(저작근 아래)가 넓적다리가 되고, (아차와 저작근) 중앙이 무릎이 되고 무릎 아래가 정강이가 되고, 정강이 아래가 발이 되고 거분(巨分 : 비순구)이 고리(股里)가 된다."(안면부 상술도 참조)

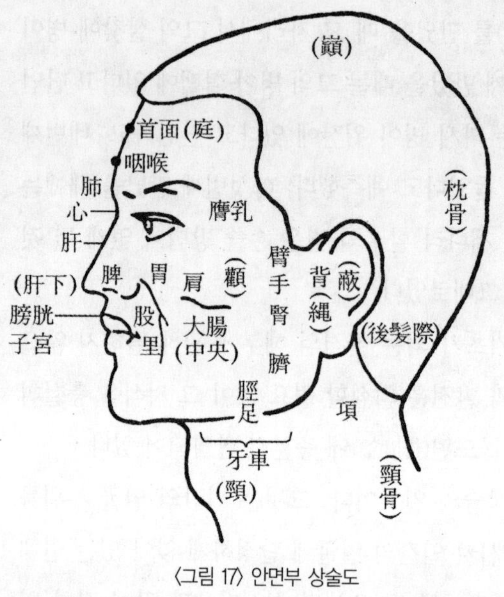

〈그림 17〉 안면부 상술도

얼굴색에 관해 중의학에서는 백색이 허한증, 실혈증을 주로 나타내고 황색이 허증·습증을, 적색이 열증을, 청색이 한증·통증·어혈증·경풍증을, 흑색이 신허(腎虛)·수음증·어혈증 따위를 주로 나타낸다. 안면에서는 궐중(인당)과 면왕(코끝)이 가장 중요하다. 전체적 분포의 원칙은 "명당(코)의 뼈는 높이 일어나서 평평하게 곧으며, 오장은 중앙에 차례로…… 진색(오장의 본색)을 지니고 있으며 병색은 보이지 않고 명당은 윤택하고 맑아야 한다."(『영추』 오색편)

어떻게 해서 안색으로 병상을 식별하는 것일까. 옛날 사람들의 생각으로 질병적 안색이라는 것은 황폐한 빛이 있고 까라져 있으면 병상은 꽤 중하고 안색이 밑으로부터 위로 향해 나빠졌으면 병의 진행이 빠르다. 병색이 위에서 아래로 진행되며 구름이나 안개처럼 흩어져 있으면 병상은 쾌차하는 쪽으로 향하고 있다. 그것은 오장마다 각각 본래의 색이 있기 때문이다. 이를테면 심은 적색이고 폐는 백색이며 비는 황색이고 신은 흑색이고 간은 청색이다. 이 본래 색이 밝고 윤기가 있으면 건강한 것이다. 무릇 외부의 장부 색이 내부로 퍼져 들어가는 것은 질병이 밖에서부터 안으로 전이하고 있음을 의미한다. 장부의 색이 외부로 퍼져나가는 것은 질병이 안에서부터 밖으로 전이하는 것이다. 환자의 예후를 관찰하는 경우 대개 좌우의 뺨이 적색으로 엄지손가락만큼 커질 때는, 가령 병이 어느 정도 호전하고 있을지라도 갑자기 죽을 가능성이 있으며, 만약 이마에 검은색이 나타나 있고 그 크기가 엄지손가락만한 것이라면 발병하지 않고 갑자기 죽을 수 있다는 것이다.

인간의 장수와 요절에 관해 『영추』 음양이십오인편에는 다음과 같이 적혀 있다. 형색의 상극 관계로부터 7세, 16세, 25세, 34세, 43세, 52세, 61세는 모두 인간들에게 위험한 연령이다. 고대에는 기년(忌年)이라 해서 그해에는 "스스로 안정하고 조심하면 병환을 멀리할 수 있고 그렇지 않으면 근심 걱정거리가 생긴다. 이때를 당해서 간교한 일을 하지 말아야 한다. 이것을 그해의 금기라고 한다"고 적혀 있다.

수상법은 손의 모양과 손금을 보는 것을 말한다. 그것은 인간의 손바닥 무늬를 가지고 질병, 수명의 장단, 화복을 추측하는 상법이다. 손바닥에는 일반적으로 그것을 몇 가지로 나누는 방법이 있는데 거기에 8괘 및 12장부, 5행 따위를 배합한다. 손바닥 무늬는 사람에 따라 저마다의 특징이 있다. 유전학적 입장에서 볼 때 인체 염색체의 질병은 종종 손바닥 무늬에 나타난다. 이를테면 염색체의 13번째인 X염색체의 삼연증(염색체가 1개의 여분이 있다)과 21번째인 X염색체의 삼연증은 손바닥 무늬에서 손바닥을 가로지르는 한줄기 무늬로 나타난다. 이러한 수상을 갖게 되는 주된 원인은 거개가 선천성 치매증의 경우이다. 오늘날 유전학자의 분석에 따르면 손가락 및 손바닥 무늬가 다른 것에 기초해 40종류 이상의 유전적 질병을 진단할 수 있다고 한다.

아무튼 옛사람들의 손바닥 무늬에 대한 관찰은 창의와 지혜가 가득

찬 것이었다. 당연한 일이기도 하지만 이러한 수상법은 중국에만 있는 것이 아니라 집시 사이에서는 옛날부터 유행했다. 그러나 손바닥을 관찰하여 의학의 진단, 예측 방면에 운용한 것은 중의학이 가장 상세하다고 할 수 있다.

중의학의 사고방식으로는 집게손가락 무늬는 수태음폐경에서 갈라선 하나의 가지인데 특히 아이들의 집게손가락 무늬의 변화는 중요한 의미를 갖는다고 말하고 있다.

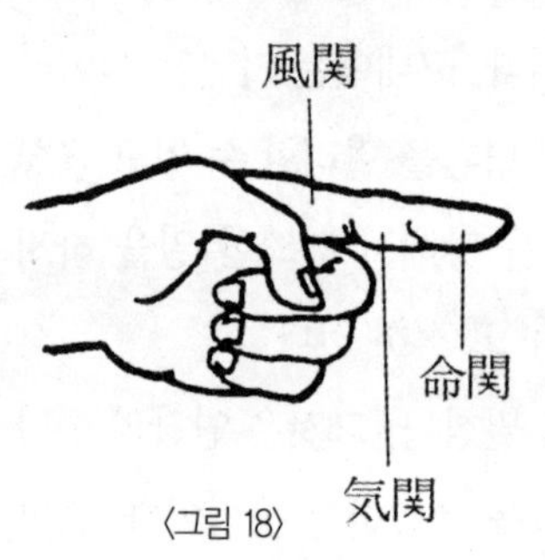

〈그림 18〉

집게손가락 무늬는 '풍(風)' '기(氣)' '명(命)'이라고 하는 3관으로 나뉜다. 즉 제1관은 '풍관', 제2관은 '기관', 제3관은 '명관'인 것이다.(그림 18 참조) 풍관, 기관, 명관은 아이들 질병의 심도를 나타낸다.

손가락 무늬의 형색이 제1관절의 풍관에 있을 때는 질병이 얕게 있으므로 치료하기 쉽다. 그러나 제2관절의 기관에 있을 때는 질병이 꽤 중한 편이다. 무늬의 형상이 위로 올라가 제3관절을 침입했을 때 질병은 매우 중하고 치료하기 어렵다. 그것이 명관을 넘어 손톱 뿌리까지 있으면 병상은 위중하다.

집게손가락 무늬의 색깔에 관해서는 짙은 붉은색 및 어두운 자색이면 사열내울(邪熱內鬱 : 사열이 안에 울체한 것)에 속한다. 무늬 색깔이 떠 있으며 이슬과 같으면서 선홍색이면 외사가 침입한 것에 속한다. 색깔이 담홍색이면서 약하게 비치고 있으면 중기겁약(中氣怯弱)으로 영위가 충실하지 못한 증상이며 허한에 속하는 경우가 많다. 색깔이 황색이면 병은 비위에 있고, 흑색이면 주로 중오증(中惡症)이다. 색깔이 청색이면 '경풍추축(驚風抽搐 : 몸을 뒤트는 경기)'일 경우가 많다. 색깔이 백색이면 대부분 감증(疳証)에 속한다. 손가락 무늬의 형태도 환자의 질병에 따라서 많은 차이가 있다. 다음의 그림을 참조하기 바란다.

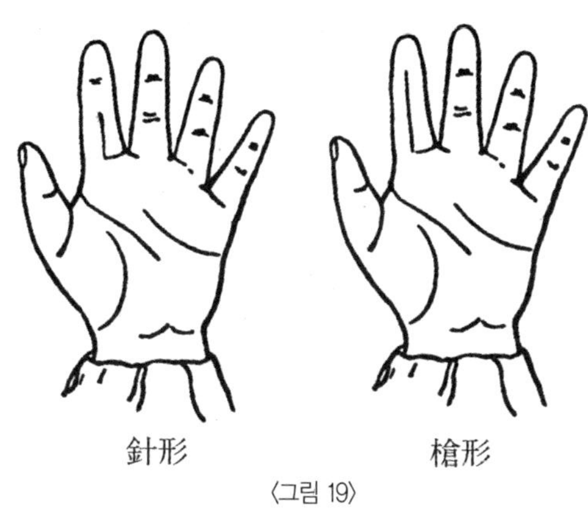

〈그림 19〉

■ 침형·창형의 무늬는 주로 담열증이다.(그림 19)

■ 뱀이 기어가는 형상의 무늬는 주로 토사증이고 뱀이 기어오는 형상은 주로 감증이다.(그림 20)

■ 활을 당기는 형상은 주로 감기요, 활이 휘는 증상은 주로 담열이다.(그림 21)

■ 왼쪽으로 기울어진 좌사(左斜)의 무늬는 주로 상해증이며, 오른쪽으로 기울어진 우사의 무늬는 주로 한병이다.(그림 22)

■ 3관을 관통한 무늬는 '간목(肝木)의 항진'을 주로 나타내며, 비기(脾氣)가 크게 낭패해서 위험한 증상이다. 3관을 통과해서 손톱 뿌리까지 뻗친 무늬는 '간기항진'을 주로 나타내며 비기가 대패한 위험증인

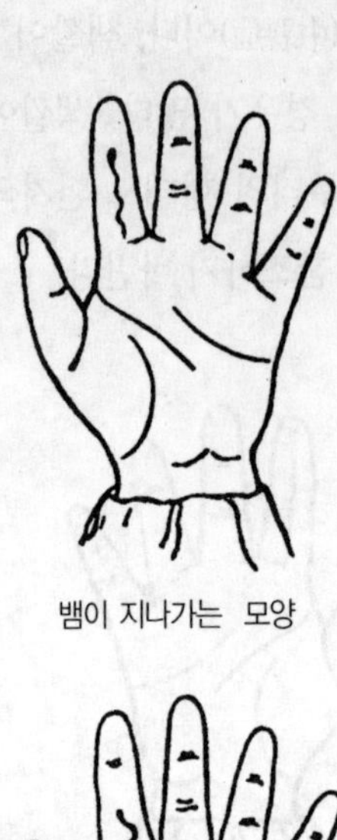

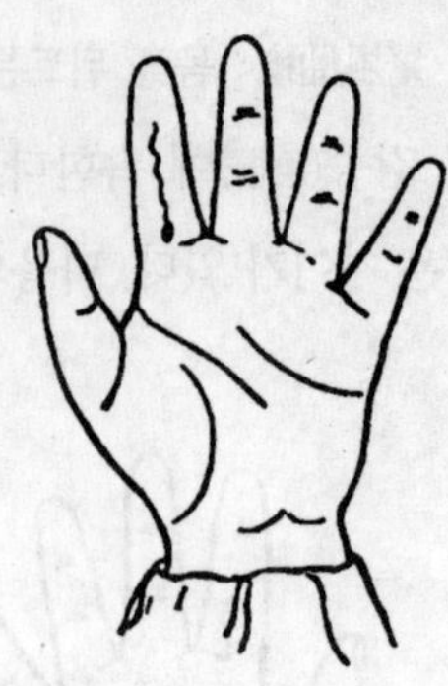

뱀이 지나가는 모양　　　　　　　뱀이 기어오는 모양

〈그림 20〉

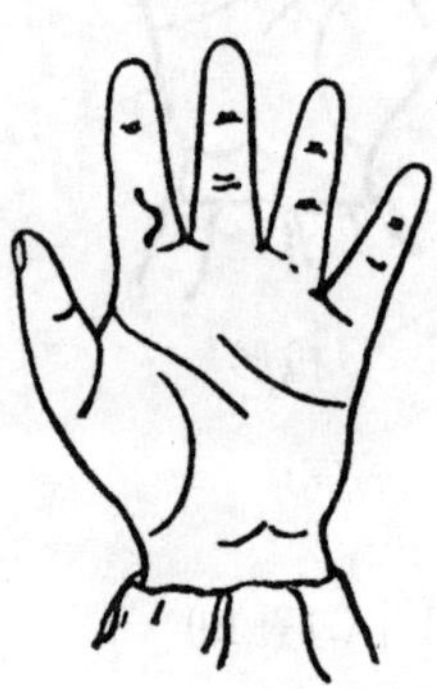

활을 당기는 모양　　　　　　　활이 휘는 모양

〈그림 21〉

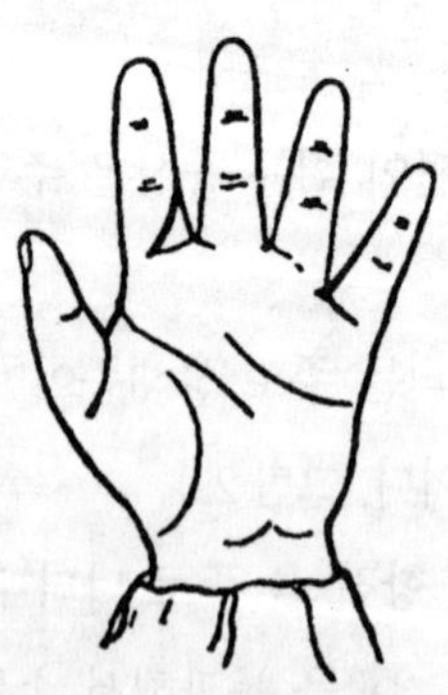

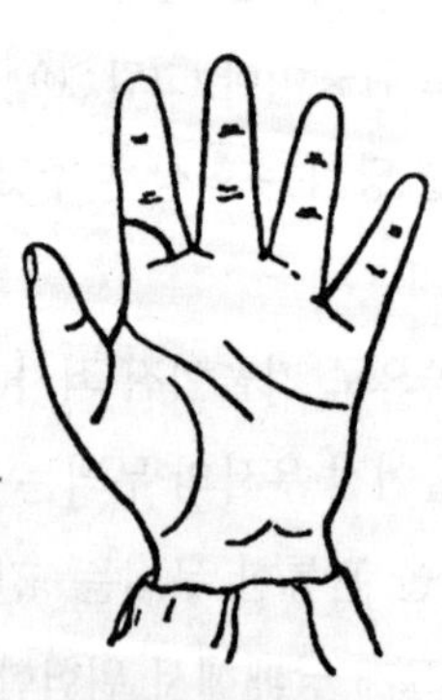

왼쪽 기울기 무늬　　　　　　　오른쪽 기울기 무늬

〈그림 22〉

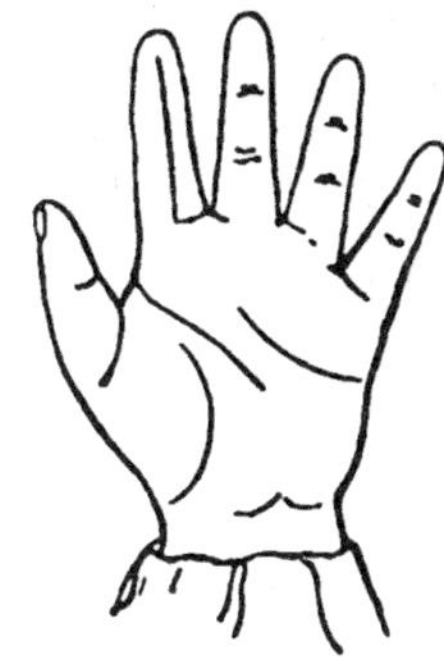

손가락의 3관을 관통하는 무늬

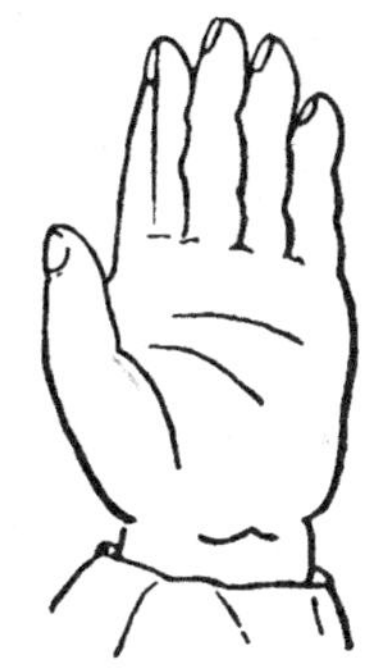

3관을 관통하고 손끝까지 닿는 무늬

〈그림 23〉

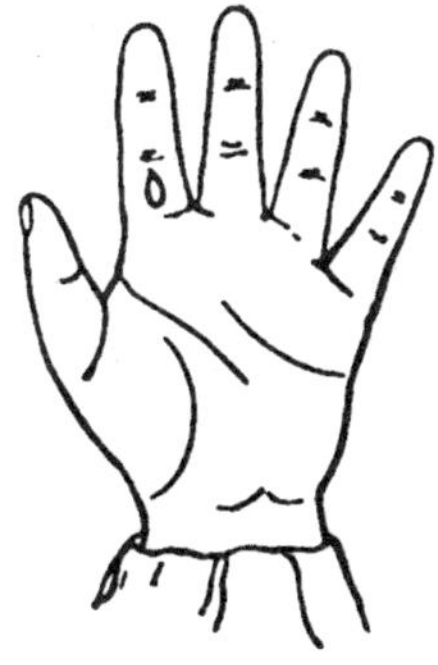

긴 타원형

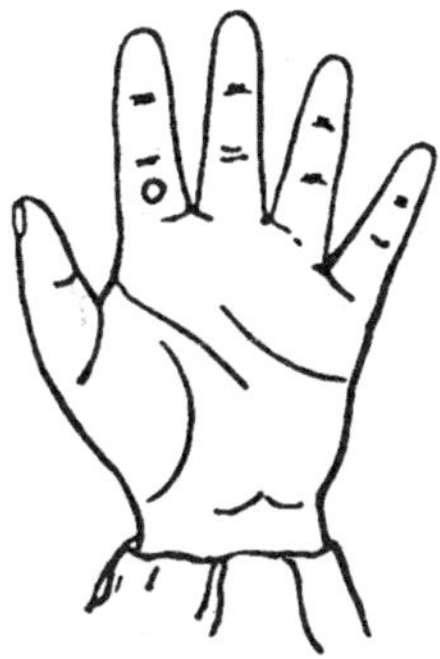

진주형

〈그림 24〉

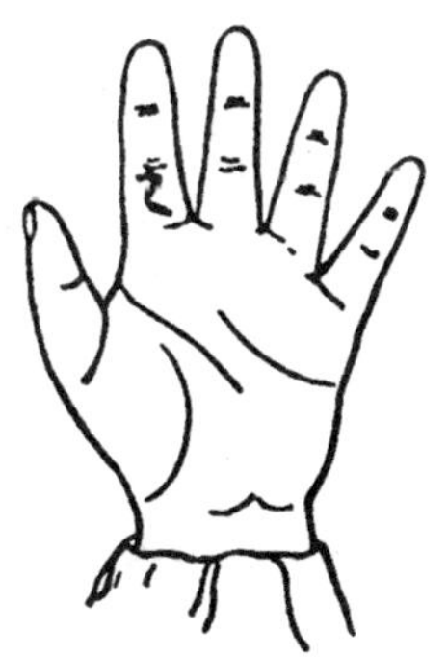

을자형(乙字形)

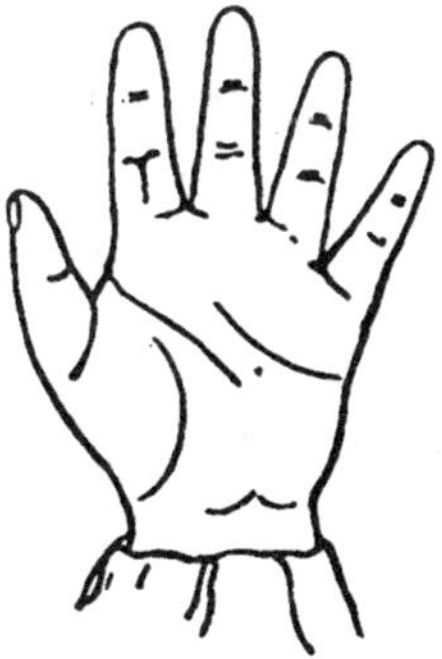

이차(二叉)의 갈고리(鉤形)

〈그림 25〉

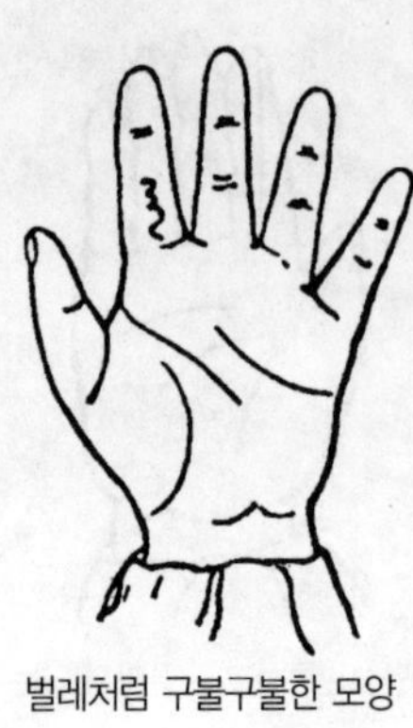

벌레처럼 구불구불한 모양

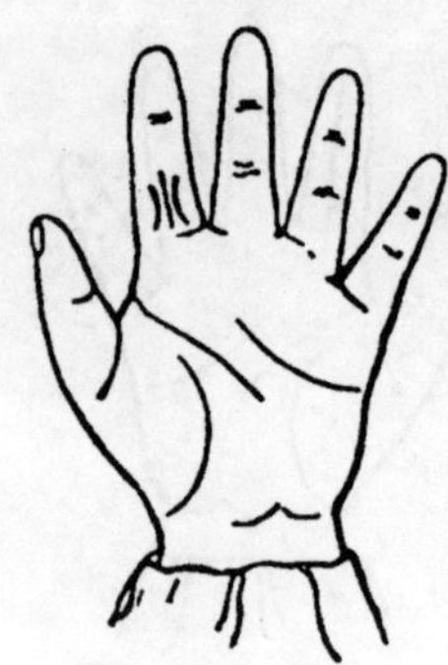

수자형(水字形)

〈그림 26〉

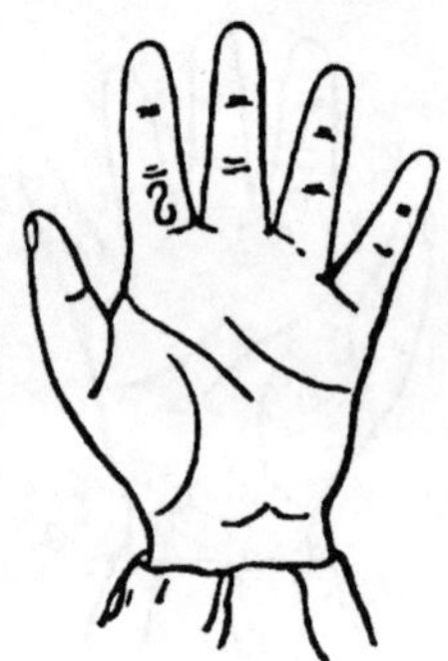

가락지 모양

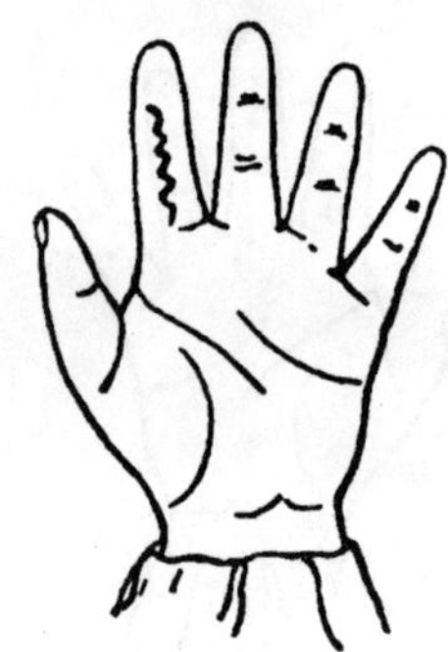

긴 벌레 모양

〈그림 27〉

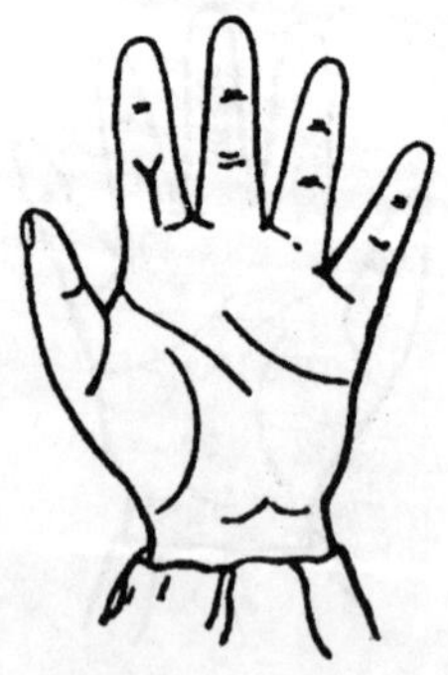

물고기 뼈 모양

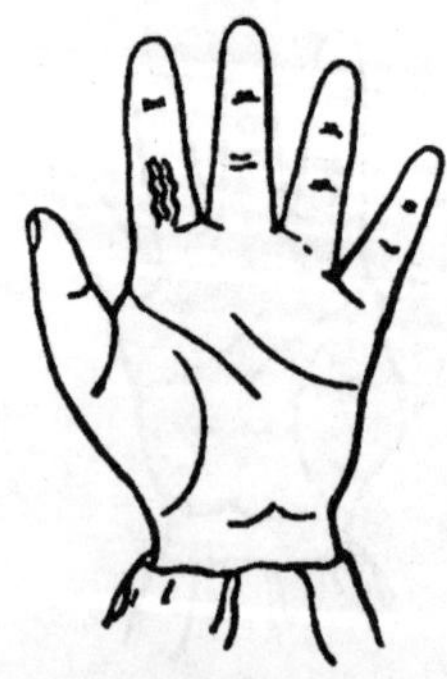

지렁이 모양

〈그림 28〉

것이다.(그림 23)

■ 긴 타원형은 식상을 주로 나타내며 진주형은 내열증을 주로 나타낸다.(그림 24)

■ 을자형은 경풍추축을 주로 나타내고 2차의 갈고리형은 비위가 날 것이나 차가운 것에 상한 것을 주로 나타낸다.(그림 25)

■ 벌레처럼 꾸불꾸불 구부러져 있는 형은 딱딱해서 소화하기 힘든 먹을 것에 상한 것을 주로 나타내고, 물 수(水)자형은 해수증을 주로 나타낸다.(그림 26)

■ 반지고리형은 토사증 및 감증을 주로 나타내며 기다란 벌레처럼 굽어 있는 형은 적체증을 주로 나타낸다.(그림 27)

■ 물고기뼈형은 경풍증을 주로 나타내며 얼크러진 벌레형은 회충이 위장에 있는 것을 주로 나타낸다.(그림 28)

점복술을 사용해 질병을 진단하고 생사를 예측하는 것은 갑골문 속에 벌써 기록되어 있다. 당시의 점복은 주로 거북점과 산가지점(占筮)의 2종류였다. 점을 칠 때 거북점은 거북 껍질을 불 위에 올려놓고 금이 가서 터질 때까지 굽는다. 그 금이 가서 터진 무늬를 보고 길흉과 화복을 추측하는 것이고, 산가지점은 시초를 벌려놓아 생긴 괘상의 수를 사용해 점을 치는 것이다. 일반적으로 말한다면 거북 껍질을 가지고 점을 치는 것은 가장 원시적인 것이다. 산가지로 치는 점은 상고인들이 자연계와 사회적 현상의 변화를 숫자의 배열과 짜맞추고 그 관계에 따라 인식했던 것이다. 산가지로 점치는 것은 거북 껍질로 점치는 것보다는 훨씬 융통성 있는 것으로 배열의 짜맞춤에 따라 훨씬 많은 답을 제공한다.

그런데 고대에는 종종 양자를 함께 사용하기도 했다. 이를테면 주나라 무왕이 주를 토벌할 때 그 길흉을 점쳐보도록 명령했는데 그 결과는 역괘의 흉상이었다. 태부(무왕)는 시초를 옆으로 젖혀놓고 귀갑을 던져 박살을 내고는 "마른 뼈와 죽은 풀로써 어떻게 길흉을 알 수 있다는 말인가"라고 했다. 그 후에 출병해서 토벌했는데 크게 승리를 거두었다. 산가지로 점치는 데에서 변화한 8괘, 게다가 64괘는 후세의 중의학에 이론적 근거를 제공했다.

몽점의 예칙

점복과 관련한 예측 방법으로는 몽점이 있다. 제1장에서 이미 꿈과 질병의 관계에 대해 검토한 바 있다. 옛사람들은 영혼이 꿈과 관련 있다는 관점에서 그 관계를 움켜쥐었다. 그것에 의해 꿈과 인체의 생리 및 병리, 일상생활과 뜻밖에 일치하는 일이 있다고 하는 결론을 얻었다. 그리하여 그 결론을 자신의 체험에 의해서도 증명하고자 했던 것이다. "낮에 생각하는 바가 있으면 밤에 꿈에서 볼 수 있으며, 밖에서 감촉한 바가 있으면 반드시 안에서 형상화한다"는 것이다. 이처럼 몽점은 비교적 일찍부터 정신분석적 요소를 가지고 있었다. 이를테면 『영추』 음사발몽편(淫邪發夢篇)에는 다음과 같이 적혀 있다. 꿈에 나타나는 원인은 "정기와 사기가 밖에서부터 안으로 침습해서 아직 일정하게 깃들 곳이 없는데 도리어 장을 방탕하게 해서 안정할 바를 얻지 못하고 영위와 함께 돌아다니며 혼백과 같이 비양(飛揚)해서 사람의 잠자리를 편안하게 하지 못하고 꿈을 즐긴다"고. 그런데 이 문장에서 말하는 꿈의 본질은 역시 명확하지 못하며 혼백의 범위를 벗어나는 것이 아니다. 다만 꿈은 장 속에 있으며 밖으로부터 온 것이고 장의 기(臟氣)가 굳게 지킬 수 없기 때문에 꿈이 되는 것이라고 생각한다면 당연한 일이지만 어느 정도 진보적인 의의를 갖는 것도 사실이다.

『영추』 음사발몽편에는 다음과 같이 적혀 있다. "음이 번성하면 꿈에 홍수를 만나 무서워 떨게 된다. 양기가 번성하면 꿈에 큰 불이 타오르는 것을 본다. 음양이 함께 번성하면 꿈에 서로 죽이는 것을 본다. 위가 번성하면 꿈에 날아다니는 것을 보고 아래가 번성하면 꿈에 떨어지는 것을 본다. 폐기가 번성하면 꿈에 무섭고 놀라서 소리내어 울고 날아다니는 것을 본다. 심기가 번성하면 꿈에 잘 웃고 무섭고 두려워함을 본다. 비기가 번성하면 노래를 부르고 즐기며 신체가 (수족이) 무거워서 거동할 수 없는 것을 본다. 신기가 번성하면 꿈에 허리와 척추가 끊어져서 이어붙지 않는 것을 본다."

이상은 꿈에서 본 광경이 환자에게 있어서는 이제부터 질병이 진행할지도 모른다고 하는 조짐이라는 것을 설명한 것이다. 따라서 그에 앞서는 조짐의 규칙을 파악한다면 몽점을 질병의 예측에 사용할 수가 있다는 것이다.

『영추』는 그 논술을 계속해서 꿈의 내용과 질병과의 관련을 더욱 상세히 설명하고 있다.

궐기(사기)가 심장에 깃들면 언덕이나 산에 불이 타는 것을 꿈꾼다.

폐에 사기가 깃들면 뛰어오르거나 쇠붙이로 만든 기괴한 것을 보는 꿈을 꾼다.

간에 사기가 깃들면 산림과 수목을 보는 꿈을 꾼다.

비에 사기가 깃들면 언덕이나 큰 늪을 만나는 꿈을 꾼다.

신에 사기가 깃들면 물 속에 가라앉는 꿈을 꾼다.

방광에 사기가 깃들면 여행하는 꿈을 꾼다.

대장에 사기가 깃들면 논밭을 꿈에 본다.

소장에 사기가 깃들면 도시의 거리를 꿈에 본다.

담에 사기가 깃들면 남과 싸워서 부상을 입는 꿈을 꾼다.

성기에 사기가 깃들면 방사의 꿈을 꾼다.

뒷목에 사기가 깃들면 목이 잘리는 꿈을 꾼다.

정강이에 사기가 깃들면 보행이 되지 않는 꿈을 꾼다.

넓적다리에 사기가 깃들면 예를 올리거나 일어서는 꿈을 꾼다.

자궁이나 생식기에 사기가 깃들면 대소변을 누는 꿈을 꾼다.

이러한 종류의 꿈 분석은 5행의 영향을 받은 것이지만 그 속의 꿈의 내용과 질병과의 관계를 독자들도 몇 번 체험해본 것은 아닐는지.

풍수를 본다

풍수술은 지상술(地相術)이라고도 한다. "풍수를 본다"는 것이라고 할 수도 있다. 이것은 지리, 환경, 기후 등의 요소와 인간의 질병, 수명의 장단, 화복, 귀천의 관계에 대한 고대인의 원시적인 인식이다. 풍수는 진·한 시대에 그 기원을 갖고 있다. 4방을 12등분해서 12진으로 명명하고 네모가 난 나무에 그것을 새겨서 지반(地盤)이라고 한다. 그리고 28수 및 북두 등 주요한 별을 둥근 나무에 새겨서 천반(天盤)이라 한다. 천반의 원심을 지반 위에 못질해서 그것을 천체의 운동과 대지의 방위의 관계라고 보는 것이다. 1977년 안휘성 부양의 쌍고퇴 전한의 여음후 묘에서 출토한 '육임시반' (천반과 지반)은 이 방법에 의해 제작된 것이었다. 그 특징은 집의 안대를 가장 중요시하는 데 있다.

집의 안대와 질병, 건강과의 관계에 관해서는 뒤에 기공학 및 양생학 속에서 논할 것이다.

그 밖에 한나라 때 나타난 참위술(讖緯術)은 샤먼 즉 무사와 방사(方士)가 만든 것으로 일종의 은어 혹은 예언인데 그것은 또 길흉의 부험

(符驗) 혹은 전조이기도 하다. '위(緯)'란 '경(經)'에 상대되는 단어로 지방에 사는 선비들에 의해 편집되어 유가의 경전에 억지로 가져다 붙인 각종의 저작들이다. 그 기원은 고대의 하도(河圖), 낙서(洛書)의 전설이다. 그것은 자연계의 우연적인 현상을 연구해서 그것을 신비화하고 그것에 의해 사회의 안전과 위험에 대한 영향을 추측한 것인데 그 법칙을 재현하기 위해 노력한다. 하도 및 낙서 등은 중의(中医) 상수의학의 골간을 조성하였다.

상성진단법

상술 가운데는 상성(相聲)에 의한 진단법이 있다. 즉 그 사람의 소리에 따라 곧바로 기가 단절될 것인가 아닌가 하는 병상을 판단할 수 있다. 혹은 그 사람의 선악 따위의 상황을 알 수 있다고 생각하기도 한다. 전설에 따르면 고대에 한 저명한 의원이 여름 어느 날 친구 집에 가서 한담을 나누고 있었다. 그때 이웃집 늙은이가 큰 소리로 욕을 퍼붓고 있었다. 그 의원은 잠시 동안 늙은이 욕 퍼붓는 소리를 들은 뒤 말하기를, "저 늙은이 얼마 살지 못할 거야. 저 소리는 아무래도 기가 단절된 메아리다"라고 했다. 과연 며칠이 되지 않아 그 늙은이는 죽었다. 『국어』에는 다음과 같은 기록이 있다. "가릉에서 맹회를 한 뒤 단양공은 진나라 여공과 삼극(三郤 : 당시의 유명한 세 대신)의 거만한 거동을 보고 노나라 성공에게 우리나라 주군의 체면을 봐서 삼극이 말하는 소리를 들어본바 머지않아서 큰 재앙이 그들의 머리 위에 떨어지겠다"고 했다. 뒷날 정말로 단양공이 말한 대로 되었다.

현대 의학의 입장에서 봐도 종양의 말기, 특히 인두부에 종양이 있는 환자는 소리가 병세에 따라 변해간다. 중의학적 입장에서 본다면 인간

의 소리는 오장의 기에 따라서 발생하는 것이다. 오장의 기가 부족하거
나 혹은 장의 기가 쇠미하면 소리가 변한다. 이러한 관점에서 보아도
합리적인 일면이 있다고 할 수 있다.

요컨대 무술적 진단, 예측술은 고대 의학의 해부학, 피부학과 생리
학, 병리학 등의 지식을 결합한 것이며 고대의 천문 역법, 음률, 지리,
철학 등과도 관련되어 있다. 그것은 또한 인류가 인간 수명의 장단 및
질병과 인간사회의 변화적 관계를 탐색한 각 방면에서의 시도였다. 자
연과학을 사회학으로까지 확대해서 연결시킨다는 것은 견강부회한 점
이 없지 않으나 역시 고대인들의 대담한 시도였다고 평가할 수 있을 것
이다. 인간은 그와 같이 구부러진 길을 돌아왔기 때문에 성공할 수 있
는 길을 찾았다고 할 수 있다. 우리는 그것을 잊어서는 안 된다.

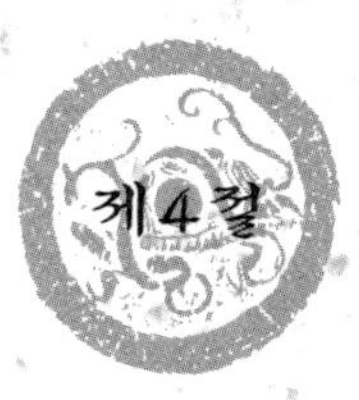

무술적 약리

외약은 명을 제대로 마치기 위해, 내약은 성을 깨닫기 위해 사용한다. 외약의 외는 조화를 빼앗아 선천(先天)을 회복하는 것이고, 내약의 내는 본래의 진실을 보존해서 후천을 변화시키는 것이다. 선천의 진양(眞陽)은 허무로부터 와서 바로 그에 속한다. 그러므로 외라고 한다. 선천이 이미 왔다면 뿌리로 돌아가서 명을 회복한다. 즉 나에게 속하기 때문에 내라고 칭한다.

—「단경」

무술에서는 약물을 어떻게 보고 있을까? 여기에서는 보다 먼저 질병을 치료하는 '약물'에 대한 무술적 인식을 무술적 '약리(藥理)'라고 부르기로 하겠다. 그러기 위해서는 우선 하나의 문제에 부딪히지 않으면 안 된다. 요컨대 무술이 약물이라고 인식하고 있는 것은 무엇인가 하는 문제이다.

무술적 '약물'은 무술의 활동과 관계가 있다. 무술적 활동 가운데 질병의 치료에 이용되는 것은 모두 약물이다. 그것들에는 인간이 일상생활 속에서 보다 자주 접촉하는 사물도 포함된다. 이를테면 공기, 햇빛, 물, 달, 별, 광석(금·은·옥 따위), 식물, 구름, 안개 등등. 거기에는 당연히 각종 약초가 포함되어 있다. 이것들을 한마디로 말한다면 형체가

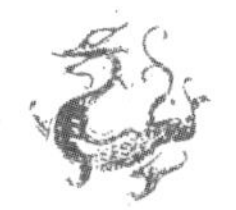

있는 약물과 형체가 없는 약물의 두 가지 종류로 나눌 수 있다. 우선 형체가 있는 '약물' 부터 논하도록 하겠다. 무술 속에서 형체가 있는 약물에는 다음과 같은 것이 있다.

　1. 무술적 형식과 관계되는 것 : 예를 들면 부적을 그리는 물, 푸닥거리하기 위한 물, 무술적 의식 뒤에 남은 법술적 산물, 즉 술, 종이, 재, 동물의 피 등.

　2. 원시인들이 일반적 관념으로 가졌던 귀신 들린 물건 : 예를 들면 여성의 생리대, 남자의 정자, 죽은 이의 기물 등.

　3. 일반적으로 영혼 불사의 관념과 관계되는 것 : 예를 들면 광석류로서 오석산, 도가의 외단 등. 식물류로는 영지, 하수오 등, 동물류로는 뱀 등.

　무술에서 말하는 형체가 없는 '약물' 에는 다음과 같은 것들이 있다.

　1. 자연계의 기 : 수련에 사용하는 후천의 기.

　2. 인체 자체의 기 : 수련에 사용하는 선천의 기

　　(이상의 양자는 기공의 내단을 형성한다.)

　3. 해, 달, 별들의 빛 : 기공 수련을 할 때 그것들을 의념으로 이끌어내서 '보조약' 으로 쓴다.

　그렇다면 무술에서는 약물이 어떻게 작용해서 어떠한 효과를 갖는다고 보는 것일까. 이상에서 본 바와 같이 우리는 무술적 약리가 독특한 점을 많이 갖고 있다는 것을 알 수 있다. 그 독특한 약리 이론은 어느 것이든 다 상고시대부터 전해온 원시적 관념에서 기인된 것들이다.

　첫째, '만물상제(萬物相制)' 라고 하는 관념이다. 무술에서 자연계의 만물은 각기 독자적 능력을 갖고 있으며 귀신도 저마다의 발병 능력을 갖고 있다. 동시에 만물은 또 저마다 두려워하는 '극성(克星)' 이 있다. 즉 속담에서 말하는 "모든 사물에는 각각 그에 대한 천적이 있다"는 것이다. 이 관점에서 말한다면 후자는 전자에 의해서 생긴 질병을 치료하는 '약물'이다. 이를테면 웅황과 사향은 수많은 귀신과 모든 정령들이 두려워하는 것들이므로 웅황과 사향 등으로 만든 신단(神丹)은 갖가지 귀신병을 치료하는 양약이 된다. 또한 민간에는 귀신이 타액을 두려워하므로 귀신에게 침을 뱉으면 귀신은 돼지나 양으로 변한다는 속설이 있다. 그래서 타액은 귀신병을 치료하는 양약이 된다는 것이다. 따라서 갖가지 귀신병에는 그것들을 주치하는 것이 있는데, 예를 들어 『신농본초경』에는 다음과 같이 모든 귀신을 죽인다고 하는 약물을 열거하고 있다.

승마(升麻) — 모든 정령, 노물, 앙귀, 고독(蠱毒)을 죽인다.

적전(赤箭) — 귀신, 정령, 고독, 악귀를 살해한다.

용단(龍胆) — 고독을 죽인다.

남실(藍實) — 고기(蠱蚑), 질귀, 석독을 죽인다.

운실(雲實) — 고독을 죽인다.

운실화 — 주로 귀신과 정령을 보는 것을 다스린다.

마무(麻蕪) — 주로 사악을 피하고 고독 및 귀질을 제거하는 것을 다스린다.

귀구(鬼臼) — 주로 고독, 귀질, 정령을 죽이고 악기, 상서롭지 못한 기를 피하고 사기를 털어버리는 것을 다스린다.

낭악(狼惡) — 귀신과 화물(化物), 고독을 주로 다스린다.

식물성 약물만이 귀신을 제어하는 것이 아니고 동물성 약도 또한 같은 효험이 있다.(『천금익방』에 수록되었음)

단웅계(丹雄鷄) — 정신을 통하게 하고 독을 죽이며 상서롭지 못한 것을 피하게 한다.

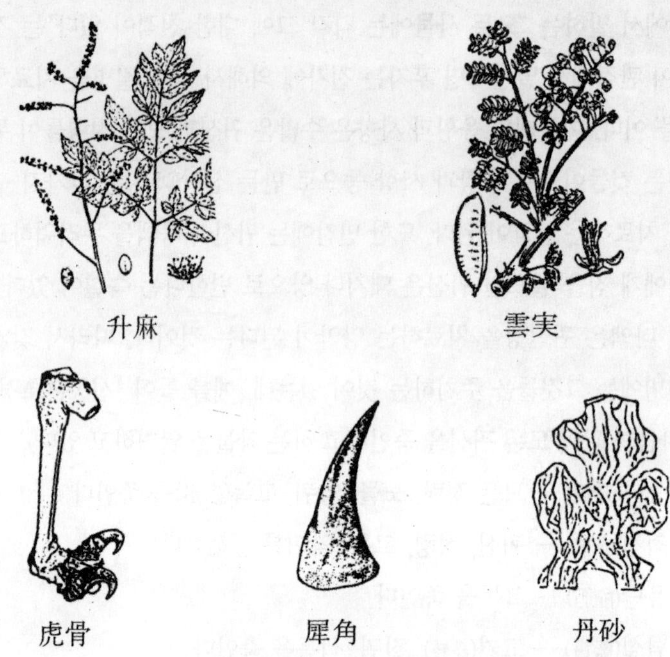

〈그림 29〉귀신이나 불로에 관계되는 약초 · 동물약 · 광물약

달걀 — 호랑이의 혼백, 신물로 만들어 쓸 수 있다.

수달의 간 — 주로 귀질(鬼疾), 고독을 다스린다.

호랑이 발톱 — 악매(惡魅)를 피하게 한다.

호골 — 사악한 기를 제거하고 귀질 독을 죽인다.

고양각(羖羊角) — 악을 피하게 하고 호랑이와 이리를 두려워하게
　　한다.

용골 — 주로 가슴과 뱃속에 있는 귀질, 정령, 늙은 도깨비를 다스
　　린다.

서각 — 주로 모든 독, 고질, 귀장을 다스리고 구문, 짐새의 깃, 뱀

독을 죽이고 사기를 제거하며 꿈에서 도깨비에 홀리지 않
는다.

광물질 가운데서도 귀신을 제어하고 정령을 죽이는 작용을 하는 것
이 있다.

단사(丹砂) — 정령의 도깨비, 사악한 귀신을 죽인다.

백청(白靑) — 모든 독을 죽인다.

웅황(雄黃) — 악귀, 사기를 죽인다.

석고(石膏) — 사악한 귀신을 제거한다.

방해석(方解石) — 고독을 제거한다

노검(鹵鹹) — 고독을 내리게 한다.

이 가운데 가장 주목해야 할 것은 단사이다. 그것은 귀매(鬼魅)를 죽
이는 작용을 하며 색깔이 붉기 때문에 부적을 그리는 재료로 잘 쓰인
다. 그리고 갖가지 귀신 들린 병을 치료할 때에도 사용한다. '만물상
제'의 관점에 기초한다면 모든 음매에 속하는 귀신 들린 병은 그에 상
응하는 약물에 의해 치료할 수 있는 것이다. 성미가 온열한 식물성 약
과 광물질 약, 영맹한 동물의 뼈 및 발톱은 모두 다 이런 작용을 하고
있다고 여겼다. 약물의 상외(相畏), 색의 상극, 습성으로서의 제약 따위
를 추연해서 정리한 무술적 약물은 더욱더 많다.

둘째, '장생불사(長生不死)'라고 하는 관념이다.

'장생불사'라는 관념에서는 인간은 도를 얻어 신선이 될 수가 있고
그렇게 되면 늙지도 죽지도 않는다고 생각했다. 그리고 장생불사하는
비결은 생활 습관 및 수련, 그 밖에 장생불사의 약물을 복용하지 않으
면 안 된다고 여겼다. 따라서 무술적 약리는 바로 이러한 목적을 달성
하기 위해 복무하는 것이라고 여겼다.

『산해경』에서는 그것을 어렵지 않게 발견할 수가 있다.

몽목(夢木) — 이것을 복용하면 혼미해지지 않는다.

귀초(鬼草) — 이것을 복용하면 우울증이 없어진다.

번초(蕃草) — 이것을 복용하면 눈이 어두워지지 않는다.

낭초(蒗草) — 이것을 복용하면 요절하지 않는다.

백수(白䓎) — 이것을 복용하면 배고픔을 모른다.

강초(岡草) — 이것을 복용하면 어리석어지지 않는다.

이상에서 본 약물의 효능은 일반 약물의 효능을 훨씬 뛰어넘기 때문에 장생불사를 추구하는 무술적 약으로 전화한 것이다.

『신농본초경』에 와서는 그 경향이 더욱 분명하게 드러난다.

차전자(車前子) — 오래 복용하면 몸이 가볍게 되고, 노화를 견뎌낼 수 있다.

충위자(茺蔚子) — 오래 복용하면 몸이 가벼워진다.

암려자(庵䕡子) — 오래 복용하면 수명을 연장하고 늙지 않으며 몸이 가벼워진다.

의이인(薏苡人) — 오래 복용하면 몸이 가벼워지고 활기찬 기운이 생긴다.

시실(蓍實) — 오래 복용하면 배고픔을 모르고 늙지 않으며 몸이 가벼워진다.

승마(升麻) — 오래 복용하면 요절하지 않는다.

식물성 약은 장생불사라는 관념의 영향을 받아 '복식(服食)'으로 이행하게 됐다. 복식이란 대량으로 생약을 복용함으로써 수명을 연장할 목적을 이루는 것을 말한다. 예를 들면 한나라 때 일찍이 의성 화타가 제자 오보(吳普)에게 전수해주었던 칠엽청접산(漆葉青黏散) 같은 것이 있다. 그 처방 내용은 옻나무 잎을 가루낸 것 1말, 푸른 차조기 14냥으로 되어 있다. 이 처방약은 오장을 이롭게 하고 신체를 가볍게 하며 머리털을 희지 않게 하는 효능이 있다고 한다. 화타 자신도 이 약을 오래 복용하고는 90세가 넘어서도 장년처럼 젊은 모습이었다고 한다. 그리고 오보는 그 약을 복용하면서 1백 세를 넘게 살았다고 한다. 『후한서』 냉수광전에도 "노나라 여자 생은 장수한 사람인데 문득 참깨 및 백출을 먹기 시작하고는 곡식 끊기를 80년, 날로 젊어져서 얼굴색은 복사꽃 같고, 하루에 3백 리를 다닐 수 있었으며 발은 노루나 사슴에 미쳤다"고 했다.

　복식에는 2종류가 있다. 첫째 유형은 적은 양의 식물성 약만을 복용하면서 곡물 및 기타 약을 먹지 않는 것이다. 전설에 따르면 수십 년 동안 쌀이나 다른 어떤 곡물도 먹지 않고 살았다는 사람이 있다. 그것을 절곡이라고 하는데 앞에서 인용한 노나라 여자 생 등이 그런 부류의 사람이다. 이런 부류의 절곡자들 가운데 복식하는 것의 대부분은 식물의 과실 및 종자이다. 그것들에는 어느 정도의 식물성 기름이 포함되어 있으며 배고픔을 느끼지 않게끔 하는 것이다(당연히 절곡과 배합해서 기공의 '식기' 공법을 수련해야 한다). 장생불사약으로 상용되는 것들에는 다음과 같은 것이 있다. 참깨, 복령, 백출, 붉은 대추, 검은 대추, 소나무씨, 측백씨, 감실, 복숭아 속씨 따위이다. 일반적 정황 아래에서는 우선 적응할 수 있는 양으로부터 시작해서 점차적으로 양을 줄여 참고 견딜 수 있을 정도까지 줄인다. 만약 약효가 있으면 더 많이 줄일 수 있다. 역대로 흉년이 들고 기근이 생겼을 때에는 이 방법이 크게 권장되었으며 심지어는 조정에 상소하여 법령으로 강행시키고자 하기도 했다. 어려서부터 이 방법을 습득한 사람도 있다. 『송사』 조자연전(趙自然傳)의 기록에 따르면 조자연이 13세 때 병이 들었는데 아버지에게 업혀 청화

관으로 가서 도사의 길을 걸었다. 그리하여 조자연은 어려서부터 곡물을 먹지 않았다. 뒷날에는 불로 익힌 음식 냄새만 맡아도 곧바로 토해낼 정도가 되어 오직 날과실과 맑은 샘물을 먹을 뿐이었다. 그런데 이렇게 복식을 하는 기간이 오래되면 신경성 음식 기피증 및 구토증이 생길 가능성이 있다.

둘째 유형의 복식은 초목 따위를 많이 먹는 것인데 수의 제한은 없고 많을수록 좋다. 5곡도 먹지만 다만 열이 가해진 것은 먹지 않는다. 음식 차림은 초목을 위주로 한다. 송나라 때 조포일(趙抱一)은 "익힌 음식을 좋아하지 않아서 무릇 불로 익힌 것은 엄금하고 결코 맛도 보지 않으면서 꼭두서니, 감국, 측백즙, 과실을 먹었다. 그리고 간혹 술을 마시는데 얼굴이 어린애와 같았다"고 한다.(『송사』 조자연전 참조)

복식적 약리 이론에는 대개 다음과 같은 것이 있다.

1. 초목은 천지의 정영(精英)이며 천지와 수명도 같다. 과일이라면 더욱 더 그 정화만 받은 것이기 때문에 그것을 먹는다면 장수하게 된다.

2. 일부 초목 및 과실은 그 형체가 풍만한데 그것은 상서로운 조짐을 보이고 있는 것이므로 그것을 먹는다면 반드시 크게 길하게 된다. 명나라 때에는 영지를 복용하는 것이 유행했다. 황제가 그 까닭을 예부상서에 물었다. 상서 오산박은 『본초』 『황제내경』 『한구의(漢舊儀)』 『논형』 『서명기(瑞命記)』 등의 기록을 인용해 역대 모두 영지를 상서롭게 여겼다는 것을 설명했다.(『명사』 고가학전 참조) 그 결과 한때 영지 채취가 크게 유행해서 1만 본도 넘는 영지가 수집되어 산과 같이 쌓였다. 그것을 만세지산이라고 부를 정도였다.(『명사』 왕금전 참조)

3. 복식하는 약은 본초 속에서도 상품이라고 해서 성미는 달고 평범하며 거개가 기를 더 생기게 하고 정력을 세게 하는 것들이다.

4. 복식하는 식물성 약은 신령이 감응한 것들이다.

식물성 약과 대응하는 것이 광물성 약이다. 그것은 장생불사라는 관념의 영향을 받아 복옥(服玉), 복석(服石), 복단(服丹)이라는 기풍을 만들어냈다.

옥을 복용하기 시작한 것은 '이슬 받아먹기'와 함께 진행되었다. 『사기』 효무본기에는 소림(蘇林)의 주석을 인용해서 "신선은 손바닥을 경반으로 삼아 이슬을 받아먹는다"고 적혀 있다. 문헌의 기재에 따르면 한나라 때에는 이슬을 받아먹고 장생불사하기 위해 높이 약 20여 장의 대를 세우고 향기로운 측백나무를 이용해 전당의 대들보로 삼았다. 그 향기가 멀리 10리 밖까지 퍼져나갔다고 한다. 전당 중앙에 있는 건장궁의 승로반(承露盤)은 높이가 약 30장이며 주위의 길이는 1장 7척인데 모두 구리로 주조해 만든 것들이다. 그 위에는 선인장을 놓아두고 이슬을 받아서 옥가루와 함께 음용했다. 무술에서 옥가루는 땅의 정영이요, 이슬은 하늘의 정화이기 때문에 하늘 땅의 정영을 함께 음용하면 반드시 장생불사하게 된다고 생각했다. 그러나 사실 옥가루는 광물질로서 소화시킬 수 없는 것이며 장기간 그것을 먹게 된다면 위장 장애를 일으킨다는 것은 불을 보듯 뻔한 사실이다. 이슬은 비록 맑고 깨끗하며 시원한 것이기는 하지만 아무런 영양분도 없으며 신체에 아무런 도움을 주지 못한다. 그런데도 무술적 약리에서는 대대적으로 선전했다. 그리하여 한 무제도 옥을 복용하고 이슬을 마신다고 하는 설을 굳게 믿으면서 기필코 구름 끝의 이슬을 약으로 써야겠다고 여겼던 것이다.

돌을 먹는 복석법은 서한에서 위진, 남북조에 이르는 시기에 크게 유행했다. 복용했던 돌은 거의가 광석류의 약물이었다. 그 가운데 가장 유명한 것이 오석산(五石散)이다. 오석산은 종유석, 동석지(凍石脂), 주

사, 자석영, 유황 등 다섯 종류로 구성되어 있다. 오석산의 성분은 다온
건조해서 한랭한 상태에서 먹는 것이 적당하다. 그러므로 오석산을 일
명 한식산이라고도 부른다. 오석산을 복용하는 약리적 근거는 『신농본
초경』에 보인다.

적석지(赤石脂) — 오래 복용하면 골수를 보하고 기를 더 생기게 하고
살이 찌고 건강해져서 배고픔을 모르고 몸은 가벼워지며 수명을 연장
한다.

자석영(紫石英) — 오래 복용하면 중초를 따뜻하게 하고 몸을 가볍게
하며 수명을 연장한다.

단사(丹砂) — 오래 복용하면 정신을 통달하게 한다.

석종유(石鍾乳) — 정력을 더 생기게 하고 오장을 편안하게 하며 모든
관절을 통하게 하여 구규를 이롭게 한다.

이상에서 보는 것처럼 돌을 복용함으로써 사람들은 늙지 않고 수명
을 연장하며 정기를 보익하게 된다는 것이 『신농본초경』의 주요한 견
해라는 것을 엿볼 수 있다. 따라서 자세히 분석해보면 다음과 같은 것
을 알 수 있다.

자석영(자색) — 간 — 동
석종유(백색) — 폐 — 서
유황(황색) — 비 — 중
적석지(적색) — 심 — 남
주사(붉은 검은색) — 신 — 북

5색으로써 5방의 신을 대표하고 각각 오장을 보하며 다시 한 걸음 더
나아가 사지 및 관절과 골격으로까지 퍼져간다는 것이다. 이 같은 처방
은 무술적 입장에서 볼 때 완전무결한 것이 된다. 오석산은 또한 평상

시에 오석단으로 만들어 먹는다. 『신당서』 양황제헌전에는 위나라 문제의 시를 인용해서 오색단을 찬양하고 있다. "서산은 오직 하나 어찌 그리 높은가. 높고 높아 특별해서 끝이 보이지 않네. 그 위에는 두 사람의 선동이 있는데 마시지도 또한 먹지도 않네. 나에게 하나의 알약을 주는데 영롱하기 5색이라 이것을 4, 5일만 복용하면 몸에는 날개깃이 돋아난다네"라고. 그렇다면 오석산, 즉 한식산의 효력은 결국 어떤 것일까? 『북사』 위본기에는 위나라 태조 도무황제가 한식산을 복용하고 난 뒤 그 반응에 관해 적은 상세한 기술이 있다.

"(등국) 6년(기원 391년) 고제(高帝)는 즐겁지 않았다. 처음에 제는 한식산을 복용했는데 태의령 음강이 죽은 뒤부터 약효가 나기 시작하더니 약효가 더욱 심하면서 종종 재변을 보게 되었다. 우울하고 답답해서 불안하고, 혹은 여러 날을 먹지 않으며, 혹은 잠을 자지 못하며 뜬눈으로 아침을 맞이한다. 아랫사람들에게 허물을 돌리고 희로(喜怒)는 항상 뒤바뀌었다. 모든 관료들은 믿을 수가 없다 하고 천문점 같은 것을 점치려 들고 눈앞에 근심 걱정이 쌓였다. 기왕을 좇아 생각해보면 성패득실은 해가 지고 밤이 새도 독백이 그치지 않았다. 마치 주변에는 귀물이 있어 날뛰는 것 같고, 조정의 신하가 앞에 이르면 구악을 기억해내서 문득 살해하기도 했다. 그 밖에 혹은 안색이 변하고 혹은 천식으로 고르지 않고 혹은 보행이 비틀거리며 혹은 말이 헛나간다. 황제는 악을 가슴에 품고 변해서 밖으로 드러내 스스로의 손으로 쥐어박는다. 죽은 자는 모두 천안전 앞에 늘어놓았다. 이쯤 이르러 조야의 인정은 각각 두려움을 품었다."

한식산(寒食散) 및 오석산의 성분은 대부분 성질이 온(溫), 조(燥), 열(熱)하여 장기간 복용하면 인체 내에 열이 지나치게 쌓여서 음액이 타고

상하여 정신착란을 일으킬 수 있다. 따라서 이상에서 기술한 증상은 한 식산을 복용한 데서 얻게 되는 전형적인 증상이라고 보아도 무방하다.

한식산류의 수많은 광물성 약과 금 및 은 따위와 함께 섞어서 단제로 하여 '장생불사' 약을 만든다. 이것을 연단이라고 하는데 바로 외단이다. 연단술(煉丹術)은 일찍이 전국시대에 연나라와 제나라 등지에서 시작되었다. 그것은 신선이 '장생불사' 한다는 이론을 끌어들여 불로장생의 목적을 향해 나아가기 시작한 뒤 크게 약진한 것이었다. 연단술 이론은 서한 때 사람 위백양(魏伯陽)이 쓴 『주역참동계』에서 처음으로 이론 체계를 완성했다. 이 책은 대부분 은어와 부호로 되어 있다. 그것은 천상과 인간 및 만물이 변화하는 이치에 관해 당시 인간들이 상상도 하지 못했던 화학원소의 변화 이론을 빌려 비유형으로 기술한 책이다. 외단술(外丹術)의 출현은 실제로 중국 고대 무술이 형식상에서 가장 완벽한 수준에 도달했음을 시사해주고 있다. 놀라운 것은 선진적인 현대의 이론과 화학 지식은 함축성이 있어서 이해하기 어려운 무술적 연단과 많은 공통점을 갖고 있다. 만약 문자상의 장애가 없다면 우리는 그 기발한 글귀에 찬탄할 수밖에 없을 것이다. 부부의 교합을 화생(化生)에 비유하기도 하고 물과 불, 해와 달을 음양에 비유하기도 했으며 강가의 미녀로 수은을 비유하기도 했다. 바로 이 미궁과 같은 이론을 좇아서 대량의 광물성 약을 빨갛게 달아 있는 가마솥에 넣어서 1알의 강력한 단약을 만들고 그것을 복용해서 인체 내로 들여보냈다.

이렇듯 단약을 복용하는 약리상의 근거는 도대체 무엇일까. 우리들 역시 무술적 약리의 미묘한 점을 한번쯤 체험해보는 것도 무방하리라 생각한다.

"대체로 그 금단의 물건이란 그것을 불에 오래 태우면 태울수록 그 변화는 더욱 묘해진다. 황금을 불 속에 넣고 백번을 달궈도 사라지지 않으며 그것을 묻어두면 하늘이 무너져도 썩지 않는다. 이 한 물건을 복용하게 되면 사람의 신체가 단련된다. 그러므로 사람으로 하여금 불로불사하게 한다. 그것은 대개 밖에서 물질을 구해 자신을 견고하게 하고자 하는 것이다. 기름을 태워 불을 피우면 재가 되지 않으며 동청을 발에 바르면 불 속에 들어가도 타지 않는다. 이것은 구리의 굳센 성질을 빌려 살에 꽂기 때문이다. 금단을 몸 속에 넣으면 영위를 빠짐없이 두루 퍼뜨리는 것이고 다만 동청을 밖으로 퍼지게 하는 것만은 아니다.”

이러한 상상은 당연한 연상이다. 다만 유감스러운 것은 인체를 만물을 거두어 받아들이는 그릇이라 생각할 뿐 인체가 살아 있는 생물 반응체계임을 간과하고 있다는 점이다. 인체는 수납하는 용기일 뿐 아니라 수납한 것을 다시 흡수, 융합해서 합리적으로 조절하여 양육하지 않으면 안 된다.

사실 당나라 태종, 헌종, 목종, 경종, 무종, 선종 등이 모두 단약을 복용하고 몸 속에서 극렬한 반응을 일으켰으며 바로 그 때문에 죽었던 것이 사실이다. 그 밖에도 단약을 복용하고 죽은 사람은 수를 헤아릴 수 없을 정도로 많다.

연단약으로 상용되는 것에는 단사, 웅황, 자황, 자석, 활석, 운모, 증청(曾靑), 담반(胆礬), 명반, 초석, 백석영, 자석영 등 수십 종이 있다.

이 밖에 외단과 상대하는 또 다른 방법으로 ‘장생불사’의 관념과 밀접하게 관련되어 있는 방법은 ‘기’를 복용한다. 즉 내단이다. 내단이란 호흡을 통해서 체내로 흡입한 외기와 인체 내의 원기를 결합시켜 ‘내단(內丹)’이라고 하는 약물에 정련하는 것이다. 따라서 ‘단’이 이루어지면 도를 얻어 장생할 수 있게 된다는 것이다.

기를 복용하면 어째서 질병을 치료할 수 있는 것일까. 『운급칠첨(雲笈
七籤)』 36권에는 '식기법(食氣法)'이라는 장이 있는데 거기에 그 해답이
있다.

"양생가에는 기를 먹는 방법이 있다. 그 뿌리를 심고 꽃을 피우는 유
(類)는 꿈틀거려 움직이는 것에 속해서 기를 맞이하지 않음이 없다. 그
렇다면 어떻게 해서 사람을 배부르게 하는가."

그리고 대자연 속에서 무성하게 자란 식물과 활발하게 활동하는 동물
은 모두 대자연의 공기를 떠나서 살 수가 없다. 그런데 어째서 인간들은
일정한 먹을거리를 먹으며 게다가 포식하는 것을 목적으로 하는 것일까.

백운자는 『복기정기(服氣精氣)』에서 더욱 진일보해 다음과 같이 적고
있다. "곡식을 먹는 자는 지식이 있으면서 일찍 죽고, 기를 먹는 자는
정신이 맑아져서 장수하며 먹지 않는 자는 죽지 않는다. 진인이 말하기
를 대체로 그 도를 오래 행할 수 있는 자는 양생하는 것이다. 늘 도와
함께 오래 노닐 수 있는 자는 기를 받아들이게 된다. 기가 온전해지면
삶이 온전하게 되는데 그런 연후에 늙음을 보양하고 늙음을 보양하면
진리와 합치하게 된다. 그런 연후에 오래도록 생기의 영역에 오르게 되
는 것이다. 어찌 부지런히 노력하지 않을 수 있겠는가."

이렇게 본다면 기는 확실히 만병을 통치할 수 있는 무형의 약물인 것
이다. 다만 이 약물을 복용하는 방법은 장기간의 노력과 부단한 수련에
달려 있다.

일반적으로 기라고 하는 약물은 네 가지 형식으로 나뉜다. 즉 외약,
내약, 대약, 소약의 4종류인데 그것들은 각각 수련 단계의 각기 다른
수준의 경지를 나타낸다. 수련할 때에는 우선 정신을 응집해서 기를 하
단전의 기혈에 모은다. 다음은 의념으로 기를 응집해서 정과 기를 왕성

하게 하면 소약이 생긴다. 이 소약을 일명 ‘진종자(眞種子)’라고도 부른다. 소약이 만들어진 감각은 단의 융화를 스스로 깨닫는 것이다. 기가 열 손가락으로부터 전신으로 퍼져서 문득 전신은 솜처럼 부들부들해지면서 쾌락을 느끼게 된다. 몸은 저절로 곧게 펴지며 몸과 마음은 편안하고 고요하며 넉넉하게 된다. 사지는 마음대로 할 수 없게 되어 마치 꿈꾸는 것처럼 황홀해지고 사정할 것 같으면서도 유설되지는 않는다. 그런 뒤에는 단전 속의 기가 아래로 내려가 음모에 이르게 되어 음모 부위가 가려워서 참기 어렵게 된다. 눈꺼풀을 살며시 내리면 양물은 발기해서 전신이 흥분한 상태가 된다. 정을 연마하고 기를 변화시켜 원기가 초급 단계에서 운행했을 때를 ‘외약’이라 하고, 그것이 초급 단계에서 완성되었을 때를 ‘내약’이라 한다. 내외의 약이 한 덩어리가 된 상태에서 기를 수련해 신으로 변화하는 단계를 ‘대약(大藥)’이라 한다. 이것이 대주천(大周天)에 의해 생겨난 ‘대약’인 것이다.

그 때문에 『입약경(入藥鏡)』에는 “선천의 기, 후천의 기, 이것을 얻는 자는 항상 취해 있는 것 같다”고 하고 있다. 『단경(丹經)』에도 지극히 세련된 표현으로 기의 약물 형식을 다음과 같이 정리하고 있다. “외약은 명을 다하자는 까닭이요, 내약은 성을 다하자는 것이다. 외약이란 밖의 조화를 빼앗아 선천으로 복귀하자는 것이고, 내약이란 안의 본진을 보호하여 후천으로 변화하자는 것이다. 선천의 진양(眞陽)은 허무 속에서 와서 바로 저 기에 속한다. 그러므로 외라고 칭한다. 선천이 곧 오게 되면 뿌리로 돌아가서 명을 회복한다. 즉 나에게 속하기 때문에 내라고 한다. 외약에 작용이 있는데 소주천을 수련해서 내약은 되지 않고 원신(元神)으로써 적막함을 비추어 나가는데 병행해서 운전되지는 않는다.”

불에 달구어 만드는 ‘약’의 최종 목적은 ‘내단’을 형성하는 것이다.

내단이라는 이름은 비록 수·당 이전에는 없었으나 실제에 있어서는 일찍이 서한 위백양의 『주역참동계』에서 이미 내단술에 대해 논하고 있다. 『참동계양성입명장』에는 "달걀을 섞어서 흰 것과 검은 것을 서로 부합시켜 세로의 넓이 1촌으로 해서 5장을 시작으로 하고 곧바로 근육과 골격을 갖추어 10개월 동안 잘 간수해두었다가 그 포를 벗겨내고 뼈가 약한 자는 말아서 안을 미끄럽게 하는 데 엿과 같이 한다"고 하고 있다. 이것은 수련을 하는 자가 내단에 대한 감각을 술회한 것이다. 내단을 성취하는 것은 가마솥과 같은 용기에 약물을 달구는 과정과 매우 흡사하다. 해와 달의 기는 여기에서 달궈내는 재료이고 인간의 심신 전체는 약물을 달구는 가마솥과 같은 것이다. 이 점에 대해 『용호금액환단원론(龍虎金液還丹元論)』에서는 다음과 같이 적고 있다. 즉 "천지는 불을 장구하게 하고 성인은 그것을 본받는다. 정신(精身)은 해와 달에 있고 진퇴는 물과 불에서 운행하는데 성인은 이것을 본받는다. 정화는 해와 달에 있고 진퇴는 물과 불에서 운행한다. 그러므로 성명을 한꺼번에 수련해서 내외를 도로 통일해야 하는데 용호의 보배스런 가마솥이 바로 심신이다"라고.

역사상 복기로써 약물을 삼아 질병을 치료한 예 몇 가지를 들어보기로 하겠다. 먼저 한나라 때의 유명한 책사 장량에 관한 이야기다. 『한서』 장(량)진왕주전의 기록에 따르면 "장량이 관문에 들어가서는 성품에 병이 많아 도를 인도해서 곡식을 먹지 않으며 문을 닫고 밖으로 출행하지 않기를 1년 남짓 했다"고 적혀 있다.

『송사』 하란서진전(賀蘭棲眞傳)에는 "하란서진은 도사가 되었는데 어디 사람인지 알지 못한다. 스스로 말하기를 1백 세라고 했다. 열심히 기를 복용해서 추위와 더위를 두려워하지 않았으며 가끔은 아무것도 입에 넣지 않았다"고 되어 있다.

그 밖에 "만물에는 영이 있다"는 관념이 있다. 무술에서는 식물성 약에 관한 이론의 대부분은 식물의 신령과 관련 있다고 생각하고 있다. 이렇게 약물은 신령의 영향을 받는다는 사고방식은 광물 및 그 밖의 약물에도 적용되었다. 식물의 신은 중국에서는 이미 이른 시기부터 매우 고귀하고 준아한 신령으로 인식

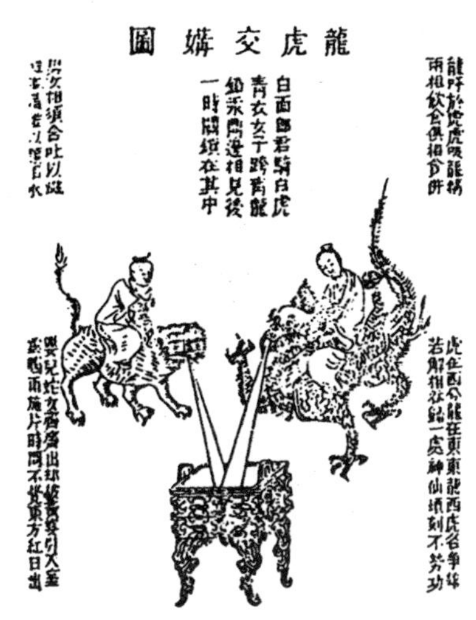

〈그림 30〉 용과 호랑이가 결합해서
단을 만드는 모습

되고 있었다. 꽃의 신, 식물의 신이 질병을 치료한다고 하는 전설은 먼 옛날부터 전해오고 있으며 역대의 문인 및 묵객들은 그것을 소재로 해서 대작을 남겼다. 그 영향은 무술계 및 의약계에까지 널리 전파되었다. 이를테면 조선의 인삼에 관한 전설에서 인삼은 신령의 화신으로 천지정령이 변화한 것이라고 보았다. 그러므로 사람의 형상을 한 인삼을 가장 으뜸가는 상품으로 여겼다. 또한 『남사』 제63 해숙겸전(解叔謙傳)에는 정공등(丁公藤)에 관한 다음과 같은 전설이 있다.

해숙겸은 어머니가 병을 앓아 집에서 기도를 하고 있었는데 갑자기 공중에서 "그 병은 정공등을 술로 빚어 먹으면 낫는다"고 하는 소리가 들려왔다. 해숙겸은 본초에 관한 책을 두루 찾아봤으나 정공등과 관련된 기록은 없었다. 그런데 어느 날 의도라는 지방에 갔을 때 멀리서 한 노인이 벌목하고 있는 것을 보고 다가가서 물었더니 노인은 자기 자신

이 벌목하고 있는 나무가 바로 정공등인데 그것이 풍증 치료에 매우 효험이 있다고 가르쳐주었다. 해숙겸은 땅에 엎드려 절을 하고 눈물을 흘리면서 그 약을 구걸했다. 노인은 해숙공의 말을 듣고 매우 안쓰러이 여겨 정공등을 네 토막으로 끊어서 그에게 주고는 갑자기 사라져버렸다. 해숙겸이 정공등을 술로 빚어 어머니에게 드리자 어머니의 병환은 씻은 듯이 나았다.

약물의 효험을 신령의 도움으로 돌리는 인식은 이른바 '신수(神水)'의 약물 효험에 대한 인식에도 나타난다. 우리들의 조상은 상당히 오래 전부터 광천수가 질병을 치료한다는 사실을 알고 있었다. 이를테면 장형(張衡)의『온천부』에는 광천수가 질병을 치료한다고 적혀 있다.『봉씨문견론』에도 "해내의 온탕은 매우 많아 신풍, 남전, 기주, 동주, 하남, 여주, 연주, 형주 등지에 두루 있는데 모두 질병을 낫게 한다"고 적혀 있다.(같은 책 7권 참조) 그러나 역사적 조건의 제약 때문에 사람들은 광천수가 질병을 치료하는 이치 및 질병의 원인을 알 수 없었다. 그리하여 질병을 치료하는 광천수는 신령이 점지해준 길한 물이라고 오인해서 신수라고 일컬었다.

심지어 어떤 무술사들은 일반적인 물까지도 신수라고 하면서 사리사욕을 채우기도 했다.『삼국지』위서명제기에는 다음과 같은 기록이 있다. 수춘에 살고 있는 한 농부의 처가, 자신은 천상에서 내려온 선녀의 환생인데 등녀가 되라는 명령을 받고 제왕과 황실을 지키면서 사악함을 제거하고 복을 마련하는 중책을 맡게 되었다고 했다. 그녀는 신수로 질병을 치료했는데 그것을 마시게도 하고, 혹은 그것으로 종양을 씻게도 했다. 그녀의 신수 치료를 받고 질병이 쾌차하는 사람도 있었다. 그러나 뒤에 황제가 병환이 생겼을 때 신수를 복용했으나 효험이 없었으므로 마침내 그녀는 죽임을 당하고 말았다.

무술적 약리관에는 더 많은 기이한 부분이 있다. 특히 '고독(蠱毒)'이라는 것은 사람들을 매우 곤혹스럽게 하는, 질병을 치료하는 약물이었는데도 무술적 약리에는 그 나름의 일가견이 있었다.

『천금요방(千金要方)』 24권에는 다음과 같이 적혀 있다. "무릇 사람이 고에 걸린다는 것은 어떤 사람이 고독(蠱毒)을 실행해서 병자가 된 것이다. 만약 약을 복용하고 고의 주인 성명을 알게 된다면 마땅히 불러서 제거할 수 있다. 만약 고의 주인 성명을 알고자 한다면 큰북 찢어진 가죽을 불에 태워 가루로 만들어서 복용해야 하는데 사방 1촌 7푼을 복용한다. 그렇게 하고 잠시 후 스스로 고의 주인 성명을 부르며 떠나라고 하면 병은 낫는다. 또한 뱀의 침을 고의 약에 섞고 음식 속에 넣어 사람에게 벽병(癖病)을 앓게 한다면 이런 종류의 적병은 1년 안에 바로 죽게 된다. 그리고 그것을 치료할 각각의 약도 있다. 강남의 산촌 사람에게 이것이 있는데 그것을 믿지 않을 수 없다"고.

그 밖의 무술적 약물에는 향료 역시 일정한 비율을 차지한다. 이를테면 『수서』 제2 예의지 2에는 다음과 같이 기재되어 있다. 진·양 두 나라 때 무릇 제사를 주관하는 관리는 더럽혀진 기를 제거하는 약물을 복용해 귀신을 쫓고 질병을 예방하지 않으면 안 되었다. 일반적으로 하루 앞서 목욕재계하고 그 뒤에 복용했는데 대부분이 모두 향료였다.

무술적 약리에는 또한 인체 대사물의 일부, 혹은 모발이 포함되어 있다. 이를테면 머리털, 비듬, 솜털, 여자의 생리대, 남자의 정액, 어린애 오줌 등이다. 어느 것이나 다 약성과 음양의 속성을 이용해서 같은 종류를 치료하는 것이다. 여기서는 자세한 설명을 생략하기로 하겠다.

무술적 치료술

이집트인의 인식으로는 악마가 환자의 몸 속으로 들어가서 골격을 상하게 하고 골수를 빨아먹은 연후에 천천히 육체를 먹어들어가는데 그것은 법술의 으름장 혹은 주문을 외워서 악귀를 몰아낼 수가 있다고 여겼다. 법술사는 법술을 행할 때 큰 소리로 말했다. "돌아가라 악귀야, 헬머스의 주문은 바로 너를 부르고 있다. 너를 갈기갈기 찢어 죽일 것이다."

— 오토. L. 베트만 『세계 의학사화』

무술적 치료술의 기원은 세계에 대한 인간들의 원시적이면서 본능적인 인식에 있었다. 하지만 그것은 맨 처음부터 이미 의료 실천의 본질에서 이탈되어 있으며 샤머니즘이라는 피라미드 전체는 그때부터 이미 기울어져 있었던 것이다. 그러나 이 피라미드를 세우는 과정에서 인류의 지혜와 예술이 표현된 것이기도 했다. 때문에 지금도 우리가 무술적 치료술을 목격하게 된다면 역시 놀랄 만하다고 느끼고 그 의식의 완벽함과 연상의 풍부함에 매혹되어 경탄하고 만다. 우리들은 오늘날 운좋게도 가까스로 과학적인 생활을 누리는 시대를 맞이하였지만 그렇지 못했다면 무술적 치료술에 정복당하고 말았을 것이다.

어떤 관점에서 보면 무술적 치료술과 의학 사이에는 상당한 거리가 있다. 그 원인은 무술이 의원에 의해서 창조된 것이 아니라 고대에 영혼의 창조자이면서 '상제의 사신'이라고 하는 무술사들에 의해 창조된 것이기 때문이다. 그것은 동시에 의약적 치료법을 따르지 않고 질병을 치료하겠다는 하나의 시도로서의 총괄적 결산이었다. 의약적 치료법에 따르지 않는 질병 치료는 언젠가는 실패하게 될 것임에 틀림없다는 사실을 역사는 이미 증명해왔다. 그러나 샤먼의 치료술은 그 자체의 경험으로 해서 많은 유용한 교훈을 남겨놓았다. 그것은 주문, 부록, 염양법(厭禳法), 염승법, 발제(祓除) 등의 내용들이다.

(1) 주문의 출현 및 효력

주문이라고 하면 대체로 다음과 같은 특징이 있다.

1. 중복성 : 반복적으로 음송하고 독송함을 말한다.

2. 불가해성 및 신비성 : 말의 뜻이 오묘하고 괴이해서 헤아릴 수가 없다.

3. 음절의 조율성 : 글자 수, 음정, 장단, 빠르고 느림 등에 일정한 규율이 있다.

주문을 만드는 데는 이상과 같은 특징을 갖추어야 한다. 또 항상 무사들은 입술을 깨무는 듯 이빨을 가는 듯 원한이 충만해서 격정적이면서도 더할 나위 없이 경건한 심정으로 억센 말투, 과장된 표현을 담아 광적인 모습이 된다. 그것은 일반인의 심리적 억지력으로 헤아려본다면 쉽게 상상할 수 있는 것이다. 이른바 "믿는다면 신령이요, 믿지 않는다면 신령이 아니다"라는 것은 이러한 요소의 영향에서 오는 것이다.

4. 주문을 외우면서 행하는 무사들의 가락 있는 춤사위 동작도 또 주문의 효과를 높이는 것이다. 주문의 효과를 설명하기 위해서 우리들은

전설적 인간이라고 알려져 있는 무당 니산(Nisvan)이 염송했던 주문을
예로 들어보기로 하겠다.

아이쿠리 시에쿠리 커다란 독수리

아이쿠리 시에쿠리 하늘에서 맴도네

아이쿠리 시에쿠리 은색의 할미새여

아이쿠리 시에쿠리 바다 위를 돌아 날고

아이쿠리 시에쿠리 사악한 뱀은

아이쿠리 시에쿠리 강변에서 꿈틀거리네

아이쿠리 시에쿠리 여덟 마리 구렁이

아이쿠리 시에쿠리 개울 따라 기어가고

아이쿠리 시에쿠리 나이 젊은 신주 내 자신

아이쿠리 시에쿠리 건너지 않으면 아니되네

아이쿠리 시에쿠리 너희들 모든 정령들은

아이쿠리 시에쿠리 나를 들어서 건너게 하라

아이쿠리 시에쿠리 너희들의 역량을 드러내라

아이쿠리 시에쿠리

Margaret Novak and Stephen Durrant, *The Tale of the
Nisvan Shamanes; A Manchu Folk Epic* (Seattle and London,
University of Washington press, 1977, pp. 62 ~ 67)

 이 주문에서 반복적으로 염송되고 있는 '아이쿠리 시에쿠리'는 일정
하게 고정된 형식이다. 그것은 신령의 이름을 기구하는 것 같기도 한데
그 밖의 문자를 연결해보면 내용은 완벽한 의미를 갖는다. 이러한 반복

적인 단어로 일정한 의미를 갖는 주문은 그 속에 '커다란 독수리' '할미새' '사악한 뱀' '여덟 마리 구렁이' 등의 동물과 일체가 되어 무술적 법력에 혹종의 신비적이면서도 몽롱한 색채를 띠게 된다. 그 형식 및 특징은 일반 민간에 은밀하게 전해지고 있는 가요 속의 신화와 일치하고 있다.

필자가 어렸을 적에 시골에서 올라온 아이 보는 할머니가 있었다. 그 할머니는 문밖에서 천둥번개가 칠 때마다 언제나 쉰 목소리로 중얼거리듯이 옛날 노래를 불렀었다.

바람이 불고, 비가 오면
할머니는 커다란 북을 가져다 준다.
무슨 북, 마고라는 북이지
무슨 마, 땅에 떨어지는 마이지

그 가요에는 거의가 의미라는 것이 없다. 뒷날 그 할머니에게서 들은 것이지만 그 가요는 조상 대대로 전해 내려온 것인데 고향 노인들 대부분이(많은 문맹인 노인들 포함) 아이들이 울 때 그 노래를 부른다고 했다. 노래 속에 나오는 마고(麻鼓)는 아이들의 운명을 주관하는 여신으로 되어 있다. 필자의 마고에 대한 생각은 아이들을 아무 탈 없이 평안하게 자랄 수 있도록 기구하는 의미가 있다는 것이다. 특별히 강조하고 싶은 것은 그 가요에는 음절상 일정한 규율이 있어서 캄캄한 한밤중에 부르면 매우 큰 감동을 갖는다. 이 노래를 들은 것이 이미 몇십 년이나 지난 옛날 일이지만 아직도 필자의 귀에 쟁쟁하다. 그것은 주문의 감동과도 닮았다고 여겨진다. 그 밖에 일부 주문은 더욱이 민요를 닮아 있다. 이를테면 "하늘은 두렵고 두려우며 땅도 두렵고 두려운데, 집에는 홀로 밤에 우는 낭자가 있다. 왕래하는 군자가 한번 크게 부르고 하룻밤 잠들면 아침이 된다" 따위가 있다. 이는 주문이 얼마나 돈독하게 믿어지고 있었던가를 반영하는 것이며, 한 걸음 더 나아가서 그 민속적·심리적 방면의 원인을 소급해서 연구하지 않으면 안 된다.

중국 소수민족의 언어 가운데는, 예를 들면 귀주 및 호남성의 어느 지역 사투리로 된 가요 가운데 매 한 구절의 단어 혹은 명사의 운치가 종종 일정한 가락을 이룬다. 어떤 경우에는 그것이 사람들에게 끼치는 영향이 그 문자의 의미에 있는 것이 아니고 오직 그 구절의 가락에 있기도 하다. 그러한 언어의 운율적 특색은 그 지역의 민간 음악 및 무술적 주문의 기본 가락이 되고 있다.

주문은 의학적 방면에서는 축유의학과 일정한 관계가 있으며, 기공의 형성 및 내용과도 밀접한 관계가 있다.

기공 가운데 주문은 연공할 경우 연공자(練功者)가 동태에서 정태로 전이하고 존상에의 의념을 이끌어내는 과정의 과도적 형식이며 그것은 일종의 자기 암시 작용을 갖는다.

『옥청금사화비문금보내련단결(玉淸金笥華秘文金寶內煉丹訣)』에서는 구결(口訣) 주문의 작용에 대해 다음과 같이 설명하고 있다.

"구결은 오직 한 생각이 망령되게 생길 즈음에 평상심(平常心)으로 마음의 고요함을 얻지 못하는 자는 이것을 줄기로 삼을 뿐이다. 급히 그것(망상)을 버리고 오래도록 익숙하게 한다. 대저 망령된 생각이란 희로보다 더 큰 것이 없는데 만약 노여움으로부터 생각을 돌리면 노여움이 없고 기쁨 속에서 억제할 줄 알면 기쁨이 없다. 모든 것이 다 그렇게 되어 오래되어도 저절로 조용해지는 법이다."

　주문의 구결로 말미암아 마침내 기쁨도 없고 슬픔도 없으며 아무것도 없는 무의 경지로 인도되는 것이다.

　주문과 구결은 일치하는 부분이 있으며 때로는 완전히 똑같은 것도 있다. 이를테면 『상청악중결(上淸握中訣)』 속의 '해의 기를 복용하는 법'은 "해의 혼은 주경이 되어 도연(韜緣)의 그림자를 비추고 적동에게 노을을 돌리며 현염은 표상이 된다"이다. 이것을 읽은 뒤 눈을 감고 주먹을 꼭 쥔다. 해 속에 있는 5색 노을이 아래로부터 시작하여 두 발에서 머리끝까지 온몸을 둘렀다고 상상한다. 또 한 걸음 더 나아가서 5색 노을 속에 자색의 기가 있고, 그것이 마치 어린애와 같으며 수십 층이 5색과 함께 자신의 몸을 감싸고 있다고 상상한다. 그것을 입으로 삼키며 호흡을 45번 하고 타액을 9번 마시며 이빨 다지기를 9번 한다. 사실, 이 구결의 주문 내용은 그 이하의 의념, 존상의 경지와 서로 동일하다. 그것은 의념이 예상하는 대로 생산을 유도하는 것이 목적이며 일종의 자기 암시 강화 작용이다.

　당연한 것이지만 주문 가운데는 자아를 금기하고 훈계하는 내용도 있다. 이를테면 오룡계(五龍溪)의 『물약원전(勿藥元詮)』의 조식법은 반드시 자기 스스로 다음과 같은 구결을 염송하지 않으면 안 되는 것으로 되어 있다.

　"나는 이 몸으로 하여금 작은 동요라도 읽고, 혹시 털끝만큼이나마 땀을 나게 한다면 한순간 지옥에 떨어질 것이니라. 상나라 임금의 법처럼 손무의 명령처럼 일을 반드시 실행할 것이고, 죽게 되어도 범하지 않을 것이다."

　그것은 서약을 통해 자신의 잘못된 동작을 제거하고자 하는 소원인 것이다.

주문은 강화하지 않으면 안 되는데 그 방법은 어떤 것일까. 그것은 옛사람들이 이미 분명한 대답을 해놓고 있다. "만약 불비한 점이 있다면 곧바로 다시 그것을 염송한다"고.

이것은 확실히 더 이상 없는 자극강화법의 하나이다. 주문에는 수백 자로 된 것에서부터 긴 것은 1천 자 이상 되는 것도 있다. 이를테면 『태평경』 속에 있는 '위부모불역결(爲父母不易訣)' '병귀천유비결(病歸天有費訣)' 등의 주문 및 구결은 정신을 집중하지 않으면 여간해선 암기할 수 없을 정도로 긴 주문이다. 그러므로 그것을 몇 번이고 암송하지 않으면 안 되는 것이다.

주문에서는 일반적으로 먼저 조상과 천지신령의 공덕을 추모하고 있다. 예를 들면 "옛날 신성은 말한다" "오직 가장 고상한 마음이 있는 사람" "오직 처음인 대성덕의 사람" 등이 그것들이다. 그 다음으로 자신이 바라고 소망하는 것을 말함으로써 자신의 어려움 혹은 요구를 분명하게 표현한다. 그리고 죄과 및 부당했던 점을 자책하고 천제 및 신령의 상벌이 분명하고 도량이 넓은 것을 찬미한다. 그러고 나면 대신 및 천군 등 여러 신들의 대답이 나오는데 대체적인 내용은 기구하는 자의 소망을 만족케 한다든가, 혹은 문제를 해결할 방법을 제시해주는 것들이다. 마지막으로 주문에 대한 해석, 문자 설명이 있다. 이를테면 주문을 염송하는 자에게 다음과 같은 지시를 한다. "잠깐 멈추고 글을 쓰고 또 그 뒤를 염송한다. 착함을 얻어서 다시 나와 빠뜨리지 않게 한다." "말을 다시 잠깐 그치고 그 뜻을 염송시켜 만족스럽지 못한 뜻이 있으면 곧바로 다시 그것을 의론케 한다." "쓰는 것을 잠깐 쉬고 염송을 하고 그 뒤에는 글과 말을 사색하며 마땅히 다시 행할 바를 알아서 다시 그것을 말한다."

사람들은 그가 요구하는 것을 한번에 해결할 방법을 얻지 못했다든가 효험을 얻지 못하든가 하면 다시 한번 되풀이해서 주문을 염송하지 않으면 안 된다. 그렇게 해서도 역시 효과가 없다면 또 거듭거듭 되풀이해서 몇 번이고 염송하든가, 혹은 암송하지 않으면 안 된다. 이것은 주문 및 구결을 확실히 가슴속에 새겨넣을 것을 요구하는 것이다. 게다가 구결의 내용은 사람들이 기구하는 목적에 따라서 각각 나름대로 다른 바가 있다. 그 결과 어떤 병인에 대해 기구하는 것은 사람들이 자신의 질병의 고통을 호소해서 환상 속에서나마 신령이 질병을 치료해주겠다는 승낙을 얻어내는 것이다. 따라서 그것은 자신의 질병을 치료할 수 있는 어떤 방법도 없는 사람에게 더없는 위로가 되었다. 가령 곧바로 효험이 나타나지 않는다고 할지라도 몇십 번이고 주문을 염송하다 보면 원래 믿지 않았던 것도 반신반의하게 되게 마련이다. 이와 같이 위안이라든가, 암시가 요인이 되어 주문 및 구결이 효력을 보이는 것이다.

주문의 기원은 일찍이 태곳적 신화 속에 이미 들어 있었다. '주(呪)'는 축복한다는 축(祝)과 통한다. 일반적으로 사람들은 상천에게 축수해서 고하는 것으로 인식하고 있으며 그 개념은 후세에 와서 확대되었다. 주문은 태곳적 선조에 기원한다고 한다. 이용(李冗)은 『독이지(獨異志)』권 하에서 다음과 같이 적고 있다. "우주가 처음 열렸을 때, 여와(女媧)의 오누이 두 사람은 곤륜산에서 서로 부부의 인연을 맺자고 의논하고 상제의 뜻을 헤아리고자 축문을 짓고, 아울러 두 무더기의 장작에 불을 지피고는 독축하기를, 하늘이여 만약 우리 두 사람이 부부가 되는 것을 허락하신다면 연기가 합쳐져서 타오르게 하시고 그렇지 않다면 연기가 따로따로 흩어지게 하십시오"라고 했다. 그랬더니 두 무더기에서 타오르던 불과 연기가 다 같이 한 덩어리가 되어 타올랐으므로 두 사람은 부부가 되었다고 했다.

이것은 고대에 주문에 의해 혼인을 점쳤던 최초의 기록이요. 전설 속 주문의 효시이다. 주문에는 당연히 외래의 내용도 어느 정도 흡수되어 있다. 이를테면 『책부원구(冊府元龜)』970권에는 기원 737년 4월 동천축국의 삼장법사가 와서 호약을 헌상하고 피스비시라는 새로운 주법 및 점성, 해몽법 등을 전해주었다는 기록이 있다.

주문의 기원에 관해서는 『태평경』제75신축문결에서 상세히 설명하고 있다.

"천상에는 늘 신성의 중요한 말씀이 있으며 때로는 그 말씀을 사람에게 일러주는데 신의 관리로 하여금 기에 응해서 왕래하게 한다. 사람은 그것을 얻어서 신축(神祝)이라고 한다. 축이란 1백을 축해서 1백을 적중하고 10을 축해서 10을 적중한다. 축은 천상신의 본문전경의 말이다."

축사와 축문은 천상의 신령으로부터 전해 내려온 것이며 두말할 필요도 없이 신묘하기 그지없고 아울러 신통력을 갖고 있는 것이다. "그 축은 신으로 하여금 질병을 제거하게 하고 10을 모두 모으면 10이 적중하며 그것을 사용하여 향하는 곳에 낫지 않는 것이 없다. 다만 치유되는 병을 말하는데 이것이 천상의 예언이다. 양사와 제왕들이 마땅히 쓰는 바요, 모아서 책으로 만들어 이름하기를 축참서라고 한다."

주문에는 상제의 조서(詔書)로서의 위력이 있다. 다만 사람에게 의뢰해서 대신 말하게 할 뿐이다. 따라서 주문에 관해서는 다음과 같은 매우 흥미있는 기록이 있다. "여기서 바로 여러 신을 불러 그들을 부리면 10은 낫는다. 10 중 9는 본래 신은 오지 않고 중간 신과 대신들이 이른다. 또 10 중 8은 인신이 와서 민을 치유한다. 이것은 천상신의 이야기다. 본래 신을 불러서 오면 다투어 명함을 땅에 흘리는데 도인이 이것을 주워 보고 전하여 서로 속삭인다. 그 때문에 병을 치유한다. 만약 사람들로 하여금 떠들게 한다면 병을 치유할 수 없게 된다."

여기에서 알 수 있는 것은 축사는 일반인의 보기(寶器)가 아니므로 특정한 인물에 의해서 전도되지 않으면 안 된다는 점이다. 이것을 『태평기』에서는 다음과 같이 기술하고 있다. "그러므로 요긴한 도는 사람의 입 속에 있으며 이것이 바로 사람의 위급함을 구하는 술법이다. 이 요긴한 말을 얻고자 한다면 바로 환자를 앞에 놓고 본문을 축으로 삼고 또한 각각의 입 속에서 남몰래 살짝 앞에 말한 주문을 외우면 곧바로 환자가 치유되는 것을 볼 수 있을 것이다."

주문의 효력이라고 해서 모두 만능인 것은 아니므로 그 위력은 조서 및 신의 교시 등의 형식에 의해 강화할 필요가 있다. 여기에서 비인간적인 권위가 인간적인 관습 형식을 채택함으로써 사람들의 잠재의식 속에서 어떤 권위의식을 얻게 되어 만족을 느끼는 것이다.

주목할 만한 것은 사람들이 주문을 사용하고 있을 때 종종 열광한 나머지 광적인 기분으로 적대의식을 갖게 된다는 점이다.

수련이 일정한 수준에 도달하면 유효한 주술을 이용해 적에게 재앙을 내리게 한다든가, 원수를 물리쳐서 설욕할 수 있다고 믿게 된다. 이는 소수민족이 살고 있는 지역에서 더욱 분명하게 드러나고 있다.

주술의 효력에는 감정에 호소한다고 하는 강한 특징이 있으며 그것은 직접적으로 사람들에게 사용되고 있다. 인간이 주술의 힘을 빌린다고 하는 데는 주술이 정말로 무한한 역량을 갖고 있기를 바라기 때문이다.

주술 그 자체는 비록 황당무계한 것이지만 일종의 정신적인 염원 및 원한에 의한 강렬한 욕망을 내포하고 있다. 골수에 사무칠 정도의 원한을 갖고 주문을 염송할 때 그것은 다른 사람의 간담을 서늘하게 하는 공포를 준다. 그만큼 사람들의 심신 및 사상을 위협하기에 충분한 것이다.

주문은 전통적인 정신을 체현한 것이다.

주문과 약물을 배합한다면 주문의 위력은 그에 의해 과장되게 표현된다. 프랑스의 계몽사상가 볼테르는 "주문을 염송해서 양떼를 죽일 수 있다. 다만 비상을 넣지 않으면 안 되는 것이지만"이라고 했다.

다만 주문은 무사들의 입장에서 볼 때 어떠한 상황에서도 다 적용되는 것이 아니다. 가혹한 재난, 특히 자연적 재해 및 분명한 기질성(器質性)의 질병에 대해서는 주문의 효과가 눈에 띄게 나타나지 않는다. 주문에 효과가 없으면 달리 할 수 있는 유일한 방법은 기도밖에 없다.

(2) 부적이 지니는 위력

만약 주문이라는 것이 무술사들이 상제(上帝)가 있는 곳에서 얻은 구전적 의미를 갖는 것이라고 한다면, 그 부적은 무술사들이 상제가 있는 곳에서 얻어온 것이며 귀신을 파견할 권력을 갖는 병부 및 호신부인 것이다. 부적의 역할은 귀신을 쫓고 사기를 도망치게 하는 것이다.

부적을 부록이라고도 하는데 '부(符)' 와 '록(籙)' 은 엄밀하게 말한다면 서로 다른 개념이다. 『설문해자』에 의하면 '부' 라는 것은 제왕의 뜻을 나타내는 것이며 그 제왕의 뜻을 아래에 전달할 때 신표가 되는 것을 말한다. 한나라 때에는 대나무를 쪼개서 만들었다. 길이는 약 6촌 되는 대나무를 둘로 쪼개 나누어 갖게 하고 다시 그 둘을 합해보아서 들어맞으면 마침내 유효하다는 것이었다. 또한 구리 따위 금속으로 만들어지기도 했다. 고대 방술사가 그럴듯하게 꾸며낸 이야기이긴 하지만 천신에는 부, 혹은 그림이 있는데 때로는 록이라는 무늬가 되어 하늘의 구름으로 나타난다. 그것을 방사가 기록하여 신령스런 부록이 된 것이다. 혹은 천신이 법을 설하는 데 혹종의 방법으로 그 뜻을 방사에게 주어 신령스런 부록이 되었다고 말하기도 한다. 부가 출현한 것은 대개 서한 때인데 서한 말경의 오두미도(五斗米道)에서는 부를 물로 변화시키고 혹은 부와 주술로써 귀신을 탄핵하여 사람들의 질병을 치료했다. 부는 흔히 문 또는 현관 위에 귀신의 상징을 위해 붙여놓았다.

부록의 록이란 본래 기록이란 뜻인데 경계해서 기록한다는 것을 의미했다. 도교에는 소위 등진록이라는 것이 있는데 그것은 도를 신봉하는 사람들의 명부이다. 그런데 여기서는 천신의 성명을 기입한 명부를 가리키고 있다.

그러나 일반적으로 부와 록을 합쳐 부록이라 부른다. 부록에 쓰이는 문자의 필획이 매우 꾸불꾸불해서 마치 전서와 닮았다는 데서 도교에서는 '운록' '단서' '부자' '묵부' 등으로 불린다. '부록'이라고 하는 방법은 후한시대의 장도릉과 장각을 비롯해서 그 뒤 정일파(正一派)의 도사들에 의해 전해지고 그것은 수나라 때까지 왕성하게 전해 내려왔다. 『수서』 경적지에는 부록 17부 103권을 수록하고 있다. 그 영향력은 공전의 것이었음을 엿볼 수 있다.

『태평경』 104권에서부터 107권까지 4권에 실려 있는 많은 양의 '복문(複文)'이 바로 부록의 일종에 속한다. 그 목적의 대부분은 "상제를 섬겨 해를 없앤다" "존자로 하여금 근심 걱정이 없게 한다"는 기구를 통해서 '덕행과 길창(吉昌)' '신의 도움' 등을 보호 유지하는 것이다. 복문은 통틀어서 약 1540여 자가 있는데 때로는 반복되어 있는 것도 있다. 각각의 글자 수는 적게는 3자, 많게는 8자로 구성되어 있다. 가로 세로의 필획은 꼬불꼬불 구부러져서 알아보기 힘들게 되어 있다. 이를테면 "상제를 섬겨서 해를 없앤다"는 복문 제169에는

등 하늘과 연관된 복문이 있다. 그것은 작은 글씨로 몇 개의 하늘 '焱'
이라는 글자를 짜맞춘 것에 지나지 않는다. 다만 그러한 형식을 취함으
로써 이해하기 어렵고 그 글자를 마음대로 아무렇게나 해석할 수 있는
것이다. 아울러 형식상으로 보더라도 신비감을 더해주며 효과를 크게
증가시킬 수 있다.

　복문 속의 작은 글자는 天, 地, 人, 氣, 元, 木, 火, 土, 水, 日, 月 등이
가장 많다. 또한 일정한 의미를 갖는 글자도 있는데 이를테면 '焱' 는
두개의 큰 '대' 자와 불 '화' 자를 겹쳐놓은 것이다. '氣' 라는 글자는
세 개의 기운 '기' 자를 겹쳐놓은 것으로 인체의 기를 증강하는 것을 의
미한다. '通' 는 "기를 통한다"는 것을 암시하고 있다. '起' 는 환자가
완쾌해서 "일어나게 된다"고 하는 것을 암시한다. '焱' 는 목이 화를
낳는다는 오행의 상생 법칙으로 화에 의해 질병을 치료한다는 의미이
다. '生' 는 화에서 토가 생기는 것으로 오행 상생 법칙으로 말하면 비
위(토)의 부족을 보해주는 것을 의미한다. '生' 는 사람이 원기를 생겨
나게 해서 몸과 넋을 강건하게 하는 것을 의미한다. '來' 의 의미는 사
악한 기를 밖으로 끌어낸다는 것이다. '濁' 의 의미는 인체의 탁기를
배출한다는 뜻이다. '陽' 의 의미는 인체의 양화가 지나치게 왕성하다
는 것이다. '泉' 는 체내에 물이 정체해 있다는 것을 암시한다. '左'
는 질병의 부위가 왼쪽 아래쪽에 있다는 것을 암시한다. '用' 은 기를
이용한다는 것이요, '蟲' 은 질병이 벌레에 의해 생긴 것을 의미한다.
'鄕' 은 화를 인도해서 근원으로 돌아가게 한다는 뜻인데 명문이 화의
고향이 된다.

이 같은 복문은 뒷날 문자를 가지고 운명을 판단하는 기원이 되었다고도 할 수 있다. 다만 그다지 복잡하지도 않고, 또한 크게 변화하지도 않았다.

물론 그 가운데는 이해하기 힘든 복문도 있지만 별로 큰 의미는 없다. 다만 그 신비감을 더 크게 조성해서 사람들로 하여금 그것을 더욱 독실하게 믿게 하려는 것뿐이다.

복문 가운데는 병인을 암시하는 것도 있다. 이를테면 '墾'는 '토'에 원인이 있다는 것을 암시한다. 질병의 시간을 암시하는 것도 있는데 가령 '桑桑'은 4일간이라는 뜻이다. 또한 치료를 암시하는 것도 있는데 '遽'은 물의 기를 통한다는 뜻이다. 병세가 호전되도록 명령하는 것으로서 예를 들면 '壺'은 곧바로 그친다는 뜻이다. 떠나가는 것을 미리 알 수 있는 것으로 '彔彔'가 있는데 이미 떠나간 것이 되는 것이다. 환자의 욕망을 암시하는 것으로 '湯'가 있는데 그것은 끓인 물을 의미한다. 귀신과 괴이한 사수를 암시하는 것으로는 '橾'이 있는데 그것은 초목의 정영이라는 뜻이다. 환자의 혼을 부르는 것으로 '歸歸'이 있는데 돌려보낸다는 뜻이고, '鸞'는 돌아오게 한다는 뜻이다.

물론 어떠한 부적일지라도 형식은 될 수 있는 한 전자의 형식을 취하고 있다. 그렇다면 복문 부적은 어떠한 작용을 하는 것일까. 『태평경』에는 "질병을 제거할 수 있는 넓은 길을 개척하고자 한다면 단서의 비결을 취해서 그 글자를 삼켜야 한다"(108권 참조)라고 적혀 있다.

이른바 "단서의 글자를 삼킨다"란 무슨 뜻인가. 부적의 복문을 운용할 경우 단사의 붉은색으로 글자를 써서 벽에 걸어놓는다든가, 아니면 몸에 차고 다니는 일이 많다는 데서 '단서(丹書)'라고 부른다. "글자를 삼킨다"는 뜻에는 두 가지가 있다. 하나는 주사(朱砂)로 쓴 부적을 물에 용해시켜 복용함으로써 질병을 치료한다는 것이고, 또 하나는 어떤 단서의 부적 글자를 묵상해서 그것을 뱃속으로 들여보냄을 뜻하는 것이다.

부적, 즉 부록의 효험은 어떻게 검증할 수 있는 것일까. 『태평경』에는 수십 가지 요결로써 그것을 설명하고 있다. 여기에서 그 일부분을 인용해보기로 하겠다.

"스스로 도를 즐겨 알고자 하는 자는 무질(瞀疾·정신과 의지가 혼미한 환자)에 비결을 취해 행하고, 하늘과 상응하게 된다면 착한 자는 그날로 일어나고 악한 자는 그날로 죽게 된다. 이 때문에 하늘을 믿음으로 삼는 것이다." 이 말은 질병의 치료에 관한 말이다.

"몸에 도를 성취해서 죽지 않는 것을 알고자 하는 자는 몸에 비결을 취해 이미 신을 성취한다. 즉 속세를 떠나 하늘을 믿음으로 삼는 것이다." 이 말은 신선이 되는 방법에 관한 말이다.

"수명을 얻을 수 있을 것인가, 없을 것인가를 알고자 하는 자는 『태평경』 뒤쪽 비결을 취할 일이다. 아직 『태평경』을 얻지 못했다면 선조가 재앙을 부려 해를 끼칠 것이니 수명을 다하기 어려울 것이다. 하늘을 믿음으로 삼으라." 이 말은 수명의 극한에 관한 말이다.

"천도가 크게 흥기하는 법을 얻고자 하는 자는 교계함을 붙드는 뭇 처방과 범인이 말하는 비결을 취해야 한다." 이 말은 사회의 변동에 관한 말이다

이상으로 보건대 부적의 검증은 상당히 어렵다는 것을 알 수 있다. 『태평경』의 저자도 이 점을 인정하지 않을 수 없었던 것 같다. 그것은 인간의 선악의 본성, 영통(靈通)의 정도, 사회의 평화 및 안정 등 각 요소에 의해 결정된다. 비록 그렇지만 부적을 기준으로 삼는다는 것은 무술사들의 견해에 따른다면, 모든 '범인' 들이 행하고 있는 비결의 글과

부적의 많은 문자를 일치시킨다는 것은 거의 불가능한 일이다. 따라서 무사들 및 『태평경』의 저자는 반드시 부적의 효과가 없었던 것은 아니고, 다만 인간과 사회가 너무나 사악해져서 부적의 효과에 영향을 끼치게 된 것이라고 말할 것이다.

부적에 대한 이해와 읽는 방법에 관해 『태평경』 속에 한 가지 요령을 얻을 수 있는 흥미진진한 대목이 있다. "투철하게 두루두루 내가 쓴 글의 뜻을 알고자 하는 자는 위로부터 아래로 계속해서 착실히 읽어가라. 그러는 가운데 저절로 밝아져서 마음이 훤히 열리며 크게 이해가 되어 다시는 의심이 없게 되고 한번 그 뜻을 얻으면 다시는 버릴 수 없다."

지루하게 말해왔는데 오직 위에서부터 아래로 착실하게 계속 읽어가는 것만으로도, 그러는 가운데 스스로 뚜렷해져서 마음속에 분명하게 이해가 된다는 것이다. 이것이 이른바 "천기를 누설하지 않고 오직 뜻을 깨닫게 되어 말로 전할 수 없다"는 것이다. 그 가운데서 현묘한 것이라고 한다면 무엇일까. 아마도 오직 하늘이 알고, 땅이 알고, 당신이 알고, 내가 안다고 하는 것일 것이다. 하지만 "스스로 뚜렷해진다"고 하는 이 하나의 문장에 의해 어느 정도라도 그 많은 의구심을 털어버릴 수 있지 않을까.

요컨대 부적의 문자를 사회 구석구석까지 보급시켜 그것을 사회의 보편적인 척도로 삼는다면 천하는 그것에 의해 평화로워지고 사람들은 그것에 의해 무병하게 될 것이다. 그것이 무술사들의 견해이다. 또한 "양약을 얻고자 하는 자는 교계를 붙드는 뭇 처방에 비결을 취해서 그것을 본받아야 한다" "질병이 평안해지기를 바라는 자는 하나하나 진실된 문장을 끌어내 비결을 취하고 사악하고 허위적인 문장을 제거해야 한다"는 등의 요결도 있다.

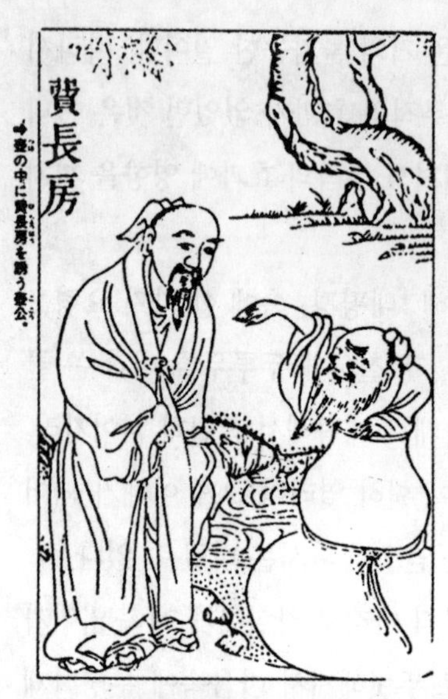

〈그림 31〉 약항아리 속에서
비장방(費長房)을 유혹하는 노인

'하늘의 믿음'을 속일 수 없다. 부적은 틀릴 수 없다. 그것을 잃어버리게 된다면 무술사들은 보배스런 기물을 잃어버리는 것이 된다. 『후한서』비장방전(費長房傳)에는 대단히 유명한 고사가 있다. 비장방이 일찍이 한 노인을 만났다. 그는 낮에는 약방에서 약을 팔아 생계를 꾸리고 있지만 밤이 깊어지면 벽에 매달려 있는 약항아리 속으로 뛰어들어가 쉬는 것이다. 그 노인은 사실은 무의였다. 비장방은 노인에게서 도를 배웠다. 노인은 그에게 한 장의 부적을 만들어주었는데 그 부적으로 지상의 모든 귀신을 부릴 수 있다고 했다. 비장방이 그 부적을 손에 넣고부터는 모든 병을 고치게 되었는데 어떤 병도 효험 없는 것이 없었다. 아울러 부정한 악귀를 때리고 꾸짖어서 사회를 위해 정의를 실천했다. 때때로 사람들은 비장방이 자기 집에서 미친 사람처럼 성질을 내면서 단정하게 앉아 있는 것을 보았다. 사람들이 그 까닭을 물으면 비장방은 크게 한숨을 내쉬고는 "나는 지금 하늘의 법을 위반한 무수한 귀신과 도깨비들을 꾸짖고 있는 것이오"라고 대답했다. 그런데 비장방이 부적을 잃어버리는 바람에 마침내 귀신들에게 살해되었다.

이 이야기는 부적의 신통력을 유감 없이 과장해서 묘사한 것이다. 후에 『요재지이』같은 문학작품에도 비슷한 묘사가 있다. 『운급칠첨』(雲笈

七籤) 권45의 명정일록 제3에는 다음과 같이 적혀 있다. "록(籙)이란 태상신진의 신령스런 글에 따라 구천에 있는 뭇 성인들의 비밀스런 말이니라. 이것으로써 3계(천·인·지)의 관(官)을 전형하고 탄핵하노라."

부록은 질병의 치료에 운용되며 소수이기는 하지만 의약과 함께 사용되는 일도 있다. 만약 부록과 함께 기공 및 안교(마사지), 약물 등을 운용하면 확실히 많은 사람을 현혹시키게 된다. 따라서 부록에도 어느 정도의 암시 효과 및 정신요법의 내용이 포함되어 있기 때문에 일괄해서 부정할 수는 없다.

당연한 일이기도 하지만 의학과 약학 세계 속에도 부록 따위의 무술적 형식을 간판으로 삼아 자신이 얻은 기술과 축적한 경험을 과장하고자 하는 일부 의약인이 있었다. 그 같은 행위는 사람들을 속이는 것에 지나지 않는다.

부적의 형식은 대단히 많다. 지금까지 기술해온 것 이외에도 '사령(赦令)'이라는 형식을 취하고 있는 부록도 있다. 일반적으로 부적의 끝머리글자는 "사령…… 급하고 급하기를 법률의 명령과 같이한다"는 등이다. 그것은 고대 정부의 공문서 글투와 닮아 있으며 부록 따위의 효험을 높이고자 한 것들이다. 그것은 『천금요방』과 『외대비요』 등 고대 의학책들에도 어느 정도 반영되어 있다.

(3) 염앙법

염앙법(厭殃法)이란 나무 및 진흙, 밀가루 반죽 등으로 귀신을 상징하는 인형을 만들어 집 밖에 버린다든가, 묻어버린다든가, 또는 박살내거나 부수어버리기도 해서 재앙을 제거하는 것을 말한다. 그 특징은 상징성이다. 예를 들면 원수를 갚고자 하는 사람의 인형을 천조각 위에 그린다든가, 혹은 나무 인형, 헝겊 인형, 밀가루 반죽 인형 등을 만들어 그것을 침으로 찌르기도 하고 창으로 찌르기도 해서 상징하는 적을 병들게 한다든가, 혹은 죽게 한다는 것이다. 무사들의 입장에서 본다면 일부 질병은 원수 혹은 사악한 귀신의 장난이기 때문에 원수를 징벌하면 자신의 질병은 치료된다는 것이다.

상징적인 것을 통해 인간을 대신시키는 예 혹은 전설은 고대에서는 그다지 진기한 것이 아니었다. 제갈량은 광서에서 만부(蠻部)의 병란을 평정한 뒤 의전에 근거해 신령에게 제사를 지내고자 했다. 그런데 의식에 따르자면 사람의 머리를 제물로 바치지 않으면 안 되었다. 하지만 제갈량은 사람을 차마 죽일 수 없어서 밀가루 반죽으로 사람의 머리처럼 만들어서 그것을 찐 뒤에 사람을 대신할 제물로 바치고 제사를 지냈다. 그것이 오늘날 만두의 유래가 되었다고 한다.

염앙법적 이론의 기초는 무엇일까.

고대인들은 만물에는 모두 영혼이 있다고 믿고 있었으며 생명은 영혼이 육체에 깃들어 있는 결과로 보았다. 영혼은 생명의 본원이다. 따라서 육체는 형체만 비슷하게 갖추고 있으면 영혼이 깃들 수 있다. 상징성이 있는 기물로서의 인형으로 인간의 존재를 대신함으로써 영혼을 유도해서 구멍에서 나오게 한다. 이 때문에 상징물로서 밀가루 및 천, 나무 따위로 만든 인형을 걸어놓고 거기에 저주를 보내면 바로 상징의 대상이 된 사람의 영혼을 상하게 한다는 것이다.

『홍루몽』에는 가보옥(賈寶玉)의 영혼이 여러 번 구멍에서 나와 산야를 노닐었다는 묘사가 있다. 그것은 영험 있는 통령의 보물인 구슬이 가보옥이 가지고 있는 영혼의 상징적 기초 위에 세워졌으며, 스님이 통념의 보물인 구슬을 가지고 떠나버리면 가보옥의 영혼은 육체로부터 이탈하게 된다. 민간에서는 그러한 관념이 사람들에게 보편적으로 받아들여지고 있었다. 그것도 염앙법이 크게 신앙되었던 근본적인 이유일 것이다.

염앙법의 3가지 예의

염앙법의 예의는 몹시 번잡하다. 대체로 ① 독경, ② 귀신을 쫓음, ③ 혼을 부름이라는 3가지 기본적인 부분으로 되어 있다. 이를테면 볏짚으로 허수아비를 만드는데 그것은 모든 죄를 짊어지고 환생해서 죽은 귀신을 대신하는 것이다. 우선 그와 같은 의미가 있는 주문을 염송하고 다음으로 법기를 가지고 여기저기 구석구석을 돌며 괴성을 질러 보이지 않는 귀신을 쫓는다. 그리고는 환자의 이름을 큰 소리로 외쳐 환자의 영혼을 "불러 되돌아오게 하는 것"이다. 다시 볏짚, 나무 혹은 밀가루로 만든 인형을 산산조각내서 땅 속에 묻고는, 귀신은 이미 붙잡히고 환자는 이제부터 원기를 차리게 될 것이라고 선고한다. 일반적으로는 돼지, 양, 닭의 피를 탄 술을 주변에 뿌리고 사기를 쫓아버린다. 이때 주의하지 않으면 안 되는 것은 이 치료술은 때때로 그 밖의 무술적 예의와 혼동해서 함께 운용되고 있다는 점이다.

일부 벽촌의 산간 지대에서는 의원이 없고 약이 부족해서 어린애가 병들었을 때, 혹은 고열이 나면서 혼수 상태에 빠졌을 때 양친은 때맞춰 석양에 집을 나와서 여기저기서 "주군, 돌아오십시오" "호군, 돌아오십시오"라고 하며 큰 소리로 어린애의 이름을 부른다. 이것이 이른바 혼을 부르는 것(초혼)이다. 양친은 그것으로 혼을 불러 되돌아오게 할 수 있었고 어린애의 질병도 그렇게 해서 쾌차되었다고 믿는다. 따라서 이 혼을 부른다고 하는 습속과 염앙법의 기초는 틀림없이 동일한 것이다.

(4) 염승법

염승법(厭勝法)이란 사물은 사물을 이긴다고 하는 의미이며, 어떤 사물일지라도 반드시 그것을 굴복시키는 또 다른 사물이 있다고 믿는 사고방식이다. 속담에 "도의 높이 한 자면 마귀의 높이 한 길이다"라는 말이 있다. 따라서 사기를 진압하는 그 무엇인가를 몸에 지닌다든가 혹은 어딘가에 설치해둠으로써 귀신이나 질병의 해악이 그것을 보고 무서워해서 질병이 낫게 된다는 것이다. 염승법과 염양법의 차이는 염양법이 분명하게 상징 및 대체의 의의를 갖는 데 비해 염승법은 귀신에 대한 극복이라는 점이다. 염승법에서 흔히 볼 수 있는 물질에는 다음과 같은 것이 있다.

① 도부(桃符), 도봉(桃棒) 따위 복숭아나무로 만든 도구

『산해경』에 따르면 다음과 같은 옛날이야기가 있다. "동해 가운데 도삭산이 있는데 그 산 위에는 커다란 복숭아나무가 있다. 그 나무는 서리고 엉클어짐이 3천 리나 된다. 그 낮은 가지에 있는 문을 동북귀문이라고 하는데 그 문으로 1만 종도 넘는 모든 귀신이 들락거린다. 그 위로 두 종류의 인간이 있는데, 하나는 신다(神荼)라 하고 다른 하나는 울뢰(鬱壘)라고 한다. 그들 둘이 하는 일은 뭇 귀신들이 사람을 해악하는 것을 검열해서 다루는 것을 주관하는 일이다. 즉 갈대로 새끼를 꼬아서 흉악한 귀신을 잡아다 호랑이 먹이로 쓴다. 이에 황제를 법으로 삼고 그것을 본받아 귀신을 쫓고 제거하는 것으로써 끝낸다. 그리고 복숭아나무 줄기를 문 위에 걸어놓고 그 위에 울뢰가 흉악한 귀신을 몰아, 갈대 새끼로 묶어서 호랑이에게 먹이는 그림을 그려놓고 마땅히 귀신을 먹인다."

원래 복숭아나무 가지의 위력은 전설 속에, 동해에 있다는 복숭아 나무 위에 살면서 모든 귀신을 주관하는 두 분의 신선 이야기로부터 나온 것이다. 두 분 신선은 악귀를 징벌할 때 갈대 새끼로 악귀를 묶어와 호랑이에게로 끌고 가서 호랑이 먹이로 한다는 것이었는데, 여기에서 복숭아나무로 대표되는 신선의 위력이 얼마나 컸던가를 엿볼 수 있다. 그리하여 도부와 도목 등 복숭아나무로 만든 도구는 질병을 쫓는 최고의 염승물이라고 말하는 것이다.

② 문짝신

문짝신의 탄생은 전설에 따르면 당나라 때였다고 한다. 당 태종 이세민이 일찍이 밤이면 밤마다 악몽으로 시달렸는데 꿈속에서 많은 귀신들이 창궐하는데다 아슬아슬하게 위험한 상황이 계속되었다. 그리하여 이런 악몽을 없애기 위해 태종은 용장 진경(秦瓊)과 위지공(尉遲恭)에게 문 앞에서 불침번을 서서 모든 귀신을 진압하라고 명령을 내렸다. 과연 효과가 있어서 이후에는 귀신이 꿈속에 나타나지 않았다. 태종은 두 장군이 매일 밤 불침번을 서는 고통을 가엾게 여겨 화공에게 명해서 용장 진경과 위지공 두 사람의 초상을 그려 문 위에 붙이게 했다. 그러자 악몽을 꾸는 일이 없게 되었다. 그 뒤로 민간에서도 너나없이 그것을 본떠 두 사람 용장의 화상을 문 위에 붙여서 악귀를 쫓고자 했다. 이를 문짝신이라 부르는 것이다.

③ 도철

도철(饕餮)이란 전설 속에서 나오는 괴이한 동물이다. 『여씨춘추』 선식람(先識覽)에는 다음과 같이 적혀 있다. "주나라 솥에 도철을 붙이는

데 머리만 있고 몸통은 없다. 사람을 먹이는데 삼키지 못하여 해가 그 몸에 미친다. 말로써 보복을 새롭게 한다"고 했다. 이로써 본다면 도철은 커다란 입을 갖고 사람을 잡아먹는 동물이라는 것을 짐작할 수 있다. 현존하는 도철의 형상도 커다란 입을 하고 있는 괴물이다. 매우 징그럽게 생긴 괴물이기 때문에 귀신도 대단히 두려워하는 것은 당연한 일이라고 할 수 있다.

④ 호랑이 발톱

호랑이는 양물 가운데 어른이며 백수의 왕이다. 그런데 귀신은 음물이다. 호랑이 발톱은 굳세고 사나우며 날카롭다. 또한 호랑이는 악귀를 잘 잡아먹는다고 한다. 그로 인해 호랑이 발톱은 귀신을 진압하고 질병을 없애는 데 더없이 훌륭한 법기가 된다.

⑤ 쑥잎

쑥잎은 맵고 따뜻하며 그 기미는 신열하고 방향이 있는데 일체의 음기와 사악한 기를 쫓는다. 그러므로 쑥잎은 귀신을 쫓는 염승물로 꼽혔다.

그 밖에 호신용 검, 8괘로 된 거울, 승냥이의 머리 따위도 곧잘 사악함을 물리치는 것으로 일컬어진다. 이들 사악함을 물리치는 것들에는 귀신을 제압하고 괴이한 질병을 치료하는 작용을 갖추고 있다고 믿었다.

고대 중의학 이론에 의하면 음을 끼고 생긴 상한(傷寒)에 걸린 남성 환자에게는 여성의 속옷을 태운 재를 끓인 물에 풀어 마시게 하면 치료된다고 했고, 유사한 여성 환자에게는 남성의 내의를 태운 재를 끓인 물에 풀어서 마시면 치료된다고 했다. 그 약명을 '소곤산(燒褌散)' 이라 한다.

여기에도 염물의 상승이라는 의미가 있다. 그것은 남녀 성의 음양은 서로 이기는 작용이 있는데 음은 양을 이기고 양은 음을 이기기 때문이다.

또 『남사』 제본기 하의 기록에 의하면 복장의 색을 바꾸는 것도 질병을 치료할 때 흔히 볼 수 있는 염승치료법이다. 짙은 붉은 색을 입는다든가, 혹은 온몸에 걸치는 복식을 모두 붉은색으로 함으로써 일체의 병사(病邪)를 이겨낼 수 있다는 것이다. 그것은 집을 지을 때 견고하기를 바라 기둥 밑에 커다란 거북을 묻는 것과 같은 행동이며 모두 염승법에 속하는 것들이다.

(5) 발제

발제(祓除)란 기도 및 축복으로 재앙을 물리치고자 하는 행위를 가리키는 말이다. 요컨대 주로 질병에 대해 심리요법으로 행해지는 세례와 비슷한 무술적 의식이다. 『한례의태』(漢禮儀態)에는 "계춘월 상기(3월 3일), 관민은 동쪽으로 흐르는 물 위에서 깨끗하게 씻고 발제한 뒤 깨끗하게 숙질을 제거하고 동쪽으로 흘려보내는데 물이 어떻게 되는가를 보지 않는다"고 적혀 있다. 발제의 의식도 실제로는 비교적 강한 상징적 의미를 갖는다. 그와 동시에 일종의 신비화된 위생적 습관이기도 하다. 『송서』 예지 3에는 "사신(史臣)의 문건에, 주례(周禮)의 무당은 세시를 관장할 때 개울에서 목욕하고 발제한다. 그런데 지금은 3월 상기일의 물 위에서와 같게 한다. 개울에서 목욕한다는 반욕은 향기로운 약초로 목욕하는 것을 말한다"고 적혀 있다. 질병이 낫기를 바라는 경건한 마음으로 동쪽으로 흐르는 강물에 가서 몸을 깨끗하게 씻으면 그로써 온몸이 가벼워져 질병과 고통을 동쪽으로 흐르는 물에 떠내려보내게 되는데 한번 떠내려보내면 두 번 다시 되돌아오지 않는다는 것이다.

이 같은 발제 의식은 역대의 궁중에서도 채용되었다. 한나라 때는 규정에 따라 계춘 상기일에 백관이 백성들과 함께 동쪽으로 흐르는 강에서 깨끗하게 씻고 발제하여 더러움을 씻어버렸다. 위·진 시대에 들어와서는 계춘 상기일에만 행하는 것이 아니고 매 3일에 한 번씩 거행하는 의식이 되었다.(『진서』 제11 예지 하 참조) 『진서』 제29 여남문성왕량전에는 "태비가 일찍이 신병이 있어 낙수에서 발제를 행했다"고 기술하고 있다.

발제라는 이 습속은 일찍이 주나라 때의 주례에 벌써 규정되어 있다. 그것은 위생 및 보건적 의의를 가질 뿐 아니라 심리면에서도 일정한 의의를 갖는다. 하물며 발제 과정에서 방향성 있는 약초를 사용해 훈세(熏洗)하는 것은 의학적인 면에서도 의의가 있으리라!

중국 소수민족인 태족이 발수절(潑水節)을 행하고 있는데 거기에도 이상에서 본 바와 같은 요소가 들어 있는 것은 아닐까.

(6) 기타

무술 가운데 질병을 치료하는 많은 방법 및 의식이 있다. 그중에는 적극적인 의의를 갖는 것도 적지 않게 있다. 예를 들면 여성이 어린애를 낳고 난 뒤에 젖이 나오지 않으면 무격(샤먼)들은 누군가가 젖을 훔쳐갔다고 여긴다. 그리하여 젖을 훔쳐갔다고 생각되는 사람에게 아무도 몰래 살짝 젖이 나올 수 있는 음식을 만들어서 가져오게 한다. 그리고는 "젖이 돌아왔다"고 큰 소리로 외치며 모유를 필요로 하는 모친을 문지방 앞에 눕히고 젖이 나올 수 있도록 만들어온 음식을 먹인다. 이렇게 하면 젖이 나온다는 것이다. 여기에는 모친으로 하여금 젖이 나올 수 있도록 교묘하게 유도하는 심리요법적 요소가 있다. 같은 종류는 서로 찾

아다닌다고 하여 젖과 닮은 것으로 모유를 나오게 하고 싶어하는 모친
의 욕망을 자극하는 것이다. 만약 감정 및 정신적인 원인으로 모유가 나
오지 않게 된 것이라면 예측했던 대로 치료 효과를 볼 수 있을 것이다.

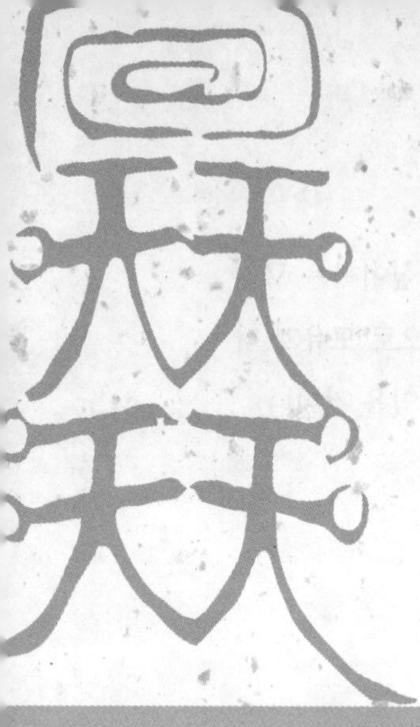

오늘날 우리들의 문화는 그 민족문화가 유구하게 발전을 계속하는 과정에서 참으로 극히 적은 일부분을 유지하고 있을 따름이다. 보다 많은 부분은 역사의 도도한 흐름 속에 이미 소실되고 말았다.

바다에 떠 있는 거대한 빙산처럼 우리들의 의학과 문화의 내용도 거의 대부분은 물 밑에 가라앉아버렸으며 물 위로 떠올라 있는 것은 극히 일부분에 지나지 않는다. 우리는 이러한 입장에서 미지의 사물에 대한 탐구를 시작하지 않으면 안 될 것이다. 그런데 지금 우리들에게 알려져 있지 않은 부분도 이전에는 인류의 지혜 속에서 찬란하게 빛을 내며 대지를 비추고 있었을 가능성이 있는 것이다. 그것은 오늘날에는 기나긴 역사의 깊은 강물 속에 소리 없이 가라앉아버린 문화적 정수의 비밀이라고 말할 수 있을지 모르겠다.

중국의 고대 의학 체계에는 서로 다른 유파가 상당히 많다. 상수의학, 인신금기의학, 간지의학, 원시음양의학, 원시오행의학, 거기에다 '기'를 중심으로 한 의학 등이 그것이다. 이들은 어느 것이나 다 한때 매우 유행해서 크게 영향을 끼쳤던 것들이다. 또 그것들은 서로 다른 시기의 사회 사조에 자극을 받고 나타난 것들이며 복잡하고 수많은 종류의 요소로 구성되었다. 원시적인 형태를 갖는 부분에는 무술을 상당히 많이 이용하고 있지만 의학의 일부분인 것만은 틀림이 없다. 오늘날의 의학적 사상 체계, 발전하는 방향, 의학의 기초 이론 등에 그들 각 유파는 밀접하게, 그리고 변증법적으로 계속되고 있다.

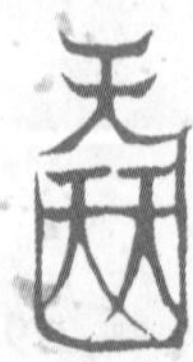

제 5 장
의학에 있어서의 무

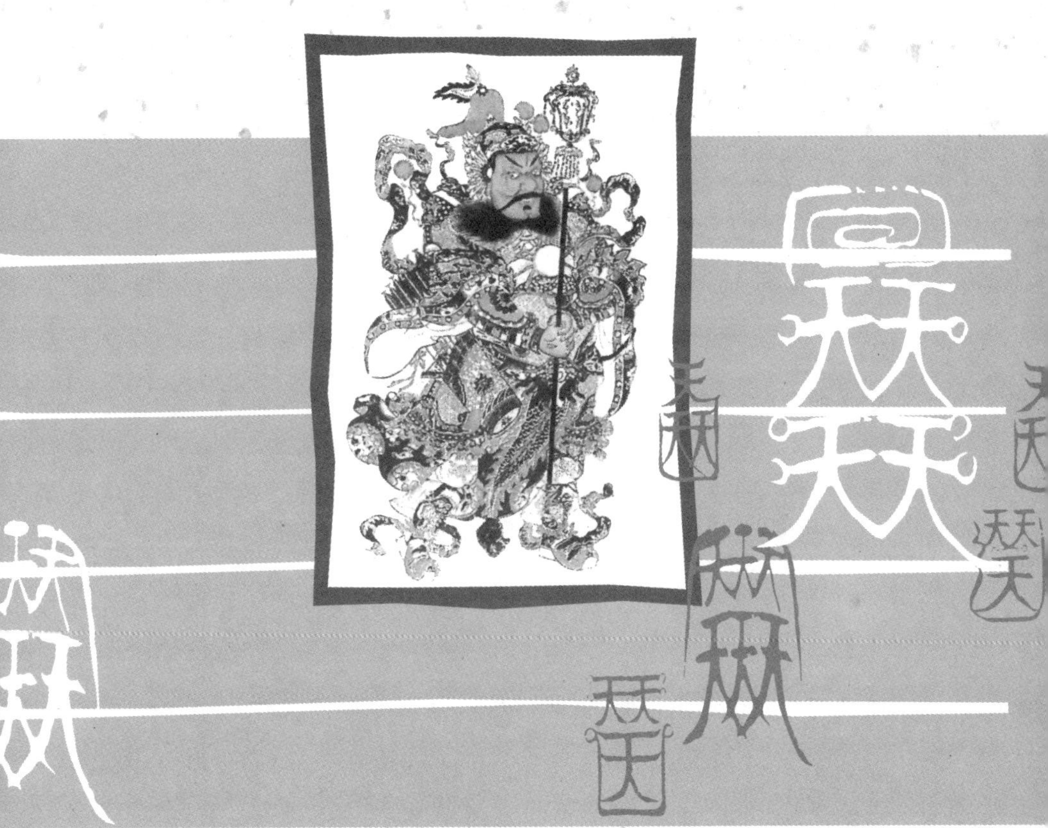

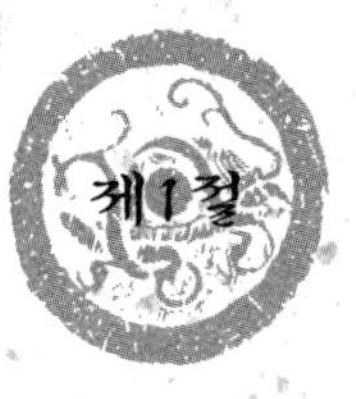

침구법과 무금 및 9궁도

침구학 이론은 틀림없이 가장 대표적인 전통 이론의 하나라고 할 수 있다. 따라서 그것이 중의학의 여느 학문과 다른 점은 독자적 범위를 가지고 상대적으로 독립한 전문 용어의 체계를 갖고 있다는 데 있다. 또한 외부 이론으로부터도 그다지 침식당하지 않고 있다. 침구학이라는 전당은 오늘날의 인간들에게 있어서 신비적이며 삼엄한 것이다.

— 저자의 일기에서

(1) 인신유주와 무금적 침구학

침구학의 기초는 인체를 순행하고 있는 경락이다. 이 경락 속을 흐르고 있는 것은 인체의 경기(経氣), 영기(營氣), 위기(衛氣) 등인데 이 기의 흐름을 유주(流注)라고 한다. 이 유주는 쉬지 않고 온몸을 돌고 돌아 순환, 왕복하면서 전신에 영양을 공급하고 있다. 중의학 개념에 따르면 유주에는 시간의 리듬이 있다. 시간에 따라 경기가 흐르고 있는 경맥이나 그 부분이 다르다. 이 경기의 유주에는 일종의 인신유주(人神流注)라고도 할 수 있는 형식이 있다. 즉 인체의 정신과 혼도 인간 생명의 원동력이며, 경기와 마찬가지로 밤이나 낮이나 쉬지 않고 어김없이 전신을 흐르고 있다고 생각된다. 때때로 그 유주의 형식 및 노선이 다른 것

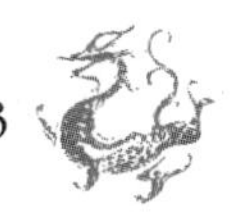

에 지나지 않는다고 생각하고 있는 것이다. 인신유주의 존재와 경맥의 유주 사이에 종종 이어지는 미묘한 연관은 중의학의 침구학과 무술 금기의 상호 관계에서 주요한 것이다.

인신(人神)은 어떻게 해서 유주하는 것일까. 인신도 또한 돌아다니면서 멈추지 않는 것일까. 그에 대한 고대인의 관점은 매우 긍정적이다. 정상적인 상황에서 인신은 일정한 궤도를 따라 인체 내를 천천히 유주하고 있으며 그 형식에는 적어도 다섯 종류가 있다. 첫째는 한 해 유주, 둘째는 한 달 유주, 셋째는 하루 유주, 넷째는 시간 유주, 다섯째는 4계절 유주이다. 그러나 인체의 정신이 한번 충동을 받으면 인신은 궤도로부터 이탈하든가, 간혹 심하면 인체를 떠나 흩어져버린다고 생각했다.

일찍이 『북사』 이광전에 "정신혼백이 떠난다"는 기록이 있다. 이광이 어느 날 새벽 잠을 자려다 말고 홀연히 눈을 뜨고 처에게 말하기를 "내가 자려 해도 잠이 오지 않는데 내 몸 안에서 누군가가 떠나가면서 말하기를 그대는 지나치게 마음 고생을 하지 않도록 주의하라. 신정(神精)이 견딜 수 없어 지금 그대에게 인사하고 떠나는 것이다"라고 했다. 그 뒤로 이광은 정신이 멍하고 즐겁지가 않더니 마침내 병으로 드러눕게 되어 해를 넘겨도 일어나지 못했다.

인신은 이처럼 인간의 생명에 있어 매우 중요한 것이다. 인신은 위협을 받지 않는다. 만약 침이나 뜸을 사용할 때 인신을 상하게 한다든가, 한다면 그 결과로 반드시 엄중한 제재를 받게 되어 생명이 위험해진다. 이러한 인신의 유주에 따라 금침, 금구의 법칙은 태양신 및 달의 신에 대한 숭배로부터 발전한 것이다. 여기에는 '천신상응'이라는 사상이 깔려 있다. 왕충은 『논형』 기일편에서 이러한 현상에 대해 비판을 가하며 다음과 같이 적고 있다. "세속에서는 그 해와 사시를 믿을 뿐 아니라

또한 날을 믿고 있다. 이를테
면 병사(病死)와 재앙은 크게
는 세월의 금기를 범촉하고,
작게는 금하는 날을 피하지
않고 행했기 때문이라고 한
다. 세월의 금기는 이미 기록
으로 전해오고 있으며 금기할
날에 대한 글 역시 행해지고
있다. 세속 사람들은 이것을
마음속 깊이 믿고 있어 변론
하는 선비도 다시 바꿔 정할
수 없다. 때문에 세상 사람들

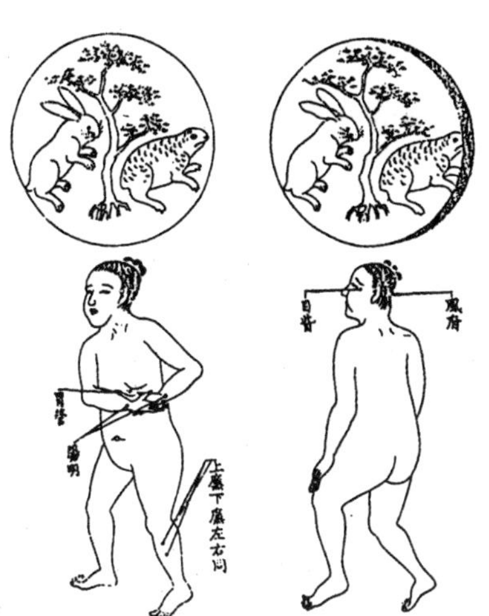

<그림 32> 달이 덜 차오를 때와
침구의 금기 부위의 대응

은 일을 할 때 마음속에서 짚어봐 날짜가 합당치 않으면 하지 않고, 의
리를 행할 때도 때가 합당치 않으면 동참하지 않는다.” 이를 통해 당시
에 얼마나 금기하는 날을 믿고 실행하는 일이 유행하고 있었던가를 알
수 있다. 머리를 감는데도 일정한 시간의 규정이 있고 옷을 마름하는
데도 길흉을 생각하지 않으면 안 되었다. 따라서 인신의 금기일도 여기
에서 시작한 것이다. 동한시대 중국에서는 계통적으로 침구의 인신 금
기에 관해 기술한 책 『황제하마경(黃帝蝦蟆經)』이 최초로 출판되었다.

　『황제하마경』은 고대의 “해 속에는 까마귀가 있고 달 속에는 두꺼비
와 토끼가 있다”고 하는 전설에 따라 붙여진 이름이다. 전설에 따르면
해 속 한가운데에는 세 발 달린 까마귀가 서 있고 달 속에는 두꺼비와
옥토끼가 있다고 했다. 이 책의 규정에 따르면 세 발 까마귀가 해 한가
운데 서서 그 빛을 가릴 때는 침이나 뜸을 사용해서는 안 된다고 했다.

그 이유는 해가 가리면 양기가 부족해서 사람의 양경이 상하기 쉽고 사람을 발광하게 할 수 있기 때문이다. 달의 경우 두꺼비 머리가 보이기 시작해서 몸 전체가 나타나고 그 뒤에 옥토끼의 머리가 나와서 온몸을 드러낼 때까지 합해서 15일이다. 또한 달 속의 두꺼비 모습이 사라지기 시작해서 전신이 다 없어지고, 또 옥토끼가 사라지기 시작해서 전부 없어질 때까지 역시 합해서 15일이다. 이것을 합해보면 30일, 즉 한 달이 된다. 매일 침뜸을 금기하는 부위는 그날에 사람의 기가 거기에 이르고 있는 부위에 해당한다.

예를 들어 달이 생기기 시작한 첫째 날에는 두꺼비는 머리와 입만 드러날 뿐이다. 이때 사람의 기는 족소음경이 있는 발 안쪽에 있기 때문에 거기 있는 수혈에 뜸을 떠서 상처를 내면 안 된다. 이처럼 사람의 음기를 상하지 않게 하면 혈기도 상해를 받지 않는다. 달이 생기기 시작하고 이틀째가 되면 달 속의 두꺼비는 왼쪽 옆구리를 드러낼 뿐인데 사람의 기는 발 안쪽 복사뼈 뒤에 있게 된다. 여기는 족소음경에 속해 있는데 이곳에 침이나 뜸을 사용해서는 안 된다. 만약 침, 뜸을 사용하면 남자는 양위, 여자는 창자가 꼬이는 병이 생기기 쉽다. 달이 생겨나기 시작하고 9일째, 달 속의 토끼는 머리를 겨우 드러내고 있을 뿐이다. 이때 사람의 기는 족양명경이 유주하고 있는 정강이에서 경맥이 교차하고 있는 곳에 있다. 거기에 침을 놓아서는 안 된다. 만약 침과 뜸을 사용하면 그 사람의 정강이는 마비되어버린다. 그달 16일째에 달은 어둡게 이지러지기 시작하는데 두꺼비 머리도 가려지게 된다. 이때 사람의 기는 족태양경의 눈 안초리에 있는 정명혈과 머리 뒤쪽에 있는 풍부혈의 2혈에 있는데 그곳에다 침을 놓아서는 안 된다. 그것을 무시하고 침이나 뜸을 사용하면 중풍병을 앓게 되든가, 아니면 장님이 되어버린다. 그달 30일째 달 속의 옥토끼는 오른쪽 넓적다리를 감추어버린다. 이때 사람의 음기와 양기는 박동치며 합해 있는데 관원혈에서 전음의 부위까지 모든 부위에 침뜸을 해서는 안 된다. 만약 그곳에 계속해서 침뜸을 사용하면 사람의 음양은 갑자기 단절되어 음위불기가 되고 정액은 절로 흘러 없어져버리고 만다.

인신유주의 형식이 해, 달, 날, 시, 사계절 등 적어도 5종류가 있다는 것은 이미 앞에서 기술했으나 그것들에 관해 다시 아래에서 간단하게 요약해 소개하기로 하겠다.

① 한 해의 인신유주(『황제하마경』 참조)

- 1세 때 사람의 기는 신궁부, 즉 배꼽 아래로 4치인 중극혈에 있다 (10, 19, 28, 37, 46, 55, 64, 73, 82, 91세 때에도 모두 이와 같다).
- 2세 때 사람의 기는 대돈부, 즉 후두결절에서 아래로 5치인 천돌혈에 있다(11, 20, 29, 38, 47, 56, 65, 74, 83, 92세 때에도 같다).
- 3세 때 사람의 기는 거부, 즉 어깨관절뼈가 오목하게 팬 곳에 있다 (12, 21, 30, 39, 48, 57, 66, 75, 84, 93세 때에도 같다).
- 4세 때 사람의 기는 경부(頸部), 즉 아래턱 밑에 있는 염천혈에 있다(13, 22, 31, 40, 49, 58, 67, 76, 85, 94세 때에도 같다).
- 5세 때 사람의 기는 하승부, 즉 승장혈에 있다(14, 23, 32, 41, 50, 59, 68, 77, 86, 95세 때에도 같다).
- 6세 때 사람의 기는 천부, 즉 이마에 있는 복토(伏兎)혈에 있다(15, 24, 33, 42, 51, 60, 69, 78, 87, 96세 때에도 같다).
- 7세 때 사람의 기는 궐정부, 즉 신정혈에 있다(16, 25, 34, 43, 52, 61, 70, 79, 88, 97, 106세 때에도 같다).

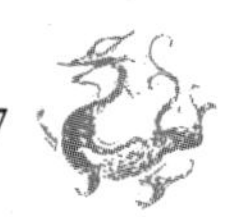

- 8세 때 사람의 기는 경부(脛部), 즉 정강이에 있는 족삼리혈에 있다 (17, 26, 35, 44, 53, 62, 71, 80, 89, 98, 107세 때에도 같다).
- 9세 때 사람의 기는 지부, 즉 발등에 있는 태충혈에 있다(18, 27, 36, 45, 54, 63, 72, 81, 90, 99, 108세 때에도 같다).

이 밖에 『무위한간』 속에도 다른 종류의 연신유주법(年神流注法)이 적혀 있다. 그 나이는 1세에서 12세까지로 가슴, 목구멍, 머리, 등, 허리, 배, 정수리, 발, 왼쪽 무릎, 오른쪽 무릎, 넓적다리 순서로 되어 있다.

② 달의 인신유주

달의 인신유주는 『외대비요』 권33의 '12월 입성법'에 있다. 그 가운데서 1월, 3월, 5월, 7월, 9월, 11월에는 복덕이 병(丙)과 임(壬)에 있으며 2월, 4월, 6월, 8월, 10월, 12월에는 복덕이 갑(甲)과 경(庚)에 있다고 씌어 있다. 이 때문에 매달 앞에서 말한 2개의 천간에 배정된 날에는 충분한 치료 효과를 올릴 수 있다고 한다. 금기에 관해서는 같은 책 39권에 적혀 있는데 '추월기일기방통법'에 있는 '월기법(月忌法)'을 엄격하게 지키면서 실행해야 한다고 했다. 이를테면 1월에는 '혈기'(축일), '월염'(술일), '사격'(술일), '월살'(축일), '월형'(사일), '육해'(사일)를 피하지 않으면 안 된다. 이상의 6일은 모두 흉한 날이기 때문이다. 그 밖의 달도 똑같아서 규정 이외의 때일지라도 '하늘이 다스리는' 때 이외에는 일률적으로 침, 뜸 사용을 금하고 있다.

③ 하루의 인신유주(『황제명당구경』 참조)

1일은 엄지발가락에 있고, 2일은 바깥쪽 복사뼈에 있으며, 3일은 넓적다리 안쪽에 있고, 4일은 허리에 있으며 5일은 입 안 혀에 있고, 6일은 두 손에 있으며, 7일은 안쪽 복사뼈에 있고, 8일은 발목에 있으며, 9일은 꽁무니에 있고, 10일은 허리와 등 가운데 있으며 11일은 코에 있고, 12일은 머리털이 나기 시작한 부분에 있으며, 13일은 이빨에 있고, 14일은 식도에 있고, 15일은 온몸에 있으며, 16일은 위장에 있고, 17일은 사타구니(기충)에 있으며, 18일은 넓적다리 안쪽에 있고, ……30일은 발뒤꿈치에 있다.

④ 시의 인신유주(출처는 위와 같다)

자시에는 복사뼈에 있고, 축시에는 머리에 있으며, 인시에는 귀에 있고, 묘시에는 얼굴에 있으며, 진시에는 뒷목에 있고, 사시에는 젖에 있으며, 오시에는 가슴에 있고, 미시에는 배에 있으며, 신시에는 염통에 있고, 유시에는 등에 있으며, 술시에는 허리에 있고, 해시에는 넓적다리에 있다.

⑤ 사계절 인신유주

봄 갑자 72일은 눈에 금기가 있고 족소양과 족궐음에 침이나 뜸을 사용해서는 안 된다. 여름 병자 72일은 혀에 금기가 있고, 수태양과 수소음에 침이나 뜸을 사용해서는 안 된다. 장하(長夏) 술자 72일은 입술에 금기가 있고, 족양명과 족태음에 침이나 뜸을 사용해서는 안 된다.

가을 경자 72일은 코에 금기가 있고, 수양명과 수태양에 침이나 뜸을 사용해서는 안 된다. 겨울 임자 72일은 귀에 금기가 있고, 족태양과 족소음에 침이나 뜸을 사용해서는 안 된다.

인신유주는 침구학 속에 이상과 같이 성행했는데 그 기원은 먼 옛날에 있으며 그것은 또 초기 침구학 발전 과정에서 침을 놓을 혈자리에

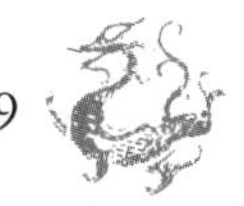

대해 신중한 태도를 지니게 했다. 다른 한편에서는 침이나 뜸을 사용할 때 시간의 변화에 대해 주의를 기울이고 있었다는 것을 알 수 있다. 이것은 객관적으로 볼 때, 후세에 침과 뜸 치료에서 시간요법 발생 및 발전을 가져온 것이라고 할 수 있다. 반면에 이와 같은 금기는 침, 뜸을 임상에 응용하는 많은 불편을 가져오기도 했다. 인신의 금기는 발생 당시에는 소극적이었는데 침구학의 발전과 함께 크게 변화해왔다. 그것은 어느 부위에 침을 놓으면 위험한가 하는 소극적인 명제를, 어디에 침을 놓으면 가장 훌륭한 효과를 얻을 수 있는가라는 적극적인 명제로 전환했기 때문이다. 인신유주가 갖는 구체적인 유주의 리듬에 관해 더욱 심도 있게 연구하지 않으면 안 되는 것은 당연한 일이다. 다만 그것과 인체 경락의 유주와 자오유주(子午流注) 따위 시간과 관련된 치료법은 의심할 여지도 없이 밀접한 관계가 있다. 인신유주는 또한 침, 뜸을 사용할 때 시간과 수혈의 관계에 대한 인식에 대해 크게 암시해주는 등 유효한 일면도 갖고 있다.

(2) 하도, 낙서로부터 8괘까지 9궁의 침구학으로

하도(河圖)와 낙서(洛書)는 고대 중국에 나타난 신비스럽고 예언적인 참위도형이다. 하도의 하란 황하를 일컫는 것이고, 낙서의 낙이란 낙수를 가리킨다. 전설에 따르면 신령스런 거북이 그림을 등에 짊어지고 황하와 낙수에서 나타났다고 한다. 이 하도와 낙서는 기나긴 세월 동안 신비스런 하늘의 뜻을 암시하는 '천서(天書)' 라고 생각해왔다. 후세에 와서는 자연계의 변화에 관한 전통적인 견해의 권위 있는 도안으로 받들게 되었다. 이로 인해 고안된 8괘 학설은 보다 더 큰 영향을 끼치게 되었다.

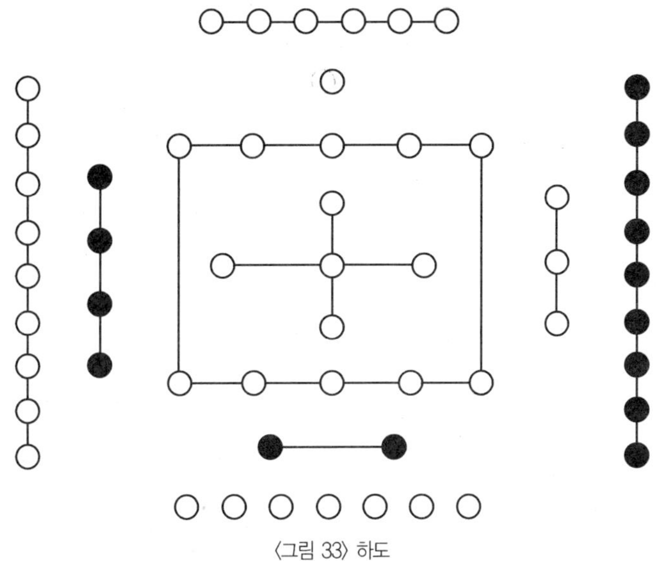

〈그림 33〉 하도

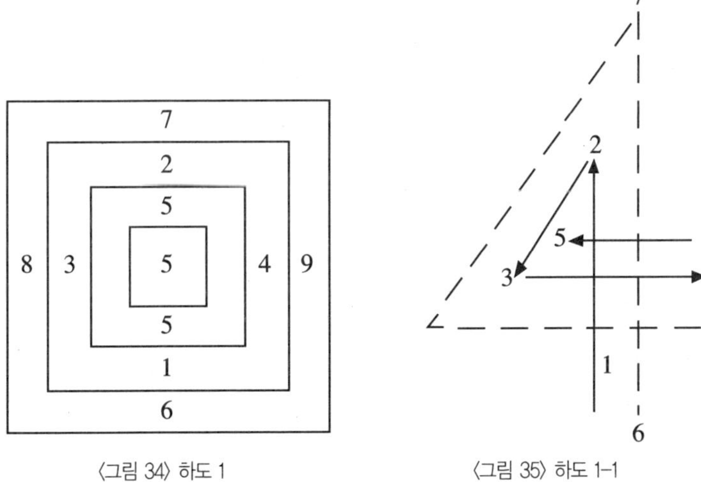

〈그림 34〉 하도 1

〈그림 35〉 하도 1-1

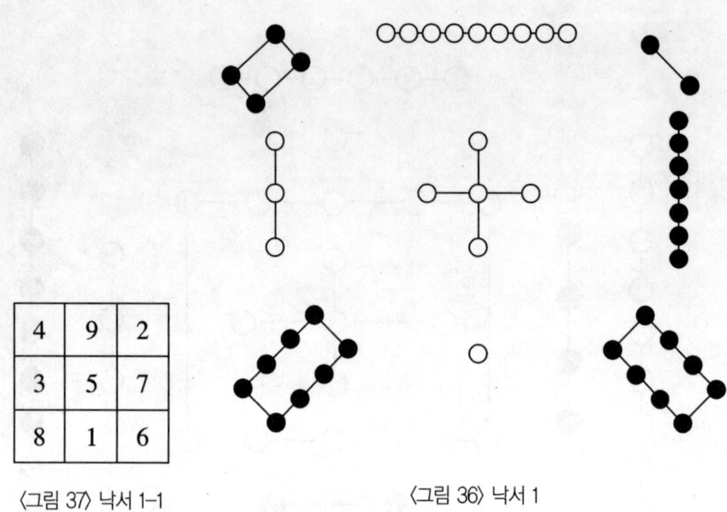

4	9	2
3	5	7
8	1	6

〈그림 37〉 낙서 1-1   〈그림 36〉 낙서 1

　하도(그림 33 참조)를 간단하게 도안하면 하도 1(그림 34)이 된다. 어떤
이의 주장에 따르면 그것은 고대 황하의 지리기상도였다고 한다. 그러
나 필자의 생각에 하도는 일종의 규칙적인 운동 속에서의 평형감을 표
현한 것이고, 또 일종의 유동 중에 여유작작한 방향성을 표현한 것이라
고 여겨진다. 하도 1을 더욱 간단하게 한다면 하도 1-1이 된다. 하도 1-
1은 만물 운동의 모델에 대한 사람들의 견해를 표명한 것이다. 이와 같
이 하도는 잠재의식 속에 있는 유동하는 평형감과 방향성을 제시함으
로써 사람들로 하여금 광범위하게 사물 분석을 하는 데 필요한 암시를
하고 있다.

　상대적으로 비교해본다면 낙서는 더욱 명확하고 구체적으로 일종의
평형적 대칭에 있는 정태미를 표현하고 있다.

　그것은 인체가 8방으로 배정된 정태 속에서 통일되어 있는 것을 상징한다.

  그리고 낙서도 1(그림 36)을 간략하게 변화시켜보면 낙서도 1-1(그림 37)가 된다. 따라서 낙서도 1-1은 어느 방향에서 3개의 숫자를 합해봐도 합계는 한결같이 15가 된다. 낙서도 1-1에서 또한 9궁도 3-1(그림 39)을 쉽게 추리해낼 수 있다. 숫자상으로는 3자가 서로 일치한다. 그림 38은 9궁도이다. 그리고 낙서도 1-1은 9궁도를 간소화한 그림이다. 낙서로부터 추리된 것이 9궁도인데 그 9궁도는 인체의 4면 8방과 1년 4계절의 변화를 나타낸다. 『영추』의 구궁팔풍편 중에 자세히 나와 있다.(그림 39 참조)

  그림 39에서 음락궁 및 신락궁이 각각 45일씩 차지하고 그 밖의 궁은 매 궁마다 46일을 차지하는데 태일로 하여금 각 궁을 돌아다니며 노닐게 하고 그것으로 길흉을 나타낸다. 이것은 천기의 변화와 인체가

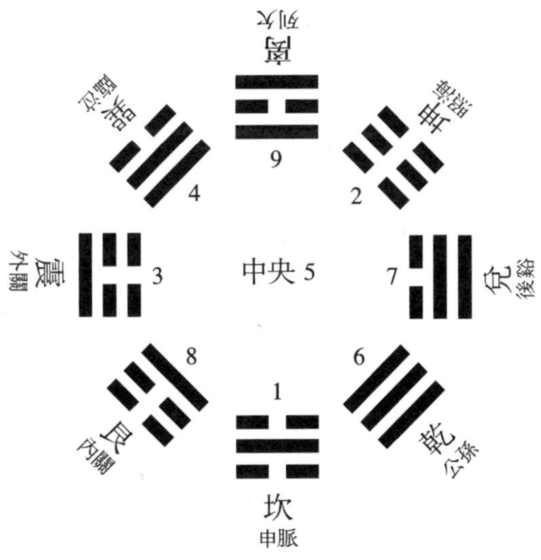

〈그림 38〉 9궁도 1

상관하는 부위를 설명한 것으로 침구 치료의 지침이라 할 수 있다.

천기의 변화와 인체 관계를 기초로 해서 송나라와 원나라 때에는 중의학의 기경(奇経)8맥을 각각 8괘, 시, 일에 배합해서 취혈하게 되었다. 이것이 그 유명한 고전적인 '시간침 치료법'이며 영귀, 비등팔법이라고 불린다. 그것은 기경8맥과 인체의 12경맥이 서로 교류 회합하는 경혈을 취해 시간에 따라서 질병을 치료하는 방법이다.(그림 39 참조)

9궁도 속에서 중앙궁을 빼면 9궁수는 8괘 수로 배속되는데 다시 뒤집으면 후천 8괘도가 된다.(그림 40 참조) 그것은 선천8괘도와 서로 대응한다. 그 가운데서 문왕 후천8괘는 5행의 정미를 천명하고 기후의 기미를 상세히 밝혔다. 그것은 또 낙서를 순조롭게 우회전시켜 5행을 상극과 관계짓는 데 따라 자연계에서 상호 제약에 합치하는 일종의 동태적 평형 관계를 설명하고 있는 것이다.

陰洛宮 巽 (45) 立夏	上天宮 离 (46) 夏至	玄委宮 坤 (46) 立秋
倉門 震 (46) 春分	招搖宮 中央 (46)	倉原 兌 (46) 秋分
天溜 艮 (46) 立春	葉蟄 坎 (46) 冬至	新洛 乾 (45) 立冬

〈그림 39〉 9궁도 1-1

복희 선천8괘는 음양의 체(體)와 용(用)을 나눈 6합의 상을 말하며, 하도를 뒤집어서 좌회전시키면 5행은 차례차례 상생이 된다. 이것은 자연계의 만물이 서로 변화 생성한다고 하는 일종의 동태적 추세를 나타내고 있다.

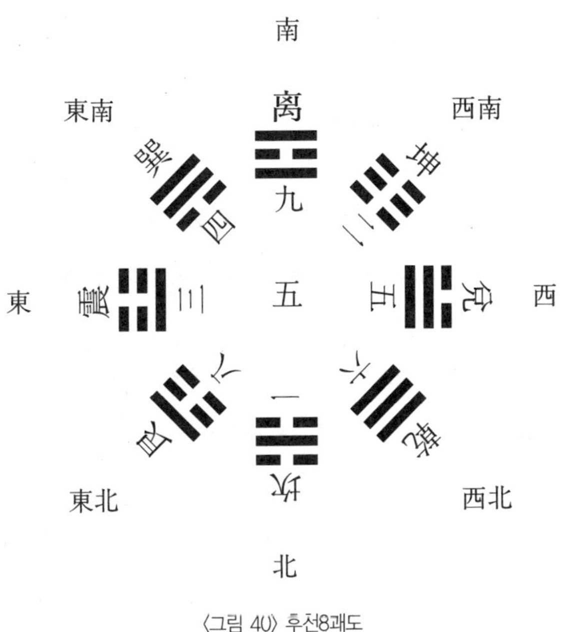

〈그림 40〉 후천8괘도

침구학 속에 나타나 있는 영귀, 비등팔법은 바로 앞에서 말한 내용을 총괄하고 그 기초 위에 8맥과 9궁8괘의 수, 기경8맥의 8교회혈을 배합한 것이다. 표와 같다.

<도표 17> 영귀, 비등팔법 취열배합도

法　穴	八穴	申脈	照海	外關	臨泣	公孫	後谿	內關	列欠
霊龜八法	八卦	坎	坤	震	巽	乾	兌	艮	离
	九宮	1	2.5	3	4	6	7	8	9
王氏飛騰八法	九宮	2	7	3	1	6	4	8	9
	八卦	坤	兌	震	坎	乾	巽	艮	离
徐氏飛騰八法	八卦	坤	兌	震	坎	乾	巽	艮	离
	十干	乙癸	丁	庚	戊	甲壬	辛	丙	己

이 배합을 근거로 한다면 우선 연, 월, 일의 간지를 구하고 다시 시간의 간지를 산출해 그것에 따라 취혈할 혈을 결정할 수 있다. '영귀팔법(靈龜八法)'의 침구 학설은 명나라 때 시작했는데 창시자는 의학자 서풍(徐風)이다. 서씨에 따르면 8맥과 8괘의 순서는 '8맥배8괘가'에 의해 정해져 있으며, 9궁의 수도 그의 '9궁가'에 의해 정해져 있다. 이 양자를 합한 것이 서씨가 말하는 '팔법가'인데 "감(坎) 1은 신맥에 연관하고, 조해 곤은 2와 5요, 진 3은 외관에 속하고, 손 4는 임읍 수(數)요, 건 6은 공손이며, 태 7은 후계부요, 간 8은 내관에 매여 있고, 리 9는 열결이 주인이다"라고 하고 있다.

취혈 시간을 계산할 경우 우선 '8법축일간지가'에 의해 일 간지를 산출하고 다음으로 '8법임시간지가'에 의해 시(時)의 간지를 산출한다. 그리고 다시 하루와 시의 간지 수를 서로 더하고 양간일은 9로 나누고 음간일은 6으로 나누어서 그 나머지 수를 8법가와 대조해 취할 혈을 결정하는 것이다.

하나의 예를 들어본다면 어떤 환자를 1980년 1월 5일 오전 8시에 진

단했다고 하자. 이날은
정축일이고 오전 8시
는 갑진시이다. 그들
각각을 대표하는 간지
수는 정이 8, 축이 10,
갑이 9, 진이 5이기 때
문에 8+10+9+5=32가
된다. 정축일은 음일이
기 때문에 6으로 나누어
야 한다. 즉 32÷6=5 ……

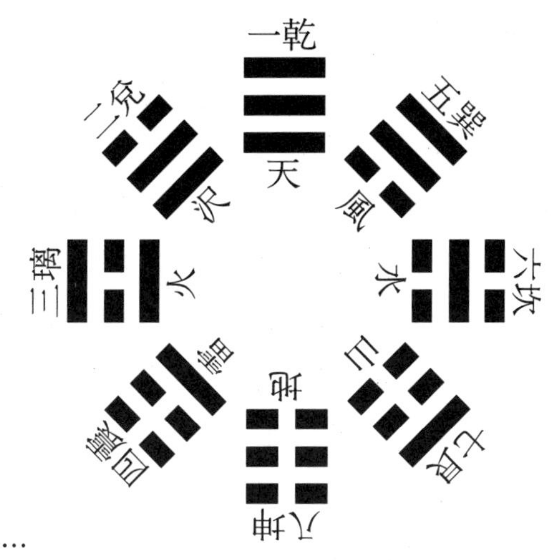

〈그림 41〉 선천 8괘도

2가 된다. "곤의 2는 조해와 연관

한다"고 했으므로 조해혈을 취혈하고

열결혈을 배합해서 치료해야 한다는 것이다.

  '비등팔법'은 중국 원나라 때 왕국단(王國端)이 제시한 것인데 그것
은 명나라 때의 서풍 학설을 발전시킨 것이다. 그리고 그것은 영귀팔법
과는 달라서 기경8맥과 8괘를 기초로 천간의 시에 의해 취혈을 결정하
는 치료법이다. 이 방법은 간지의 9궁 수에 의해 계산하는 것이 아니라
시의 천간에 의해 직접 배혈을 한다. 배혈 원칙은 '비등팔법가'의 내용
에 따라서 "임과 갑은 공손, 즉 건이고, 병은 간에 있는데 내관이 올라
가며, 무는 임읍인데 감수를 낳고, 경은 외관에 속하며 진과 연락하고,
신은 후계로 올라서 손괘를 꾸미고 을과 계는 신맥으로 곤에 도착하며
기토는 열결인데 남쪽으로 이토요. 정은 조해에 있으며 태금을 낳는다"
는 것이다.

  예를 들어 어느 달, 어느 날 치료하는데 그날의 천간이 갑 혹은 을일

이라고 하자. '오호건원'(五虎建元)의 방법에 의하면 "갑·을 일은 병·
인에서 일어난다"이다. 병·인 일은 비등팔법가(飛騰八法歌)에 의하면
내관혈을 취하도록 되어 있다. 그 이유는 병이 비등팔법가 추산표에 따
르면 간괘의 내관혈에 속하기 때문이다.

　이상으로 하도, 낙서, 8괘 등 고대의 '무술' 적 이론이 분명히 침구학
발전에 매우 중대한 영향을 끼쳤다는 것을 알 수 있다. 아무튼 현재 영
귀와 비등팔법이라는 침구치료법이 더욱더 중요시되고 있는 형편이다.
그리고 하도, 낙서 속에 구상되어 있는 동(動)과 정(精)이 결합한 물질적
운동 형식과 거기에 내포되어 있는 과학적 내용은 한 걸음 한 걸음씩
실증되고 있다. 침구와 무금, 9궁도 등 사이에 있는 깊은 관계에 대해
서도 장차 객관적으로 명확하게 밝혀질 날이 머지않아 다가올 것이다.

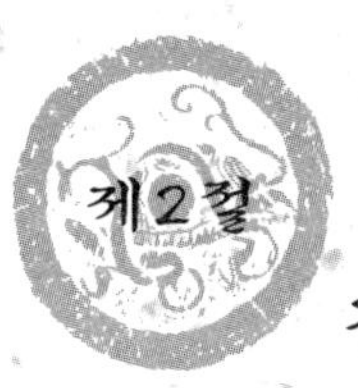

정신심리요법에 있어서의 무술

> 만약 땅콩이 말라 시드는 병에 걸렸다면 그것은 샤먼, 즉 무사들이 심술을 부린 것이다.
>
> 만약 숲 속에 사냥을 나갔는데 사냥할 짐승이 하나도 없다면
>
> 그것은 바로 무사들의 심술 탓이다.
>
> 만약 흰개미가 무리지어 갈 때인데 모습을 보이지 않고
>
> 차가운 밤이 되어서야 흰개미가 날아든다면 그것은 무사들의 심술이다.
>
> 만약 왕자가 신하와 백성에게 냉혹하고, 무정하다면 그것은 무사들의 심술이다.
>
> 만약 무술의 의식을 통해 목적을 이룰 수 없다면 그것은 당연히 무사들의 재주 탓이다.
>
> 사실 어떠한 실패 혹은 불행이 언제 누구의 몸에 내려진다 할지라도,
>
> 그 사람의 일생에서 복잡다단한 사사건건 가운데 어느 것과 관계가 있다고 할지라도
>
> 결국 그것은 무사들이 할 일인 것이다.
>
> —E. E. 이원스 프리처드, 『아찬더런의 무술 – 신의 말과 무술』

무술적 심리 치료 작용이란 사람들이 일상생활 속에서 당연하다고 생각하는 연상적인 판단을 이용해 자기의 신심을 강화하는 것이다. 그것은 실제로는 자기 암시에 속하는 일련의 치료 효과이며 자가최면술이라는 치료 방법이다.

암시 및 최면술에 관해서는 이미 많은 사람들이 연구하고 있다.

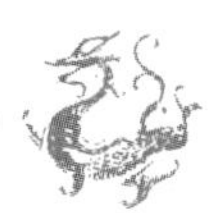

16~17세기 학자들은 '동물자기'의 작용이라는 가설을 내놓았다. 당시 러시아의 라파체리스와 그 제자인 반게리몬트, 후리유드는 특수한 '생명력'이 그 사람의 정신에 영향을 준다고 생각했다. 생명력은 그 사람의 눈알, 손 혹은 기타 부위에서 흘러나오는데 이 환상적인 '역량'은 '유출물' 혹은 '유체'라고 불리다가 뒷날 동물자기라고 불리게 되었다. 그리고 이 '자력화'를 장악한 사람을 최면술자라고 부르고 있다.

19세기 40년대 외과의사인 챔시 블레드는 『신경최면학』에서 다음과 같은 견해를 펼쳤다. 즉 최면 현상은 일종의 특수한 수면 상태가 발전한 것이며, 그 수면은 오랜 기간 동안 발광체를 보고 있었기 때문에 눈이 피로해져서 발생하는 것이라고 했다. 그는 이러한 최면과 자연스런 수면에는 일정한 공통점이 있는 것을 발견했는데 그것을 희랍어 hypnosis라는 말을 빌려다 최면이라고 표현했다.

최면술의 원리는 20세기 5, 60년대에 와서 소련의 과학자 파블로프에 의해 다음과 같이 정의되었다. "암시와 자기 암시는 대뇌반구의 어느 특정 부위, 혹은 특정 구역이 집중적으로 흥분하는 과정이다. 따라서 일정한 흥분, 감각 혹은 그 흔적을 말한다. 표상은 때로 정서로 인해, 즉 피질하구의 흥분에 의해 제기되고, 또 때로는 긴급하게 외계로부터의 원인에 의해 조성되기도 한다. 또한 어떤 경우에 내부의 연계, 즉 연상에 의해 제기되는 경우가 있다. 이것은 일종의 우세함을 갖고 불규칙적이며, 극복이 불가능한 흥분 작용인 것이다"라고.

파블로프는 인식을 더욱 심화해 나갔다. "어떤 언어와 최면술자의 명령이 대뇌피질의 어느 한 곳에 들어갔을 때, 그 자극은 곧바로 흥분 작용을 불러일으키는 한 곳에 집중하여 마이너스 유도를 일으킨다. 이 마이너스 유도는 저항이 거의 없기 때문에 피질 전체로 확산한다. 그 때문에 언어와 명령은 모든 영향으로부터 완전히 격리되면서 절대적인 것이 되어 극복할 수 없는 것이 된다. 이렇게 해서 결정적인 작용을 갖게 된 자극물은 최면을 받은 자가 깨어난 뒤에도 그 작용이 계속되는 것이다."

중의학 심리 치료 방법의 특징은 종교, 무술 형식과 민간의 습속, 거기에 의학 지식을 결합하여 질병을 치료한다는 점이다. 이 점이 바로 중의학의 특징이요, 동시에 심리 치료 예술을 체현한 것이다.

시간적으로 본다면 초창기의 심리 치료 방법은 사람들에게 '신령'의 위안과 도움을 받게 하는 것을 주로 하고 있다. 중기에 들어서는 오행 상생 속 정지(情志)의 상승(相勝)에 의한 심리요법에 음양학설을 추연해서 정지상응법에 운용한 것이다. 후기에 접어들면 충효의 상감(相感) 및 많은 중의 이론을 지침으로 하는 심리요법이 되어 기의 도입을 암시하는 기공요법을 주로 하는 것으로 되었다. 이상의 세 가지는 그것이 각각의 시대를 반영한 심리요법의 주가 되는 것으로, 어느 것이든 다 무술과 일정한 관련을 갖고 있다. 여기에서 설명하지 않으면 안 되는 것은 초창기라 함은 상고에서 춘추전국시대까지고, 중기란 진나라 때부터 남북조 때까지며, 후기란 수·당 시대에서 근대까지를 의미하고 있다. 당연한 일이지만 이 구분은 절대적인 것이 아니며 각 시기에는 중첩되어 있는 부분도 있다. 다음에는 그것들에 관해 간단히 말해보고자 한다.

1. 축유 심리요법

초기에 신령의 위안과 도움을 얻기 위해서는 반드시 무술 형식의 도움을 빌리지 않으면 안 되었다. 그 예로 『황제내경』에서 축유법, 묘부

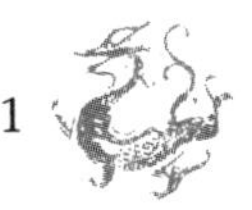

축금법 등을 거론하고 있는 것은 이러한 당시의 현실을 반영한 것이다. 장사 마왕퇴의 한묘에서 출토된 백서에는 '52병방'이라는 치료법이 나와 있는데 축유 심리요법을 상세하게 기술하고 있다. '우창(疣瘡 : 종양)'을 치료하는 과정을 예로 들면 환자에게 땔나무 한 다발을 안게 하고 그 옆에서 다른 사람으로 하여금 질문하도록 시킨다. 옆사람이 "왜 그런 짓을 하고 있는가?"라고 물으면 환자가 "내게 혹병이 생겨서"라고 대답하고는 안고 있는 땔나무를 손에서 내려놓고 고개도 돌리지 않고 그곳을 떠나는 것이다. 여기서 말하는 땔나무란 나뭇가지와 볏짚을 말하는데 그것은 종양을 의미하는 것이고, 손에서 땔나무를 내려놓는다는 것은 우창이 낫는다는 것을 상징하며, 옆에서 묻는 사람은 그 증인인 것이다. 그리고 환자가 고개도 돌리지 않고 떠난다는 것은 결연히 우창과 결별하겠다는 다짐이다. 이것이 무술에서 말하는 "땔감을 짊어진 근심을 털어버린다"는 것이다('땔감을 짊어진 근심'이란 질병의 상징인데 후세에서는 지식인이 질병에 걸렸을 경우 비유적으로 표현하기 위해 곧잘 이용했다). 그것은 또 무거운 짐을 부려놓는다는 의미이기도 하다. 이러한 의식을 통해 환자는 우창 때문에 얻게 된 압박감을 경감하고 심리적 압박을 덜어버리며 자신감을 갖고 생활할 수 있도록 하는 것이다.

또 '퇴산(癩疝) : (복고구사산증)' 환자에 대한 치료 방법은 다음과 같다. 환자를 북쪽 방에서 머리를 북쪽으로 향해 눕게 하고 우보(우보란 귀신을 제압한다는 일종의 무술적 걸음걸이다. 제1장 4절 참조)를 3걸음 걷게 한다. 그리고는 "헤이! 여우새끼 노루새끼야"라고 큰 소리로 세 번을 거듭 외친다. 그것은 환자에게 여우의 빌미가 침입해서 생긴 병이라는 생각 때문이다.

이 역시 빌미를 쫓는다고 하는 일종의 무술적 심리요법인 것이다. 고대인의 생각으로는 산증이란 여우 혹은 노루가 암암리에 빌미를 부린 것이므로 '우보' 걸음을 해서 여우와 노루를 제압한다는 의미인 것이다. 즉 큰 소리로 "여우새끼 노루새끼야"라는 것은 여우와 노루에게 겁을 주기 위해서이다. 이렇게 해서 환자에게 자신의 병이 쉽게 나을 것이라는 믿음을 갖게 한다. 이는 무술적 심리요법 가운데서도 질병의 원인에 대해 직접적으로 대처한 방법이라고 할 수 있다.

그 밖에 '호산(狐疝)'에 대한 축유요법이 있는데 그것은 신사일에 기도와 소재(消災)제사를 거행하는 것이다. 그때 "신사일에 꾸짖는다"고 세 번 거듭 외친다. 그런 뒤에 다시 "천신은 내려오셔서 무릇 나를 병들게 한 것을 질책하십시오. 신녀는 차근차근 천신의 말씀을 듣습니다. 내가 호산을 얻게 된 것은 그 마땅한 바가 아닙니다. 낫게 하십시오. 만약 낫지 않게 된다면 도끼로 네 목을 칠 것이다!"라고 계속 말하면서 동시에 기포(고대 중국의 무기)를 휘두르며 귀신을 쫓는다.

호산이란 산증의 일종을 말한다. 이 병에 걸리면 밤에는 오줌을 못 누고 날이 밝아 일어나서야 오줌을 쏟아내는데 그것도 자주 누게 된다. 이것이 여우의 습관과 매우 흡사하기 때문에 호산이라는 병명을 붙이게 되었다. 위에 소개한 방법은 질병에 걸려들게 하는 귀신에게 명령함으로써 귀신을 쫓아내 질병을 치료한다고 하는 무술적 심리요법이다. 신사일을 택해 무격들은 무술적 기도로 재앙을 씻는다는 소재 의식을 거행하면서 주문을 외워 귀신을 위협하고 호령해서 내쫓는다는 것인데, "낫지 않는다면 도끼로 너의 목을 칠 것이다"라고 외치는 동시에 기포를 휘두르면서 귀신을 쫓는 행위를 한다. 귀신이 정말로 있다면 분명 간담이 서늘할 것이다.

이와 유사한 치료법은 갈홍이 지은 『주후비급방(肘後備急方)』에도 적

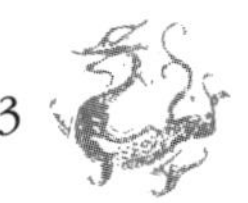

혀 있다. 축유법으로 우창을 치료하는 또 다른 방법을 소개하고 있는데, 그것은 그달의 그믐날(음력 말일) 환자를 본인의 침실 북쪽에 세워놓고 "오늘은 그믐날이다. 담벽 북쪽에서 혹을 부수어버린다"고 말하게 한다. 실제로는 침실 벽 안쪽에서 환자는 우창을 문지르고 있게 한다. 그달의 그믐날은 달이 없어져 어두워진 현상을 이용해 하늘은 사람에 응한다는 천인상응설로부터 환자의 심리적인 안정감을 주고자 하는 방법인 것이다. 여기에서 말하는 그믐날 북쪽, 침실의 북쪽, 벽 안쪽은 어느 것이나 다 음에 속하는 것들이다. 그 벽 안쪽에서 우창을 문지른다는 것은 음으로써 음을 다스린다는 것으로 고대인의 심리에서는 받아들이기 쉬운 것이었다.

축유에는 주목할 만한 가치가 있는 무술적 치료법이 있다. 그것은 보다 단순하면서도 현대인의 일반적 심리에도 어딘가 닮아 있는 것이기도 하다. 종양을 앓고 있는 환자를 산림 속으로 들어가게 해놓고 거기에서 주문을 읽게 한다. 즉 "오늘 나는 종양을 앓고 있다. 종양은 참으로 고통스런 병이다. 내일 너를 불로 태우고 추위로 너를 얼어죽게 하며 호랑이 밥으로 만들겠다. 또 갈대를 베듯이 너의 살을 쪼개놓고 고통받게 할 것이다……" 마지막으로 해가 지는 산 쪽을 향해 침을 뱉게 한다.

『영추』 제70 관능편에 "질독(疾毒)으로 말이 가벼운 사람은 종양에 침을 발라서 병을 저주해야 한다"고 적혀 있다. 이렇듯 침을 발라서 종양을 치료하는 방법은 오랜 역사를 갖고 있음을 알 수 있다. 그것은 환자들이 질병을 앓게 한 귀신에 대해 화풀이를 하는 것으로 심리적 부담을 덜고 자기에 대한 자신감을 강화하자는 것이다.

미국의 한 과학자가 행한 증오와 심리적 관계 실험에서 증명한 바에 따르면 누구라도 증오의 감정을 갖는다면 생리적으로도 변화가 생겨나 체내의 혹종 체액이 독소로 변한다고 했다. 그때 장본인에게 유리관 한 쪽을 입에 물고 숨을 깊게 내뱉게 하면 유리관 안쪽에 곧바로 응축물이 생긴다. 정상적인 심리 상태라면 유리관 속 응축물은 무색 투명하게 된다. 그러나 만약 그 사람이 원한, 분노, 의심, 질투 따위의 심리 상태라면 응축물 색은 각각 그 나름대로 달라지며, 거기에 함유하고 있는 독소는 몇 분 만에 모르모트를 죽여버릴 정도라고 한다.

이처럼 축유에서 말하는 침으로 종양을 고치는 방법은 실제 모종의 효과를 일으킬 가능성이 있다. 환자에게 저주하는 심정을 갖게 하여 그가 침을 뱉게 하는 것은 독소를 배출하는 것과 관련해 종양의 재발을 방지하는 것도 된다.

이와 같이 저주하는 방법은 현대 사회에서도 곧잘 눈에 띄는 것이 아닐까? 그것은 원시적인 무술과 같은 의미를 갖는 것으로서 역시 분노 및 원한의 심기를 발산시키는 것일 것이다.

수많은 무술적 심리요법 중에서 '고(蠱)' 라는 정신병에 대한 축유치료법은 아무리 생각해도 기이하고 그 종류도 많다. 다음에 간단히 소개해보겠다.

1. 땔나무나 풀로 박쥐를 불태워 그 재로 사기(邪氣)를 쫓는다.

2. 여성의 생리대를 태워 그 재를 분말로 만들어서 먹는다.

3. 북쪽을 향해 큰 불을 피우고 부적을 쓴다. 가마솥에 양의 다리를 삶는데 그 국물에 부적을 태운 재를 섞는다. 그리고 국물을 서늘하게 식혀서 환자를 목욕시킨다.

4. 수탉 오골계 1마리와 뱀 1마리를 벌겋게 단 가마솥에 함께 넣은

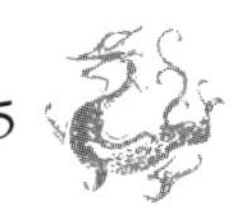

뒤, 뚜껑을 덮고 솥이 동쪽을 향하게 해놓고 아궁이에 불을 지피는데 오골계와 뱀이 새까맣게 타면 꺼내서 분말을 만든다. 고병 환자는 이렇게 만든 가루를 매일 새벽 세 손가락으로 집어 술에 타서 죽을 마시듯 하루 한 번씩 병이 나을 때까지 먹는다.

5. 혼인 전 처녀의 생리대를 물에 적셔서 그것을 술잔에 짜 넣고 거기에 계지(桂枝) 약간을 섞어 환자가 역겨움을 느끼지 않도록 단숨에 마시게 한다.

이상의 방법에 대해 좀더 살펴보면 첫번째 방법으로 쓰는 박쥐는 밤이 되면 날아다니며 활동하는 습성이 있기 때문에 '고'에 의해 정신 이상이 된 '음병'과 관계가 있다고 보았다. 그리하여 박쥐를 태워서 재로 만들어 사수의 근원을 상징적으로 제거하여 환자의 의혹을 씻어버리고자 한 것이다.

두번째 방법은 여성의 달거리는 음성의 물이라고 생각하고 있다. 생리대를 태워 가루로 만드는 것은 그 음독을 제거하는 것이고, 이것을 사람에게 복용시키면 음병에 대한 면역력이 생긴다는 것이다.

세번째 방법에서 "북쪽을 향해서"라는 것은 북두성에게 비는 것이다. "부적을 쓴다"는 것은 무사가 귀신을 쫓는 방법이고, 양의 다리를 삶는 것은 제사지낼 신령에 대한 '희생' 물이다. "부적을 재로 만들어 물에 탄다"는 것은 이 물을 복용, 혹은 목욕하기 위해서인데 이렇게 함으로써 부적이 효과를 보이는 과정이 완료되는 것이다. 전체 과정을 통해 귀신은 이미 놀라고 부적의 위력을 무서워해서 더 이상 사람을 해칠 수 없을 것이라고 환자는 믿는다.

네번째로, 수탉 오골계는 양성의 동물이다. 무술에서는 흔히 수탉 혹은 수탉의 피를 사용하는 경우가 많다. 그것은 양성을 의미하기 때문이다. 뱀은 모든 벌레의 어른이라고 해서 길러서 흔히 '고'로 쓴다. 양을 대표하는 수탉과 음을 대표하는 고의 벌레인 뱀을 같은 솥에서 새까맣게 태우는 행위는 양이 음을 이긴다는 것을 의미하고 있다. 또한 거기에는 환자의 고가 정복된다는 의미가 깃들어 있다. 실제로 수탉 오골계에는 기혈을 보하는 작용이 있으며 뱀에는 바람을 쫓고 경락을 통하게 하는 거풍통락(去風通絡)의 작용이 있다. 이 두 가지는 원시적인 약물이지만 경험 처방의 성질이 있다. 따라서 원시적인 의학이 갖는 반무반의라는 성격을 잘 말해주고 있다.

다섯번째 방법은 의식이 혼란해진 '고' 환자에게 사용되는 방법이다. 여성의 달거리는 음인데 처녀의 달거리는 음 중의 음이 된다. 그것을 짜서 마신다고 하는 것은 음적인 사기를 움직이게 하자는 의미이다. 또한 계지는 양의 약으로, 양을 가지고 음을 제압한다는 뜻이다. 그리하여 환자는 놀란 나머지 심리적으로 일종의 상징적인 질병에 대한 승리감을 맛보게 된다.

이러한 몇 가지 방법을 통해 환자의 심기와 의지를 조절해서 내부적인 정신적 조직을 조정할 수 있다. 다만 이러한 방법은 절대적인 것은 아니다. 소련 과학자의 연구에 의하면, 환자에게 적극적·낙관적인 생각을 갖게 한다면 그 환자의 백혈구는 1밀리리터당 1천5백 개가 증가한다고 한다. 그와 반대로 소극적·비관적인 생각을 갖게 한다면 백혈구는 1천5백 개가 감소한다. 미국의 학자 하이토이는 의념(意念)에 의해 자기 조정이 된다는 원리를 응용해 '생물회수 요법'이라고 불리는 치료 방법을 발견했다. 그것은 인체에 회수되는 '정보'에 기초해 의지로써 심신의 기능을 조정하여 치료를 하는 것이다. 이를 생물회수 요법이라고 명명해서 상당한 치료 효과를 올리고 있다고 한다.

대충만 살펴보아도 알 수 있는 일이지만 무술적 치료에는 일종의 상징적이고 연상적인 '질병 치료' 방법이 응용되고 있다. 그것은 고대에서는 일반적으로 사람들에게 쉽게 받아들여졌다. 또 한편으로는 질병을 상정하고 다른 한편으로는 질병의 원인을 제약하기 위해 오직 한 가지 종류만의 '법물(法物)' 및 법술적 형식을 사용한다. 그것은 질병의 상징으로서의 어떤 형식 및 물체를 극복하는 것이며 그 결과로서 질병이 낫게 된다는 것이다. 박쥐와 뱀은 질병의 대체물이며 오늘날의 아동문학에서 '커다란 이리'가 악인의 상징이 되어 있는 것과 마찬가지로 지극히 자연스러운 것이다.

고대 사람들은 각종 형식을 사용해 상상 속의 질병과 사수와 싸웠다. 이를테면 『오십이병방』에서는 가공의 '황신(黃神)'에게 기도함으로써 사기를 피하고 귀신을 쫓는 수법으로 삼고 있다. 또한 술을 땅바닥에 뿌리는 것으로써 감각적인 질병과 악귀를 제거하는 방법으로 삼았다. 그리고 '남자의 정(精)'으로 '부(符)'를 그리는 것은 '시(弒: 귀신을 쫓는 것)', '우보(禹步)', 축유, '귀신을 저주하는 것' 등도 귀신을 이겨내기 위한 방법이다. 거기에 의식이 되풀이되는 것은 한 번, 또 한 번 상상 속에서 질병을 이겨내기 위한 방법이다. 그 결과로서 질병을 이겨내고자 하는 환자의 의념에 암시가 걸려 정서적으로 안정되어 심리 상태를 개선하는 효과를 갖게 된다.

2. 기공의 심리정신요법 가운데서의 무술

기공이란 그것을 연공하는 자가 자신의 체험에 의해 자신의 기능 상태를 조정하여 건신(健身)과 양생(養生)이라는 목적을 달성하는 방법이다. 잠재적인 심리와 의식을 이용하여 연공 중(練功中)에 동작과 호흡법, 영상암시법 등을 행함으로써 전신의 기능을 빠르게 조정하여 목적을 달성할 수 있다. 이것은 기공 훈련의 기본적인 조건이다.

심리적인 암시는 기공의 동공(動功)과 정공(靜功)의 연습 중에 모두 체현하게 된다. 동공에는 자발동공과 유발동공이 있다. 자발동공이란 연공 중에서 자신의 의지에 의하지 않고 비자주적으로 갖가지 기공 동작을 취하는 것을 말한다. 물론 그것은 자신의 의지로 조정할 수 없는 것이며, 그 동작도 과거에 배운 바 없는 것들이다. 유발동공이란 이미 배운 일이 있다든가, 혹은 뇌에 깊은 인상을 남기는 동작이 보통은 혼자되지 않는 것이지만 훈련 과정에서 '기' 에 유발되어 튀어나오는 것을 말한다. 그것도 자신의 의지로 조정되지는 않으나 실질적으로는 이미 잠재의식 속에 암시적 요소가 있는 것들이다.

사천, 호북, 귀주 3성의 접경지 일대에 '남공(南功)' 이라 불리는 공법이 있다. 남공이란 일종의 구결이다. 어떤 사람에게 주문을 외우게 하면서 그 사람의 영대혈(靈台穴) 혹은 폐유혈(肺俞穴)을 지압하며 동시에 사부(師傅)의 모습을 연상하게 한다. 한편으로는 주문을 외우고 또 한편으로는 정신을 집중시켜 그것을 혈위로 끌고 간다. 그렇게 하면 잠재적인 의념의 암시에 의해 자신의 의지가 아니라 비자주적으로 태극권 같은 동작을 한다든가 하는 각종 자세를 취하게 된다. 그것은 불가사의한 광경이다. 만약 주문을 외우는 것만으로 동작을 하지 않는 경우에는 사부는 그 사람을 긴 의자에 앉힌다. 긴 의자 위에는 미리 준비한 둥근 솜뭉치를 놓아두고 미저골 끝에 있는 장강혈에 닿도록 한다. 그것은 '양교맥의 관문' 을 긴장시키는 것이다. 동시에 의식을 미저골에 집중시키면 어떤 뜨거운 기운이 생겨 전신을 빠짐없이 두루 흐르면서 그 사람은 깃털처럼 튀어올라 태극권과 같은 동작을 취하게 된다.

　이 경우 잠재의식이 커다란 역할을 한다. 이전에 사부로부터 배웠던 동작과 기공책 속에서 직접 혹은 간접적으로 소개되고 있는 공법, 게다가 연공 중에 잠재적으로 생각하고 있던 것들이 신체 속의 기의 유발에 의해 한 덩어리로 뭉쳐 숙련되고 완성된 권술로 되어 표현된다. 따라서 평상시 억제되었던 요소가 연공의 명묵(冥默) 중에 소실되지 않고 지금까지의 의념이 암시에 의해 강화되는 것이다. 그것은 마치 낮에는 영어를 하는 것이 서툴렀던 학생이 꿈속에서는 유창하게 영어를 지껄이는 것과 같다. 그것은 일종의 최면과 많이 닮은 과정이기도 하다.

　다음으로 정공 중의 심리적 암시 작용에 관해 생각해보자. 『운급칠첨』에는 그 공법에 관해 논술한 다음과 같은 기록이 있다.

　"늘 마음속에 해의 형상을 갖도록 하라. 크기는 동전만하고 색깔은 붉은 것이 마음속에 있다. 또한 해에는 9망(芒)이 있는데 마음속으로부터 목구멍을 나와서 이빨 사이에 이르면 서둘러 위 속으로 돌아온다. 그리고 오래 있다가 눈에 이르러 머물면 스스로 마음과 위 속이 분명하게 보인다. 이때 기를 토하고 침으로 양치하고 그 침을 삼키기를 39번 하고 그만둔다. 하루에 3번 이렇게 한다면 18년 만에 득도하게 된다. 해 속으로 다니는데 그림자가 없고 항상 해를 마음속에 보존한다. 달은 니환궁(泥丸宮)에 있으므로 밤에는 달빛을 삼켜야 하는데 그것은 해를 삼키는 법과 같이 한다. 또한 달에는 10망이 있으며 하얀색이다. 그것을 뇌로부터 목구멍으로 내렸다가 서둘러 이빨에 이르렀다가 돌아서 위로 들어가게 한다."

　여기에서 말하는 해의 형상을 존상하여 "크기는 동전만하고" "붉은색" "마음속에 있다"는 것은 '심기'를 해의 기에 견주어서 심기를 훈련하는 방법이다. '9망'을 통해 해의 형상과 마음, 위, 목구멍, 이빨 등과 서로 연관시켜 기의 소순환을 완성시킨다. 그리하여 기의 순환 형식을 강화하는 암시를 걸어 전신의 역량을 최대한으로 하여 수신과 수성(修性) 속으로 투입해간다.

또한 『진고(眞誥)』 협일기에는 다음과 같은 부분이 있다. "푸른 기(氣), 하얀 기, 붉은 기를 보존하고 각각을 펼쳐서 동쪽으로부터 해를 내려오게 해서 곧바로 입 속으로 들여보내기를 90회 남짓 하면 절로 포만해지며 멈춘다. 이렇게 하기를 10년, 몸 속에는 절로 3색의 기가 있고 마침내 신선이 될 수 있다. 이 고매한 수행법은 '태소내경법(太素內景法)'이다. 아침마다 이것을 행하고 낮에도 이것을 행하며 해를 보면 더욱 아름답다. 그 법은 신선하고 그 일은 매우 징험이 있다.

여기에서 말하는 푸른 기, 하얀 기, 붉은 기의 3가지 빛은 각각 암시하는 바가 있다. 매일 3가지 기가 동쪽으로부터 입으로 들어오는 것을 묵상하고 동시에 "이것을 머금기를 90회 남짓", 그렇게 하기를 10년 동안 수련한다. 이렇게 수련하기를 10년. 또 매일 이 3색의 기를 입 속으로 흡입하는 것을 묵상하며 수련하기를 3650회 한다면 심리적인 암시는 반드시 매우 공고하게 되어 강렬하고 지속적인 조건반사로 된다. 그리고 해가 떠오르려고 할 때 눈으로 햇빛을 응시하는 수련을 한다면 그 반사 작용은 더욱 강화된다는 것이다.

3. 일반적인 질병에 대한 심리요법 중의 무술

일반적인 질병의 대부분은 심리적인 원인에 의해 생긴다. 그 경우 단순한 약물법만으로 효과를 볼 수 없고 반드시 심리요법을 추가했을 때에야 비로소 치료 효과를 보게 된다. 그 방법은 환자의 몸 속에 형성되었다고 여겨지는 강렬한 심리적 암시의 조건을 전제로 그것을 경미하게 함으로써 병세를 변화시켜 이끄는 것이다. 따라서 이러한 치료법에 무술적 성질을 띠는 것은 어쩔 수 없는 일이다. 이를테면 『기증휘(奇症彙)』 심신(心神)에는 다음과 같이 적고 있다. "반온수가 귀강령(貴江令)의 왕재(王宰)를 다스리는데 왕은 밤에 부인과 노래하며 술 마시는 것을 꿈꾸고는 밤에도 낮에도 제대로 먹지 못한 채 3년이 되었다. 온수가 이를 다스리는데 병은 점점 더 자리를 잡아가고 부인의 안색은 점점 망가지고, 술 마시기는 더욱더욱 태만하게 됐다. 그리고 노래를 불러도 즐겁지 않고 오래 지나자 마침내 보이는 바가 없었다. 온수가 말하기를 '병은 비록 시들었지만 아직 낫지 않았다. 만약 푸른 두건, 흰옷 입은 남자를 꿈에 만나면 나을 것이다'고 했는데 얼마 가지 않아 이 꿈을 꾸고 능히 먹을 수 있었다."

이것은 질병 치료에 대한 하나의 보기이다. 환자가 부인과 함께 노래하며 마신다는 것을 전제로 약물 치료를 계속하면서 환자의 마음속 부인이라는 형상을 점차 변화시켜 환자에 대한 영향력을 점점 줄여가는 것이며 최후에는 부인과는 전혀 다른 상징적인 형상, 즉 푸른 두건과 흰옷의 남자를 암시해서 꿈속에 등장시킨다. 그리하여 환자의 심리적인 암시의 추세를 완전히 조정하는 것이다.

또 『남사』 강융전에는 다음과 같이 적고 있다. "공손태가 등을 앓았다. 설백종은 그를 위해 기를 불어넣고 다만 버드나무 앞에 제물을 차려놓았을 뿐인데, 다음날 아침에는 혹이 사라지고 나무 주변에 1개의 혹이 생겨나 있었다. 주먹만한 크기의 혹이 점점 자라기를 20여 일 남짓 되어서는 혹에서 고름이 터져나오는데 황적색 즙이 1말 남짓 되었다. 곧 나무는 시들어버렸다."

이것은 "정(精)을 옮겨서 기를 변하게 한다"고 하는 질병 치료의 전형적인 보기이다. 여기서는 우선 질병을 형태 있는 것으로 보고 다른 생물로 전이시켰다. 이것은 의심할 여지 없이 환자에게 있어 훌륭한 자극이다. 이른바 무술에는 '축유' 의식이 있는데 그것은 "제물을 버드나무 앞에 설치한다", 기공의 요소로 "기를 불어넣는다" 등이다. 여기에서는 축유의 구체적인 방법이 생략되어 있으나 거기에서 질병 치료의 성격과 신비적인 색채를 발견해낸다는 것은 그다지 어려운 일이 아니다.

4. 약물을 복용하는 데 있어서의 무술적 심리요법

약물을 복용하는 데 무술적 영향을 생각할 때 가장 보편적인 현상은 "신으로부터 영약을 받는다"는 점일 것이다. "신으로부터 받는다"는 '영약'은 한 번 먹으면 바로 낫는 것이 되므로 환자는 괜히 걱정할 것이 없다.

이를테면 『송사』 장여명전(張汝明傳)에는 다음과 같이 적혀 있다. "병이 들어서 걸으면 곧 넘어진다. 꿈에 아버지로부터 천남성의 법을 받아 그것을 사용했더니 효험이 있었다. 사람들은 효성에 감응한 것이라고 한다." 또 『남사』 원효서전에는 다음과 같이 적혀 있다. "어머니 왕씨가 갑자기 병으로 앓게 되었는데…… 약에는 인삼을 섞어야 한다고 했다. 전해오는 바로는 종산(鐘山)에서 그것이 나온다고 하는데 효서가 종산(鐘山)으로 가서 깊고 험한 산 속을 해가 지도록 헤맸으나 얻을 수 없었다. 그때 한 마리 사슴이 앞서가는 것을 보고 이상한 예감이 들어 그 뒤를 따라갔는데 어느 골짜기에 이르자 사슴은 사라져버리고 그 자리에서 인삼을 얻을 수 있었다. 어머니는 이것을 먹고 마침내 병이 나았다."

"신으로부터 받는다"는 것은 약물이 아닐지라도, 또 그것이 비록 샘

물이라고 할지라도 질병을 치유할 수 있다. 『남사』 강환전에 의하면 강환은 어려서부터 효성이 지극했는데 13세 때 아버지 천이 눈병을 앓게 되었다. 그리하여 환이 간병을 하게 되었는데 어느 날 밤에 꿈속에서 스님을 만나게 되었다. 그 스님이 "눈병을 앓는 데는 혜안의 물을 마시면 잘 낫는다"고 했다. 강환은 물어물어 마침내 한 우물을 찾았는데 그 우물물이 '혜안수'라고 했다. 우물물은 청결하기가 여느 물과는 달랐다. 꿈에서 얻어들은 방법대로 눈을 씻고 약을 달여 먹자 아버지의 눈병은 깨끗이 나았다고 한다.

5. 무술적 형식을 빌려 쓴 정신요법

무술 현상이란 고대사회에 있어서는 지극히 보편적인 일종의 문화 현상이다. 고대인의 돈독한 신앙의 정도는 현대인의 상상을 초월하는 것이다. 때문에 무술 형식을 차용해서 환자를 격려하고 위로함으로써 큰 효과를 올릴 수 있는 것이다. 전설에 따르면 춘추전국시대 경공이 병이 들어 병상에서 10일 동안이나 일어나지 못하고 있었는 데 어느 날 자신이 두 개의 해와 싸우다가 끝내는 자기가 지는 꿈을 꾸었다고 한다.

다음날 안자(晏子)가 조정에 출사하자 경공은 꿈 이야기를 들려주었다. "내가 어젯밤 꿈속에서 두 개의 해와 싸웠는데 마침내 지고 말았다. 이것은 내가 죽게 된다는 징조가 아닌가"라고. 안자가 대답하기를 "꿈점을 치는 사람에게 물어봅시다" 하고는 문을 나와 곧바로 점치는 사람을 찾아갔다. 점치는 사람이 안자에게 묻기를 "경공이 왜 나를 부르는 것입니까?"라고 했다. 안자가 그 이유를 설명하고 묻기를 "이 문제를 어떻게 해야 좋겠나?"라고 상의했다. 점치는 사람이 "상반된 의미로 해석하고자 생각하십니까?"라고 묻자 안자가 그를 제지하면서 말하기를

"그럴 필요는 없네. 경공의 병환은 음병이며 해는 양에 속하는데 하나의 음으로는 두 개의 양을 이겨낼 수 없느니. 그러니 그 꿈은 병환이 이미 낫게 되었다는 의미입니다라고만 대답하라"고 했다

점치는 사람은 안자가 시킨 대로 꿈을 해석했다. 2일 후에 경공의 병은 나았다. 뒷날 사정을 알게 된 경공은 안자에게 사례를 하고자 했다. 안자가 말하기를 "꿈점을 치는 사람의 말을 믿었기 때문에 공의 병이 나았던 것이지요. 내가 그와 같이 말했다면 공은 믿지 않았을 것입니다. 그러므로 이번 일은 점치는 사람의 공로입니다"라고 했다. 안자의 분석은 실로 이치에 합당한 것이다. 환자의 병세에 따라서 그에 적응하는 심리요법을 채용한 것이다. 비록 무술적 형식을 빌렸다 할지라도 어떻게 책망할 수 있을까.

의학은 끊임없이 발전하고 있다. 현대 의학에 있어서도 지난날의 의학생물학 모형으로부터 의학, 사회학, 심리학적 모형으로 발전해왔으며 심리요법은 중요한 역할을 끼치고 있다. 따라서 고대의 심리요법을 복습해서 총괄한다는 것은 오늘날의 의학심리학에 있어서도 어느 정도 가치가 있음은 의심할 여지가 없다.

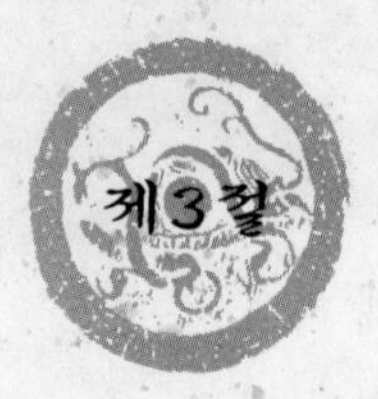

기공, 안마, 도인에 있어서의 무술

그러므로 기를 행하면 백병을 다스릴 수 있고, 혹은 온역병에 걸리지 않게 하고, 혹은 뱀과 범을 엄금하고, 혹은 종기의 피고름을 멎게 하고, 혹은 물 속에서 살며, 혹은 물 위를 걸어다니며, 혹은 목마르고 굶주림을 물리치고, 혹은 수명을 연장할 수 있다. 그 대요는 태식(胎息)일 뿐이다. 태식을 할 수 있으면 코와 입으로 숨을 쉬는데, 태포 속에 있는 것같이 한다. 그렇게 된다면 도는 이루어진다.

— 갈홍, 『포박자』 석대편

인체는 현실적인 것으로 우리들의 눈앞에 그 존재를 펼쳐 보여준다. 인류 자신의 구조를 해부학자의 눈으로 본다면, 건축가가 가옥의 구조를 익히 알고 있는 것처럼 알지 못하는 부분은 없다. 그러나 그 형체에 생명을 불어넣는 순간부터 기적은 나타난다. 어느 시대에도 생리학자는 생체에 대한 자신의 이해가 불충분하다는 것을 인정하지 않을 수 없었다. 우연한 발견과 불가사의한 현상을 앞에 놓고 그들은 눈을 크게 부라리고 연구를 계속해가고 있다. 해부학자의 눈으로 본다면 인체는 근육, 골격, 신경, 혈관, 내장으로 구성되어 있지만 그것들은 생명에 의해 눈부시게 혼란스럽고 방대한 체계로 변하는 것이다. 따라서 일체의 것은 모두 요원하고 모호한 것이 되어버린다. 그리하여 일부 사람들은 지금까지 갖고 있던 자신감이 크게 흔들리기도 한다. 자신의 무지를 인정하고 인류의 타성에 순종하게 되어 일체의 것은 대부분 알 수 없는 것이라고 하여 자신을 잃기까지 한다.

또 한편에서는 현실적 지식을 고집하며 인체와 이미 알려져 있는 물체에 관해서 아직 알 수 없는 현상을 간단하게 부정해버린다. 이것은 인류가 이미 만물 변화의 열쇠를 거의 손 안에 넣었다고 여기는 까닭이다. 그 밖의 현상은 납득할 수 없는 예외적인 것이기 때문에 황당한 신화에 지나지 않는다고 여기면서 자신을 무의식중에 과장하고 있는 것이다.

그러나 우리의 먼 옛날 조상들은 그러한 막막하고 아득한, 또 사람들이 알 수 없는 영역이 되어 소리도 없고 숨도 쉬지 않고 형체도 없는 사막 가운데서 경이적인 탐색의 정신에 의해, 또 완강한 오성적인 침투력이 있는 사유에 의해, 각각의 자아를 창조한 만뢰(萬籟)의 고요한 세계에서 끊임없이 줄기차게 마음의 그물을 펼쳐 일체를 포착하고 모색해 온 것이다.

수천 년 동안 사람들은 마음속의 어느 한 찰나에 번쩍 빛나는 인체 생명의 불꽃을 깨달아왔다. 그리고 한순간에 사라져버리는 자아의 변화 현상을 포착했다. 그것은 인체의 미혹에 이르는 한 가닥 오솔길이 사람들의 뇌리 속에 번개처럼 나타난 것이다. 그 빛이 비치는 방향으로 손을 뻗치는 것은 지극히 어려운 일이다. 사람들은 '기'가 인체의 맥 속을 흐르는 소리를 '들을 수' 있다. 사람들은 황홀하게 전개되는 인체 세계 속 '내경(內景)의 기이한 경관'을 '볼 수' 있다. 사람들은 인체 내에서 백맥이 부글부글 끓으면서 변화하는 모양을 감지할 수 있다. 사람들은 자신의 내부에 들어있어, 포착할 수 없다고 할지라도 역시 객관적으로 존재하는 '기'의 힘에 감촉되기 시작해 그것을 장악하게끔 되는 것이다.

형태가 없고 그림자도 없으며 불가사의한 현상의 일체는 한 찰라에 있으며 '기'의 역량 속에서 그 답을 찾아낼 수 있다. 그러나 사람들이 자신이 느낀 대로 그 과정의 미묘한 변화를 표현한다는 것은 역시 쉬운 일이 아니다.

"현묘하고 또 현묘한, 뭇 현묘함의 문……"이라는 말은 『노자』의 명언이다. 매우 심오하고 현묘하며 경희(驚喜)와 미망 속에 몸이 빠져 발견과 곤혹 사이에서 허덕일 때, 또한 복잡한 탐색과 투철한 오성 속에 있을 경우 사람들은 마음속 밑바닥에서부터 탄식하는 것이다.

'기(氣)' — '기(炁)'. 이처럼 중국 고유의 문자에는 매우 많은 의미가 내포되어 있다. 그리고 기(氣)라는 글자가 중국의 철학과 의학, 종교 등에 갖추고 있는 독자적 함의는 일종의 신비한 색채를 띠기도 한다.

이 '기'를 조정하는 능력은 사람들마다 다르다. 또 사람들이 경험한 기의 수련 과정 중의 수양과 오성도 서로 다르다. 그에 따라서 사람들은 주위의 세계에 대해 각자가 서로 다른 감수성을 갖게 된다. 더욱 중요한 것은 이 감수성을 높이기 위해서는 효과적인 도인(導人)을 실행하고 질서 있게 점진적으로 오랜 기간을 모색하지 않으면 안 되는 것이다.

먼저 5대의 진박[陳朴 : 자는 충용(沖用)이다] 이 어떻게 해서 내단(內丹) 때의 기 운행 감각을 강화했는가를 알아보기로 하겠다. [『도장(道藏)』 제743책 참조]

"무릇 2경이 지나 3경 초에 우선 세수, 양치질을 하고 조용한 방에 향을 피운 뒤 가부좌를 하고 앉아서 눈을 감고 존신(存神)하며 숨을 고르게 쉰다[이것을 조기(調氣) 단계라고 한다]. 혀를 끌어당기고 말아서 혀뿌리의 양쪽 구멍을 막고 숨을 쉬지 않는다[폐식(閉息)의 단계]. 점차 좌우 태양경에 두 갈래 기가 있는 것을 느끼며 어금니 뿌리에서 내려 태양을 꿰뚫고 정수리 문으로 들어가 니환궁에 이르는 것이 즉 1차가 된다(운기 단계). 눈을 뜨고 한참 뒤에 다시 눈을 감고 존신을 하며 앞에서처럼 혀를 말고 기를 마시며 니환궁에 이르게 한 뒤에 멈춘다."

이상은 실제 초보자들이 3단계로 나누어 기의 운행을 유도하는 방법이다. 이렇게 해서 수준을 점차적으로 높여갈 수 있게 된다.

"이처럼 매일 밤 3회 행하고 며칠 밤, 혹은 10일, 혹은 15일을 행한다면 감각은 점차로 니환궁(즉 상단전, 뇌의 뒤 침골 조용부에서 3촌 되는 곳)에 유입하고 중류 12환[즉 사람의 후두부(喉頭部)]에 내린다. 다시 척추를 끼고 지나 미려골을 꿰뚫고 위로 올라 심으로 들어갔다가 담을 꿰뚫으면 가슴이 훈훈한 것을 느끼며 조금은 생각이 밝아지는 것을 느끼게 된다. 이것이 바로 진기가 내리는 것이다(제1단계).

이와 같이 여러 날 밤 행한 뒤에는 입 속에 미미하게 쓴맛을 느끼게 된다. 그것은 바로 중황(中黃)의 기가 담으로부터 나온 것이며, 음양이 크게 조화하여 강단(降丹)의 상이 있고자 함이다(제2단계). 이렇게 한 뒤에는 매일 밤 처음과 같이 행하며 사람을 밖에 배치시켜 다른 사람이나 고양이, 개 등을 절대 들이지 않도록 한다. 그것은 갑자기 놀라게 된다든가 하는 것을 두려워하기 때문이다.

그리고 매일 밤 이것을 3번 행할 때에는 반드시 책상 앞에 앉아서 한다. 행기하는 동안 신체는 점차로 커지고 정신은 앙등하며 체내에 주택과 성시(城市), 천지까지도 있는 것처럼 보인다. 그리고 신체의 위쪽은 하늘에 충만하고 밑에는 땅으로 막혀 있는 것을 느끼게 되며 손발이 있는 곳을 알 수 없게 된다. 그때 급히 손으로 책상을 잡고 눈을 감으면 마음속에 하나의 태양 같은 광명을 느끼게 된다. 그것이 갑자기 떨어지는 것을 바로 단이 내린 것이라고 한다(제3단계). 단(丹)이 내린 뒤 바로 눈을 뜨면 안 되고, 정신을 수습하여 사체(四體)와 수족이 원래대로 회복되어도 혹은 수족이 미미하게 되어 있다. 잠시 후에 눈을 뜨고 인삼탕을 마시고는 잠을 잔다. 다음날은 죽을 먹고 1, 2일 쉬면 단은 내리고 공(功)을 마치게 된다(제4단계).

이상에서 묘사한 내단을 수련하기까지의 결과를 다음에 간략하게 정리해보기로 하겠다.

(1) 초보 단계

1. 조기(調氣 · 내외의 호흡) 외(자연계)

2. 폐식(閉式 · 내식) 내(흉강)

3. 운기(運氣 · 내행) 내(경맥 내)

(2) 고급 단계

4. 진기(眞氣)가 내림(내기가 창성)

5. 강단의 상(象)(중황의 담기가 나옴) 내(내장의 내)

6. 단이 내림(경관물을 안에서 봄)

7. 단강(丹降)을 마침(참된 고요로 돌아감) 본원으로의 회귀

(3) 귀결

백병을 제거하고 질액의 고통이 없음

전체 과정을 통해 자신이 느끼며 받아들이는 가운데 있다. 그리고 경지가 점차 높아지는 것도 연공하는 자만이 깊이 체득할 수 있다. 그것은 밖으로부터 안에 이르러 점차 깊이 들어가는데 마침내는 자아를 망각하게 되고 화합해서 하나로 돌아간다고 하는 반진(返眞)의 과정을 완성하는 것이다. 거기에는 다음의 4가지 고리가 있다.

  1. 상상과 의념의 발동
  2. 진기가 운행하는 감각
  3. 서로 비슷함을 취하고 내기(內氣)를 응집한다
  4. 자아를 덜해 없애고 화합해서 하나로 돌아감

이상의 고리 가운데서도 '기'의 파악이 중요하다. 그것을 구체화하면 다음과 같다.

  1. 인체가 호흡하는 기에 대한 조절 정도
  2. 인체의 '내기'에 대한 조절과 감각 능력
  3. '기'의 방출을 이용한 외계에 대해 영향을 끼치는 능력
  4. '기'와 관련한 수양의 수준

실제로 '기공'의 출현은 옛날 사람들의 인체와 자연의 수양에 대한 상관적인 철학적·이상적 경지를 실현한 것이다.

그것은 고대의 의가(医家), 철인, 실천자들의 생명 본신에 대한 체험의 어렵고도 장구한 탐색의 결과였다. 그것은 또한 사람들의 이상(혹은 환상)이라는 '초인'으로서의 형상(즉 선, 신, 무)에 이르기 위해서 반드시

거치지 않으면 안 되는 길이기도 했다. 이 한 걸음을 완성하는 데에는 필연적인 왕국으로부터 자유스런 왕국으로 밟아나가지 않으면 안 된다. 그것은 의심할 여지도 없이 커다란 유혹의 힘을 갖는 것이다. 그것이야말로 기공이 수천 년이 지나도록 쇠퇴하지 않았던 커다란 이유이기도 하다.

기공이 갖는 무술적 의미는 한편에서는 철인, 실천자, 의학가들이 자신의 사상적 수양에 대해 어느 정도의 범위 안에서는 방법이 틀렸다 할지라도 같은 곳으로 귀착하기 때문에 '기공'이 중화문화 정수의 하나라고 표명되기도 한다. 다른 한편으로는 자신이 갖고 있는 소질 등의 상이한 면이 반영되기 때문에 더욱 많은 사람들이 기공의 문 밖에서 바라보며 경탄하고 그것을 신비화한다고 하는 사실이다. 그러한 과정 전체를 고대의 기공 서적을 참고해 다음과 같은 도식으로 풀어볼 수 있다.

인(人)

신(身) 심(心)

조기(調氣) ― 동다·정소(動多·靜少)

폐기(閉氣) ― 촬동·입정(撮動·入靜)

운기(運氣) ― 동정·상반(動靜·相半)

순환주천(循環周天) ― 정다·동소(靜多·動少)

태식(胎息) ┐
　　　　　├ 심경순정(心境純靜)
내단(內丹) ┘

신(神)

제1후 : 득도(得道) ― 만병의 소멸

제2후 : 도인(道人) ― 초과 수명의 한계 ― 내시(內視), 원시(遠視)

제3후 : 선인(仙人) ― 수명 연장 천년, 자유자재로 날아다님

제4후 : 진인(眞人)

제5후 : 신인(神人)

제6후 : 지인(至人)

제7후 : 구경(究境)

이 계단식 상승은 수양 정도가 서로 다른 사람들이 도달할 수 있는 각종의 경계를 교묘하게 조립한 것이다. 혹은 기공의 경계를 전면적으로 총괄한 것이라고도 할 수 있다.

오직 기만 있다면 인체가 갖는 수많은 장애를 타고 넘어서 인간과 자연과의 융합, 통일에 이를 수 있는 것이다.

또한 기만 있다면 피와 융합해서 전신의 경맥을 순환시켜, 때로 모이고 때로 흩어지게 하며, 올라갔다 내려갔다 어디라도 이르게 할 수 있다. 이것이 중국인이 말하는 물질적 본질의 가장 일반적인 개념이다.

그리고 기공이 무술이라고 여겼던 주요한 이유는 '기' 의 3가지 특수 기능에 돌릴 수 있다. 그것은 다음의,

(1) 내시(內視) 기능(즉 소위 내경공)

(2) 방기(放氣) 기능(즉 외기 방출)

(3) 병기(屛氣), 식기(食氣) 기능(태식 및 각곡, 식기)등이다.

이상 3가지 가운데 어느 것이든 일반인에게는 불가능한 것이며 그리고 또한 일정한 무술 형식을 갖는 것들이다. 다음에서 나누어 설명하겠다.

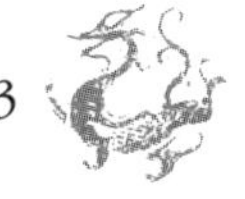

(1) 내시 공법

이것은 도교 공법의 하나이다. 달리 말하면 '반관내경(返觀内景)' 이라고도 한다. 이시진은 『기경팔맥고』에서 "내경의 수도(隧道)는 오직 반관자만이 이것을 비춰 살필 수 있다"고 했다. 그 의미는 일정한 수준까지 연공한 사람만이 체내의 경상을 투시할 수 있다는 뜻이다. 그 방법은 두 눈을 감고 자기 체내의 한 부위 및 경상(景象)을 생각함으로써 깊이 내시에 들어가는 것이다. 『천금요방』에는 "항상 황제의 내시법을 익혀서 존상과 사념에 의해 오장이 경쇠를 매단 것처럼 볼 수 있고, 5색을 분명하게 해서 거두지 말아야 한다."

내시적 감각에 관해 진박(陳朴)은 다음과 같이 기술하고 있다. "방금 기를 행하는 사이에 신체가 점점 커지고 정신이 앙등하는 것을 느끼게 되더니 점차적으로 주택과 여러 성시, 천지 모두가 몸 안에 있고 일신의 위에는 하늘에 충만함을 느끼고 아래는 피의 막힘을 느끼며 손발은 어디에 있는지 알 수 없다"라고.

『사기』 편작전에는 편작이 진월인으로부터 전해 받은 '상지의 물' 이 있고, 약을 먹은 30일 뒤에는 "담장 저편에 있는 사람을 뚫어보며 이것으로 병을 진찰하면 오장(五臟)의 병증을 남김없이 정확하게 판단할 수 있고, 특히 진맥의 명인이었다"고 적혀 있다. 인체의 내장을 투시할 수 있다는 것은 분명히 내시의 기능을 신비화한 것이다.

(2) 방기 기능

방기(放氣)를 일명 포기(布氣)라고도 한다. 즉 환자의 증상에 맞추어 기공사가 자신이 갖고 있는 내재적 기를 방출하여 그것으로 질병을 치료하는 것이다. 방기 치료의 실례는 많다. 『동파지림(東坡志林)』 제2권

에는 "도를 배우고 기를 기른 자는 충족시키고도 남는 것이 있기 때문
에 기를 줄 수 있다. 도하의 도사 이약지(李若之)는 그것이 능했는데 그
것을 포기라고 했다. 나의 가운데 아들 태는 어려서 파리하고 병이 많
았는데 이 애를 마주 앉게 하고 포기를 한바, 태는 뱃속에 처음에는 햇
볕이 쬐는 것 같더니 훈훈해졌다"고 적혀 있다.

『환진선생내복원기결』에는 외기를 방출하여 질병을 치료하는 구체
적인 방법이 상세히 소개되어 있다. "무릇 남에게 포기해서 질병을 치
료하고자 한다면 먼저 앞에 있는 사람의 오장 중에서 아픈 곳을 따라
그 방면의 기를 취해 앞에 있는 사람의 몸 속에 불어넣고 병을 그쪽으
로 향하게 한 뒤 마음을 편안하게 하고 염려를 가라앉히게 하고는 비로
소 기를 배포한다. 기를 배포하는 것이 끝나면 기를 삼키게 한다. 그러
면 귀신은 저절로 도망치고 사기는 길이 절멸한다." 여기에서 말하는
방법은 앓고 있는 장부의 진기를 취해 환자의 얼굴을 질병이 있는 곳으
로 향하게 하고 외기를 취해 가지고 그것에 의해 치료 효과를 올리는
것이다.

(3) 병기 식기의 기능

병기(屛氣)란 태식 공법을 말한다. 그것은 태아가 모태 속에 있을 때
의 호흡법을 모방한 것이다. 병식이라는 방법을 통해 호흡의 빈도와 횟
수를 대폭 감소시키는 것이다. 구체적으로는 내뱉는 숨을 최대한 감소
시키고 "비식(鼻息)은 미미하게 해서 있는 듯 없는 듯"하게 하는 경지로
만드는 것이다. 갈홍은 『포박자』에서 다음과 같이 기술하고 있다.

"……그 대요는 태식일 뿐이다. 태식을 할 수 있는 자는 코와 입으로
숨을 쉬지 않고 마치 태 속에 있는 것처럼 한다면 도를 이룬다. 초보자

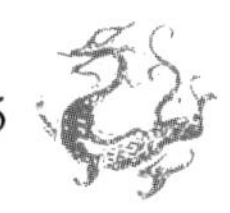

의 행기는 콧속으로 기를 끌어서 그것을 닫고 마음속에서 1에서 120까지 헤아리고 입으로 뱉어낸다. 기가 출입하는 소리 자신도 들을 수 없도록 한다. 항상 기의 드나듦을 많게 하는데는, 이때 거위 깃을 콧구멍 앞에 놓고 기를 내뱉을 때 깃이 흔들리지 않는 것을 징후로 한다. 점점 수련을 더해감에 따라 헤아리는 수를 늘리면서 오래 계속한다면 1천까지 이르게 된다. 1천에 이르면 늙은이가 젊어지는데 하루하루가 다르게 젊어진다." 이상과 같이 갈홍은 이 공법을 습득한 자는 마치 깊은 굴 속에라도 있는 것처럼 하루 종일 병식을 한다고 하고 있다. 그러나 병식하는 시간이 "1천에 이를 정도로 길게 한다는 것은 상상하기조차 어렵고 믿기 어려운 일이다.

식기(食氣)란 일명 각곡식기(却穀食氣) 공법을 말한다. 즉 기를 수납하여 목으로 삼키는 것인데 곡식을 먹지 않는 것을 목적으로 한다. 식기를 하는 까닭은 세 가지가 있다. 첫째는 질병 발생, 혹은 치병의 필요에 의해 곡물을 먹지 않는 것, 둘째 기식을 먹음으로써 신선이 되어 죽지 않기를 바라는 것, 셋째 곡물을 절식함으로써 흉년에 기아를 견디고 생명을 보존하는 것 등이다. 통상적 식기에서는 필수적으로 특정 식물의 과실을 먹는 것을 기초로 하는데 늘 먹는 것으로는 말린 대추, 삼씨, 고사리 즙 등이 있다. 먹는 양을 점차로 줄인다. 동시에 먹어서는 안 되는 식물의 열매도 있는데, 이는 복기에 의해 장생을 바라는 것이다. 『포박자』 대속편에 보면, 장광정은 딸이 네 살 때에 전란을 만났는데 같이 데리고 피란갈 수 없었다고 한다. 그리하여 딸을 고총 속에 집어넣고 수개월분 건조한 식료와 물만 주고 눈물을 흘리면서 딸의 곁을 떠났다. 3년 뒤에 장광정은 딸의 시체를 거두려고 고총을 찾아갔는데 딸은 죽지 않고 고총 속에 단정하게 앉아 있었을 뿐 아니라 곧 아버지를 알아봤다고 한다. "어떻게 살아 있을 수 있었느냐"는 아버지의 질문에 딸은 "기를 마시며 살았다"고 대답했다고 한다.

『주후방(肘後方)』 치졸절량식기비욕사방(治卒絕糧食飢憊欲死方)에는 "물을 마시며, 기를 먹는다"는 방법이 소개되어 있는데 그것은 다음과 같다.

"입을 다물고 혀로 위아래 이빨을 문질러 침을 모아서 이것을 삼킨다. 하루에 360회 이것을 삼키면 좋다. 점차 수련해서 천 회에 다다르면 자연히 굶주림을 모르게 된다. 15일 쯤에는 피곤이 극한에 이르나 이때를 넘기면 몸이 가볍고 힘이 세진다. 또 12시에 먹고, 육(六)의 술시의 제법(諸法)이 있으나 위핍의 경지가 두려워 서인지, 방향을 분명히 밝히지 않고 있으며, 때에 따라 빨리도 하고 늦게도 한다. 그러므로 이것을 논하지 않는다. 만약 물이 있는데 갑자기 그릇이 없다면 왼손으로 떠서 빌면서 '승연리(丞掾吏)의 하사품이 있도다. 진실로 양식을 덜고 바로 적황이 퍼져 가는데 하늘은 성 밑의 제의(諸医)를 멀리하고 있다. 모름지기 스스로 방비를 다할 뿐이다' 라고 하며 3회 이빨을 마주치고 오른손 손가락으로 왼손을 3회 두들긴다. 같은 방법으로 3회를 되풀이하고 이것을 마신다. 잔이나 그릇에 있는 물을 뜨면 더욱 좋다. 왼손으로 오른손을 잡고 물건으로 이것을 두들기기를 같은 방법으로 한다. 하루에 3되를 복용한다면 다시 굶주리지 않는다."

이와 같은 각곡식기의 방법이 가장 유행한 것은 위진·남북조 시대였다. 그 형태는 『문제전론(文帝典論)』에도 다음과 같이 기록되어 있다. "영천의 각검(郤儉)은 벽곡(辟穀)을 하며 복령(伏苓)을 먹는다. 감릉의 감시(甘始)도 역시 행기를 잘하여 늙었어도 동안을 하고 있다. 노강의 좌자(左慈)는 보도(補導)하는 법술을 알아서 군리가 되었다. 처음 각검이 이르는 곳에 시중의 복령값은 몇 배로 뛰었다. 의랑안평(議郎安平) 이담 (李覃)은 그 벽곡을 배워 복령을 먹으며 찬물을 먹었는데 뱃속에서 설사 가 생겨 목숨을 거의 잃을 만큼 위태한 지경에 이르렀다. 그 뒤 많은 사 람들이 새매나 이리의 탐욕처럼 호흡하고 토납했다. 군과제주(軍課祭 酒)를 맡은 홍농동분(弘農董芬)은 그 때문에 아파 기가 폐쇄되고 불통하 게 되었다가 오래 지나서야 가까스로 소생했다.”

　동아왕은 다음과 같이 논술했다. “세상에 방사가 있어, 우리 왕은 빼 놓지 않고 모두 다 초치했다. 감릉에는 감시가 있고 노강에 좌자가 있 고 양역에 각검이 있는데 감시는 행기와 도인, 좌자는 방중술, 각검은 벽곡을 해서 모두 3백 살이라고 한다. ……나는 일찍이 시험 삼아 각검 과 백 일 동안 곡식을 끊고 그와 함께 잠을 자며 보행도 기거도 태연하 게 했다. 대체로 사람은 7일을 먹지 않으면 죽는다. 그런데 각검은 이 와 같이 했다. 그런데 기필코 수명을 더하려 하지 않고 질병을 치료하 면서 기근을 꺼리지 않았다.”

　각곡식기에는 일정한 난이도가 있어서 어느 정도 연공의 기초가 되 어 있는 자가 아니면 실천할 수 없다. 앞서 예로 들었던 이담의 벽곡, 홍농동분의 호흡, 토납의 경우 기공의 기초가 불충분했으며 훌륭한 스 승의 지도가 없었다는 것이 원인이 되어 결과적으로 위험한 상태에 이 르게 된 것이다.

　반면 감시, 좌자, 각검 등은 학습 방법이 정확하고 충분한 기공 기초 가 있었기 때문에 배워서 성공했던 것이며 심지어 백 일 이상이나 각곡 을 했다. 이상과 같은 사실로부터 벽곡이나 식기도 분명히 현묘한 것이 기는 하지만 확실하게 존재했다는 정황을 알 수 있다.

　이 같은 기록이나 전설은 많다. 사람들은 앞에서 본 세 가지 기공의 기능에 관해 일종의 불가해한 곤혹을 느낄 것이다. 그것은 간단한 논리적 추리에 의해 '오류'를 바로잡을 수 있는 것이 아니다. 그 곤혹이란 한 두 사람의 것이 아니라 오랜 세월에 걸쳐 수십 대에 이르는 사람들이 느껴온 것이다.

인류는 자신의 수양 및 오성의 연마를 통해 생명의 심오한 비밀을 알게 되는 것일까. 인류는 자신의 잠재적 능력을 개방하고 격발해서 완성할 수 있을까.

그러한 일체의 것은 결국에 있어서 수천 년에 걸쳐 지속되었으며 견해에 따라서는 인류 전체 생명의 역사문화를 관통하고 있는 현상—무술문화 현상으로 연결되어가는 것이다.

추호도 의심할 여지가 없는 것이지만 중국 고대의 수많은 학술 유파 가운데 지금까지 줄곧 승인된 일이 없었던 것은 축유학파이다. 물론 축유학파의 의미는 매우 넓어서 일반적으로 말하는 축금(祝禁)에만 한정되는 것은 아니다. 인체의 질병에 관해서 자아를 강조하는 정신요법과 심리요법, 환자에 따라서 행하는 도인과 안마, 기공 등의 치료도 모두 축유학파에 포함할 수 있다. '축(祝)'에는 또 의사가 행하는 운기와 도인으로 융합하는 형식과 내용을 포함시킬 수 있다.

많은 사람들이 일찍이 다음과 같은 의문을 가졌다. 고대 중국의 의학체계 속에는 무엇 때문에 그러한 내용이 적지 않게 포함되었던 것일까. 고대 중국의 궁정 병원에는 왜 축금과만 있었고 도인과와 안마과는 설치되지 않았을까. 거기에 준비된 대답은 축유만이 기도, 염주라고 여겨지고 있었다는 점에는 추호도 의심할 여지가 없으며 그것은 역사상의 오류였다고 할 수 있다.

축유학파의 창시자인 묘부(苗父)는, 유향(劉向)의 『설원』에 따르면, 그가 북쪽으로 향해 '십자주(十字呪)'를 독송하면 가벼운 병이나 중한 병이나 곧바로 나았다고 한다. 축유학파는 역사적으로 본다면 고대에 가장 일찍이 출현했던 의학 유파의 하나이다. 그리고 『황제내경』에 반영된 의학 유파 가운데서도 일정한 지위를 차지하고 있으며, 한나라 이전에는 최고봉에 도달했던 학파였다. 한나라 때의 역사책인 『한서』 예문지에는 그에 관해 충분히 설명하고 있다. 예문지에는 신선가 10부 205권, 방중가(房中家) 80부 186권이 있는데 의학 관계가 절반을 차지하고 있다. 그리고 신선가와 방중가 내용의 대부분은 축유학파에 속하는 것들이다. 이를테면 『황제기백안마』 황제잡자보 12권은 안마와 도인에 관한 현존하는 가장 오래된 저작이다.

당시에 이미 축유학파는 많은 지류로 나누어져 있었다. 그 가운데 하나가 노장의 정양(靜養) 이론을 주로 하는 기공파이다. 또 다른 하나는 화타의 오금희(五禽戱)로 대표되는 도인안마파요, 세번째는 묘부 등이 대표인 축금파이고, 네번째는 팽조(彭祖) 등이 대표가 되는 신선파이며, 다섯번째는 용성(容成) 등으로 대표하는 방중파이다. 수천 년의 역사를 경과한 지금 각 유파는 그 나름으로 일정한 사회적 기반을 갖고 있는데 그 가운데 기공파와 도인안마파의 영향력이 매우 크다. 이 기간의 변화에는 의학적인 원인이 있는가 하면 사회적 원인이 있었다고 하겠다. 게다가 문화, 민속, 지리적인 요소, 그리고 기타 여러 가지 영향이 있었음을 염두에 둘 가치가 있다.

다음에서는 축유학파 가운데서 기공과 안마에 관련된 내용을 간단하게 기술해보기로 하겠다.

(1) 기공과 축유학파

a. 폐기

옛날 사람은 폐기(閉氣)를 함으로써 자신을 방어하고 사악한 것을 죽일 수 있다고 믿고 있었다. 왜냐하면 폐기야말로 인체가 갖고 있는 기력을 집중시키는 방법이라고 생각했기 때문이다. 일상적인 것일지라도 얼마간 뼈를 깎는 어려움이 있다면 반드시 폐기의 도움을 받고자 한 것이다. 『수신기』에는 폐기를 해서 모기를 죽이기도 하고 쥐를 죽이기도 한 이야기가 있다. '폐기'란 병식기공법, 즉 '태식(胎息)'과 닮은 부분이 있다. '폐식(閉息)'이란 기식을 조절하는 과정에서 필수적인 것이다. 정서를 조절하는 입장에서 본다면 폐기도 사람을 안정시키는 방법의 하나라고 할 수 있다. 폐기하는 시간은 3식(息), 5식으로부터 시작해서 50식이 있는데, 많으면 1천 식을 하는 경우도 있다. 그리고 무술 활동 중의 폐기는 때로는 기공과 구별되지 않는 경우도 있다. 갈홍은 『주후방』 제3권의 치한열제증방(治寒熱諸症方)에서 다음과 같이 기술하고 있다. "또 다른 처방은 해가 막 뜨려고 할 때 동쪽을 향해 해를 보는 상태에서 재배를 하고 끝나면 가부좌를 하고 앉아서 해를 향해 손을 교차해서 잡고 폐기를 해야 한다. 먹물을 그 대롱(갈대 대롱)으로 양쪽 귓속으로 주입하기를 각각 7번 하고, 또 단서를 혀 위에 올려놓고 자의 날(子日)에는 죽음을 끝낸다고 말한다. 그것이 끝나면 다시 또 재배하고 돌아가는데 뒤돌아보지 말아야 하며, 돌아와서는 편안히 누워서 아무것도 먹지 않는다. 머리를 따넘기고 때를 맞춰 도리를 다하면 곧바로 차도가 있다."

여기에서 말하는 "해를 향해 손을 가로지르는 자세로 잡고 폐기해야 한다" 따위의 부분은 일반적인 병기 기공과 같은 방법이다. 학질을 치료하는 효과도 기공과 유사하다. 또 단사를 혀에 올려놓고 학질의 기를 제거하는 부분도 무술적 축유의 요소가 있다. 폐기는 또 '무보(巫步)' 속에도 있는데 그에 관해서는 뒤에 논하기로 하겠다.

폐기법은 『천금요방』에도 있는데 주로 금주법(禁呪法)으로 쓰이며 다음과 같이 기술하고 있다. "산 아래서 먼저 폐기하기를 35식(息), 산신이 있는 곳, 우람한 호랑이가 내 앞에 다다르려 한다. 그리하여 내 폐속에서 백제(白帝·오방신장)를 내보내서 호랑이의 두 눈을 붙잡아 두고, 내 아랫도리를 막고 폐기를 토한다. 올라가 스스로 관을 일산의 숲 위로 통하게 하고 거기에서 한참 있다가 또 폐기하기를 35식. 두 손을 비틀면서 눈을 꽤차보고 35보를 만드는데 걸음은 오른발을 앞에 놓고 멈춘다. 축하기를 이이(李耳), 이이, 도모하건대 그대는 이이가 아니지? 너는 황제의 개를 훔쳤기에 황제는 나로 하여금 너를 문책하라 하셨다. 너는 이 물음에 어떻게 대답하겠는가. 다시 가는데, 일산의 호랑이는 달려가버리고 볼 수 없도다. 마땅히 이를 만나는 자는 똑바로 버티고 서서 왼손의 다섯 손가락을 세워 크게 벌리고, 이것을 중심잡아 기세를 다 하고 손을 위아래로 세 번 흔든다. 흔들면서 개를 불러내 말하기를 호랑이야 북두의 임금이 너를 떠나라고 했다. 호랑이는 즉시 달리고, 머물기를 그치는데 먼저 사방을 향해 이와 같이 한다."

이것은 금호(禁虎)의 법이다. 폐기와 손발의 동작을 배합하고 아울러서 존상으로 의념을 끌어내는 것 등은 분명히 무술적 형식에 의한 기공도인 방법이다.

b. 주금

주금(呪禁)이라는 방법은 기공 가운데서도 일반적인 것이다. 기공 전문서에는 주금에 관해서 다룬 부분이 적지 않게 있다. 『통지예문략』의 방류병경에는 『손사막금경』 2권이 있는데 『비서성속편도사고궐서목 (秘書省續編到四庫闕書目)』에도 같은 책에 관한 기록이 있으며 『수서경 적지』와 『일본국견재서목록』에는 주금으로 질병을 치료한 것을 내용으로 한 저작에 대해 기술하고 있다. 어느 것이나 다 주금의 이름을 계양한 기공 전문서라고 할 수 있다. 책 이름의 일부를 들어본다면 『삼오금법』 8권, 『금법』 9권, 『삼오신금치병도』 1권, 『용수보살인법(龍樹菩薩印法)』 1권, 『용수주법』 1권 등이 있다.

기공 속의 주어(呪語)에는 다음과 같은 종류가 있다.

① 함께 울림이다. 아름다운 목소리를 낼 때의 발성법과 닮았는데 말소리와 기를 함께 울려나게 함으로써 기감을 탐색한다.

② 주어를 외우면서 정력을 집중해 의념을 유도한다. 예를 들면 잠을 이루지 못할 경우 수를 셈한다든가 주어로써 자기 암시를 거는 따위이다.

③ 발성에 의해 외기를 방출하는 공법. 오늘날 말하는 '차성(次聲)' 및 그것과 닮은 발성으로 행하는 방법.

④ 주어를 외움으로써 흉복식 호흡과 호흡의 주파수를 조절한다.

⑤ 단전을 진동시켜 양기를 고무한다.

⑥ 발성의 각운(脚韻)과 주어의 성조(聲調)를 일치시키고 동시에 기본적인 각(角), 치(徵), 궁(宮), 상(商), 우(羽)의 5음 규율에 합치시켜서 인체의 기를 인체 각 장부의 부위에 전하게 한다.

주어의 문자와 조율 등에 관해서는 두 가지 특징을 생각하게 한다.(그림 42 참조)

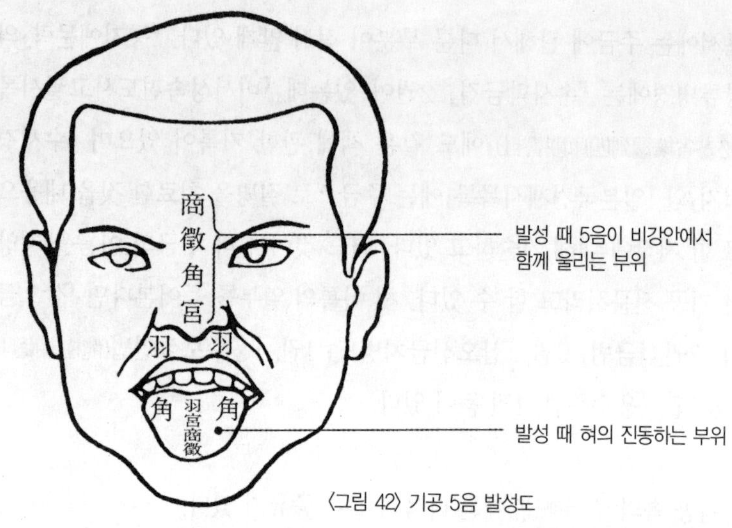

〈그림 42〉 기공 5음 발성도

㉠ 전부 각, 치, 궁, 상, 우의 5개 기본 음조에 의해 구성되어 있다.

㉡ 혀가 움직이는 폭은 음조에 따라 다르다. 궁음을 발성할 경우 혀의 중앙을 약간 부풀린다. 상음을 낼 때 혀의 앞부분을 약간 내민다. 우음을 낼 때 혀뿌리를 약간 부풀린다. 치음을 낼 때 혀끝을 약간 들어올린다. 각음을 낼 때 혀의 양쪽을 약간 부풀린다.

상음 때 미간의 인당혈에서 함께 울리게 해서 될 수 있는 한 머리의 각 부분이 함께 울리도록 조화시킨다. 각음 때 코뼈의 중앙부에서 함께 울리도록 한다. 궁음 때 코의 앞 끝에서 함께 울리도록 한다. 우음 때 코의 아래 양쪽에서 함께 울리도록 한다. 이렇게 하면 그 음과 관계가 있는 경락에 기를 생기게 해서 그것을 각 장기로 전달할 수 있다.

요컨대 머리 부위에서 함께 울리도록 하는 것은 인당혈을 주로 하여 사방으로 확산시킨다. 이 같은 방법으로 기를 통과시켜 주어의 음성 감각을 온몸에 전달해서 머리로부터 흉강, 복강을 거쳐 온몸이 함께 울리도록 하는 것이다. 그 결과 하나의 독립된 강대한 소리와 기의 '장(場)'을 형성해서 외부로부터의 영향을 저지할 수 있게 된다. 그 방법으로는 저음에서 고음으로, 기의 흐름은 강에서 약으로 변하지만 그것은 연공하는 자가 자신의 기 흐름의 순도를 알기 위한 방법이다. 또한 주어와 형합(哼哈) 등의 어음에 의해 기를 역류시킨다든가, 기를 상행시킨다든가 할 수 있다. 혀뿌리 쪽에 있는 경락이나 그 근처에 있는 경맥에서 그 충격을 감수할 수 있다. 주어 속의 각종 단어에 수반하는 기의 흐름은 마치 물의 흐름처럼 단전을 자극해서 양기를 떨쳐 일어나게 한다. 그것은 의심할 바 없이 질병으로부터의 회복에 있어서 중요한 작용을 한다.

고대 기공의 주어(呪語)에는 시간, 환경, 자세 등에 일정한 제약이 있었다. 『태미령은서(太微靈隱書)』에는 다음과 같이 기술되어 있다. "무릇 사람이 태식에 들어가면 인간 세상을 유람하여 죽음을 해결하는 기술을 행한다. 사물에 따라서 변화하는바…… 그러므로 옷과 이불에 의탁해서 변화하는 장소는 항상 경신일의 신시를 잡아 깨끗하고 조용한 침실에서 행하라. 침대 머리맡에는 화로를 두고 좋은 향을 피우고 아울러 책상을 놓게 한다. 위로는 향로를 놓고 아래로는 지팡이와 신발 등을 머리 쪽에 안치한다. 몸에 걸친 옷은 벗지 않고 이불을 덮은 채 머리를 서쪽으로 두고 누워서 자신은 죽은 몸이라고 상념하며 마음속으로 주문을 7번 외운다. 주문 외우기를, 태일의 현명(玄冥), 생을 받아 흰 구름이 되고, 칠사칠소(七思七召) 3혼을 수영(隋迎)합니다. 나의 몸을 대신해서 나의 형체를 덮치니, 형체는 사물을 쫓아 변화하고, 변화해서 이루어지이다."

주어의 효과는 기공의 호흡, 묵상의 형상, 연공의 보행 및 자태 등과 관계가 있다.

c. 걸음걸이

기공의 걸음걸이와 도인 기공의 효과는 밀접한 관계가 있다. 『천금익방』의 장결법 제5에서는 기공의 우보법(禹步法)에 관해 깊이 있게 연구하고 있는데 "우보란 걸음을 옮길 때 좌우의 다리는 앞뒤를 다르게 한다"고 지적하고 있다.

우보라는 걸음걸이법은 주로 해, 달, 별 등 3광의 기가 다른 것처럼 걸음걸이를 각각 다르게 한다. 우보의 의의는 자연계의 기를 채입(採入)하는 데 있다. 폐기하고서 걷기를 3보, 7보, 9보를 다르게 한다. 그 뒤에 방기하고 해, 달, 별의 정화를 흡수한다고 상념한다. 이것은 오늘날의 '채기공(採氣功)'과 비슷한 점이 있다. 보행 전후의 순서도 각각 다르고 해의 기를 받는 경우 왼발을 먼저 옮기고, 달이나 별의 기를 받는 경우 오른발을 먼저 옮긴다. 그 까닭은 양은 좌, 음은 우라고 하는 데 있다. 이 방법은 눈을 치뜨고 해와 달 및 별을 보면서 들이쉬는 숨 속에 그것을 감싸안는다고 생각한다. 아울러 마음속으로 원하는 바를 축수하며 주문을 외운다. 그리고 보행을 시작하기 전에 양쪽 발 앞쪽을 가지런히 하고 서서 자세를 바르게 한다. 여기 별이란 주로 북두칠성을 지칭하는데 그 까닭은 야간에 북두를 마주하고 호흡하기 때문이다. 『천금익방』에는 더욱 상세하게 우보에 관한 전체적 동작을 규정하고 있다.

걸음걸이가 변함에 따라 인체의 중심적 위치도 끊임없이 변한다. 일반적으로 발을 착지할 때 연속적인 짧은 흡기를 2번 하고 발바닥이 땅에 붙었을 때 숨을 내쉰다. 그 걸음걸이는 오늘날의 기공과 완전히 일치한다.

이를테면 현재 유행하고 있는 '정체법(淨體法)' 중의 '행진공(行進功)'의 걸음걸이는 일반적으로 왼발과 오른발을 서로 바꾸어가며 앞으로 내디뎌 나아가는데 이때 허리를 좌우의 발과 함께 흔듦과 동시에 연속적인 짧은 2번의 흡기, 혹은 호기로 자신의 호흡을 조정한다. 일련의 동작에는 12보 가운데 '팔(八)' 자로 도인을 보하는 법이 조합되어 있다. 그 목적은 지체를 이완하게 하고 발바닥에 있는 음교와 양교 2맥을 압박하는 데 있다. 손사막의 '법'에도 유사한 방법이 있는데 6과(六過)보법이라 불리고 있다. 그것은 6소보인데 두 발의 합계가 12과, 즉 12보이다. 오늘날의 기공법이 손사막의 저서인 『금경』의 영향을 받고 있음은 분명하다고 할 수 있다.

d. 존상

존상(存想)이란 의념(意念)을 움직여서 원기를 모으기 위한 중요한 수단이다. 존상에 의해 외계의 이물질이 인체에 끼치는 영향을 단절하고 기의 장에 필요한 조용한 공간을 유지한다. 의념의 흐름은 기의 흐름에 선행하는 것이며 의념은 '기의 장'의 기초이다. 존상의 방법은 기공사 및 유파에 따라 다른데 다음과 같이 크게 분류해볼 수 있다.

① 단전존상법

단전존상법이란 존상을 인체의 상, 중, 하의 단전에 놓고 단진의 기를 이끌어내는 방법이다. 동진의 위화존(魏華存)은 『황정경(黃庭經)』에서 다음과 같이 기술하고 있다. "인체의 각 부위에는 각각 주장하는 신이 있는데 상, 중, 하 3단의 신은 전신의 모든 신을 주장하고 있다. 사람이 3단전의 신을 존상한다면 정을 쌓아서 기를 모을 수 있으며 진기를 단련시킬 수 있다"고. 단전존상법은 현재 가장 일반적으로 알려진 존상법 중 하나이다. 3개의 단전 사이를 의념의 흐름이 이동, 확산하는 것은 기공의 초보적 단계의 주요한 형식이다. 따라서 여기에서 더욱 심화시킬 수 있다. 단전존상법 가운데는 하단전과 중단전을 사용하는 방법이 일반적이며 그 가운데서도 하단전이 가장 일반적이다. 초보자는 역시 하단전에서부터 시작해야 한다. 상단전의 존상법은 기의 집중도가 높고 그것을 장악하기 어려워 사고로 이어지는 경우가 있다. 3단전 형상은 많은 부분이 도교와 불교인데 그것과는 상이한 점도 있으며, 직접 3단전 부위에 존상을 해서 기를 이끌어내 질병을 치료할 수도 있다.

② 오행존상법

오행존상법이란 5행, 5방, 5색, 5기 따위의 연상에 의해 천지만물의 기를 인체의 가슴속에 집어넣는 것을 의식하며, 진기 속에 융합시키는 것이다. 이 방법에는 농후한 무술적 영향이 있으며 끊임없이 주금의 동작을 수반한다. 이를테면 『천금익방』의 수금종도금법(受禁腫都禁法)에서는 오행존상법을 다음과 같이 소개하고 있다.

"정월의 해가 동방에서 움직일 때, 깨끗한 자리를 적막하고 고요하며 인적이 없는 땅에 펴놓고, 정화수로 목욕하고 입을 3번 양치질하고 손으로는 향대를 잡고, 5방의 5제님께 예를 올린다. 축원하기를 제자인 ○○은 오늘 천신의 저주를 받은 일체 중생의 고통을 구원하고자 비옵니다라고, 4방을 향해 각각 3배를 한다. 동방 청기의 입에 들어가는 것을 상상하며 부들가루를 7번 삼킨다. 남방의 적기, 서방의 백기, 북방의 흑기, 중앙의 황기 등의 기를 각각 7번 삼킨다. 마지막으로 동남방을 향해 폐기하고 주문을 독송하기를 7번 한다. 7일 동안 재계하는데 주문 외우기를 하늘은 둥글고, 땅은 모나며 전신의 부적을 받아 장생할 수 있고, 28수는 그 색이 정정하여 5색의 변화는 나란하게 부합하고 급

하기는 율령과 같아라,
라고 한다. 또한 주문 외
우기를, "뿌리 없는 육
체는 생을 담아 머무르
지 않고, 큰 종기는 산과
같고, 작은 종기는 좁쌀
과 같으며 높이 오르고
바닷물에 임함이여. 아
침에 생을 일으켜서 저
녁 무렵에 죽으니 급하
기가 율령과 같음이로
다, 라고 한다."

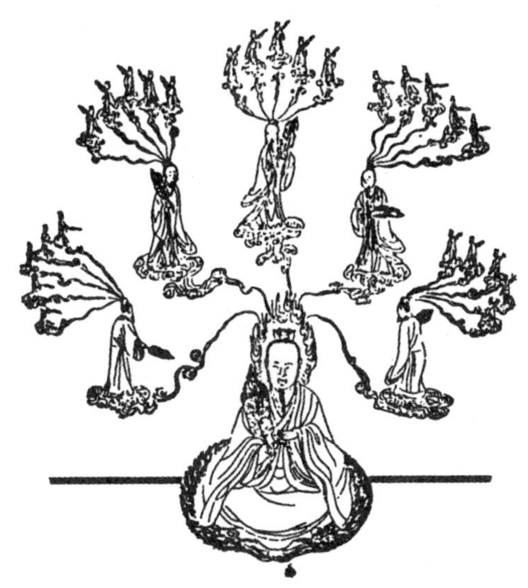

〈그림 43〉 체계화된 存想法

　이 밖에도 5행과 5장(臟)을 연계시키는 존상법이 있다. 예를들어 "동방 목의 금(禁)함은 나의 간 속에 있다고 상상하고, 서방 금의 금함은 나의 폐 속에 있다고 상상하며, 중앙 토의 금함은 나의 비 속에 있다고 상상하고, 남방 화의 금함은 나의 심 속에 있다고 상상하며, 북방 수의 금(禁)함은 나의 신 속에 있다고 상상한다"는 따위가 그것이다. 또 좌청룡, 우백호, 전주작, 후현무를 상상하는 등 많은 존상법이 있다.

　③ 부위존상법

　부위존상법이란 어떤 구체적인 부위 및 장부를 상상함으로써 인체 내의 기를 끌어내 치료하는 것이다.

　이러한 부위존상법에서는 주어로 도인(導引)을 더할 필요가 있다. 그 하나의 보기를 호문환(胡文煥)의 『양생도인법』에서 인용해보겠다. "오른쪽 옆구리가 아프다면 외우라. 폐가 백호가 되어 오른쪽 눈 속의 혼신이 5영의 장병 천승만기를 거느리고 갑신을 따르면 병부의 관리가 있어 오른쪽 옆구리로 들어가 내려서 질병을 잡아 제거한다. 옆구리를 옆으로 해서 누워 어깨를 펴고 다리를 뻗고 코로 납기해서 입으로 그것을 내보낸다. 옆구리 피부의 통증을 제거하고 7식한 뒤에 그친다.” 또한 “왼쪽 옆구리가 아프면 외우라. 간은 청룡이 되어 왼쪽 눈 속의 혼신이 5영의 장병 천승만기를 거느리고 갑인을 따르면 병부의 관리를 만나 왼쪽 옆구리로 들어가 내려서 질병을 잡아 제거한다”고도 했다.

④ 무한존상법

무한존상법이란 연공하는 자가 존상할 때 어느 한 곳에서 출발하여 그것을 한없이 연장하는 것이다. 그 목적은 인체의 근육을 이완시켜 심신을 청정담백한 상태로 하는 것이다. 이것은 내기(內氣)를 싸안아 기르는 데 유리하다. 무한존상법에도 비록 오행 학설의 흔적이 있지만 더욱 광활하게 폭을 넓히며 5행에 한정하고 있지 않다. 『태평경』 재계사신구사결(齊戒思神救思訣)에서 일례를 들어보겠다.

“그 법은 그것이 드러내는 화상이니라. 사람은 또 3겹의 옷을 입고 왕기는 밖에 있으며 돕는 기를 다음으로 하고 정미한 기는 가장 안에 있다. 모두 머리에는 수건을 두르고 말을 탔는데 말은 또 5색으로 치장했다. 그 앞에 선 한 화상은 길이가 2장, 5소의 위에 55, 25기(騎)를 그려 훌륭하게 그것을 만들고 동방의 말 탄 신은 창을 들고, 남방의 말 탄 신은 양지창을 들고, 서방의 말 탄 신은 활, 뇌, 도끼를 들고 북방의 말 탄 신은 쇠갈고리, 방패, 칼을 들고, 중앙의 말 탄 신은 검과 북을 들었다. 마땅히 이것을 생각하는 데 먼저 안에 있는 신을 보고 다음으로 밖의 신을 본다. 혹은 먼저 양신을 보고 뒤에 음신을 본다. 이것을 보고 오른쪽으로 한다. 이것이 무형상의 법이다."

무한존상법에는 다시 해, 달, 별의 3광을 몸 안에 들이고 혹은 7색, 5색, 3색의 빛을 몸 안에 들여 해, 달, 별의 3기를 번갈아 상상하면서 어린애가 되어 머리 정수리에 5색 구름과 노을이 있다고 생각하며, 검붉은 자색기의 아동이 되는 등 여러 가지가 있다. 요컨대 기를 끌어내는 것을 종지로 삼는데 그 방법에 일정한 규칙은 없으며 멀리 무한하게 존상하는 것이다. 다만 잊어서는 안 되는 것이 '기' 이다.

e. 호흡

기공의 관건 가운데 하나는 호흡을 조정하는 데 있다. 여기서 말하는 호흡이란 긴 호흡, 혹은 취기(吹氣)와 허기(噓氣)에 의해 질병을 치료하는 것이다. 왜냐하면 호기에 의해 냉성의 질병을 고칠 수 있고, 취기에 의해 열성의 질병을 고칠 수 있다고 고대인들은 믿고 있었기 때문이다. 그것은 중의학에서 말하는 보사법(補瀉法)의 작용과 유사하다. 이를테면 『천금요방』에서는 다음과 같이 기록하고 있다.

"심장병 환자는 몸이 냉열하게 된다. 관상법은 붉은 심장색이고 꿈에는 사람이 붉은 옷을 입고 붉은 칼과 지팡이를 들고, 많이 몰려와서 사람을 두렵게 한다. 그 요법에는 호취(呼吹)의 2기를 사용하는데 호는 냉을 치료하고 취는 열을 치료한다."

"폐를 앓는 자는 가슴과 등이 창만하고 사지는 번민한다. 상법은 폐의 색깔은 백이고 환자는 꿈에 미남 미녀를 즐겨 보고 친근한 사람을 속이며 상을 함께 지닌다. 혹은 부모, 형제, 처자와 일을 꾸민다. 그 요법은 허기를 배출하는 방법을 사용한다."

f. 계념법

계념법(系念法)이란 일반적으로 존상법과 유사하나 약간 상이한 점도 있다. 그것은 인도의 요가에도 보이는데 부위로는 수족의 손, 발가락의 말단인 경우가 많다. 『소승경』 선비요법경 권상에는 다음과 같은 기록이 있다. "사문법(沙門法)이란 고요한 곳에 니사단(尼師壇)을 헤아리며 결가부좌하고, 의복을 단정하게 입고 몸을 단정하게 하고 앉아서 오른쪽 소매를 걷어 올리고, 왼손을 오른손 위에 놓고 눈을 감고 혀를 잇몸에 붙이고, 마음을 안정시켜 흩어지지 않게 하고 먼저 왼발 엄지발가락 위에 계념한다." 이것은 분명히 정신을 신체의 어느 부위에 집중시켜 인체의 기를 끌어내는 방법이다.

(2) 안마와 축유학파

안마와 축유학파의 관계는 대체로 기공과 같지만 그 구체적인 형식과 세부에서는 약간의 차이가 있다.

a. 주어

『양생도인법』 중에서 안마와 관계가 있는 주어(呪語)를 인용해보면 다음과 같다. "닭이 울면 일어나서 먼저 왼손을 구부려 소금을 묻힌 뒤 손가락과 손가락을 비비면서 주문을 외우는데, 서왕모(西王母) 그대 이름은 익유(益愈)라 하지! 나에게 눈을 내려 달라. 그것을 입으로 받으며 정(精)은 형체를 연마한다. 항상 닭이 울면 2·7 14회 침을 발라 눈을 뜨면 망망하여 그 정은 빛을 이룬다. 꿰뚫어 만리를 보며 두루 사방을 본다. 2·7 14회 침을 삼키고 그것을 뱉어서 뜨거운 손가락으로 눈을 비비기를 2·7 14회, 사람의 눈을 어둡지 않게 한다."

여기서 인용한 안마의 주어는 주로 서왕모에게 빌어서 자기 눈의 건강을 하사받는 것이며, 오른손에 묻힌 소금은 소독 작용을 하는 것이다.

같은 책에 다시 이빨병을 고치는 안마법에 대해 기록하고 있다. "하나의 법이 있나니, 항상 본명(本命)의 날을 맞이해서 머리 깎는 것을 시작으로 이 마주치기 9통(通), 속으로 주문 외우는데 태제는 영을 흩뜨리고 다섯 늙은이는 진으로 돌아가서 니환궁의 현화는 정을 보호하여 길이 보존시키고, 왼쪽으로 돌아서 달을 만들고 오른쪽으로 해의 뿌리를 끌어 6합을 깨끗하게 단련한다면 백병이 낫고 굳건해진다. 침 삼키기를 3번 이상, 항상 그 가는 것을 셈하면 이빨병은 앓지 않게 된다. 머리는 검어 희어지지 않고 두뇌도 앓지 않는다."

여기에서 말하는 '본명의 날' 이란 본인의 탄생일과 같은 속성을 갖는 날이다. 일설에 따르면 본명의 날과 년, 월은 운명의 상극일 때가 많아 악운을 만나는 경우가 많다고 한다. 그 본명의 날을 잘 넘기면 1년의 평안을 기대할 수 있다는 것이다. 그런 이유로 고대인들의 기도는 본명의 날, 달, 해에 행하는 일이 많았다. 이미 인용한 주어에서는 인간과 자연의 일치가 강조되어 있으며 그것은 대자연의 세련을 통과해 인간의 건강을 획득할 수 있다고 여겼던 것이다.

b. 축유안마법

축유안마란 원시적인 안마의 하나이다. 그것은 주로 고대인이 질병에 걸렸을 때 행했던 것으로 신령과 '대화' 하는 형식을 상정한다. 그것은 반드시 자신에 대한 징벌, 신령에 대한 경건한 치성을 올린다는 마음가짐의 형식을 취한다. 『오십이병방』에는 생식기를 사용한 축유안마법에 관해 기록하고 있다. 그 방법은 다음과 같다. 자그마한 호리병 구명 속으로 산증을 앓고 있는 환자의 음낭과 음경을 넣고 환자에게 그 호리병을 들려 동쪽을 향해 오래된 담장 아래 앉게 한다. 환자의 음낭과 음경을 완전히 호리병 속에 집어넣고 상수리나무로 만든 4촌 정도의 자그마한 방망이로 호리병을 14회 두들기는데 2회를 연속한다. 그리고는 상수리나무 방망이를 담벽 아래에 꽂는다. 한 번에 두들기는 횟수는 14회로 그달의 상·하순에 6일 동안 행하며 1일 1회 행한다. 그 이상 두들겨서는 안 된다. 시간은 별이 나올 때를 택하고 산기(疝氣)가 나을 때까지 계속한다.

여기서 인용한 축유안마법에는 다음과 같은 생각이 엿보인다. 산기란 그 사람이 일종의 악행을 한 결과로 생긴 것으로 생식기를 두들기는 것은 자신에 대한 징벌이며 상제가 그것을 고쳐주도록 희망을 표현한 점이다. 동황태일은 동쪽에 있으며 상제 역시 동쪽에 있기 때문에 그를 대면해 안마하는 것이다. 자그마한 호리병은 남자의 외생식기와 닮은 것으로 그것을 형상화하는 의미가 포함되어 있다.

c. 장결안마법

장결안마법(掌訣按摩法)이란 『천금익방』의 장결법 제5에 있다. 이 안마에서는 손가락을 각각 귀신에 들어맞추고 거기를 주관해서 움직이는 물체가 있다고 상상한다. 예를 들면 제1절, 제2절, 제3절은 각각 사람과 뱀, 귀와 눈, 벌과 사갈, 호랑이와 승냥이, 쥐와 눈, 모기, 이 등이다. 일단 무엇인가 급히 어려움을 만나면 곧바로 그것에 상당한 손가락 마디를 안마하고, 눈을 감았다 떴다 하며 30~90식 동안 폐기하고 기를 모아 치료하는 것이다. 이것은 무술적 색채를 강하게 가진 방법이긴 하지만 손가락 마디를 이처럼 세분화하고 있는 것은 고대의 안마법 가운데서도 희귀한 것이다.

실제로 이처럼 국부 안마에 의해 전신을 치료한다고 하는 장결안마법은 오늘날의 생명 데이터(信息) 안마의 선조라고 할 수 있다.

d. 운8괘안마법

운8괘안마법(運八卦按摩法)은 『동공(動功)안마비결』이라는 책에 보이는데 그것은 8괘의 원리를 운용한 안마이다. 열중 치료에는 "무릇 □□ 열에는 이 법을 쓴다. 먼저 심경을 지압하고 다음으로 노궁(勞宮)을 지압한다. 먼저 3관을 열고 뒤에 좌우의 두 엄지손가락으로 음양을 따라 일으켜 살짝 꼬집어 올려서 관중에 이르러 감(坎) 위로 오르고 혈을 꼬집어 그것을 쓴다. 이것이 그 유명한 '수리로월(水里撈月ㆍ물 속에 달을 끌어들인다)' 이라고 적고 있다.

또한 "무릇 가래에는 이 법을 쓴다. 먼저 8괘를 운용하고 뒤에 손가락을 벌려 환자의 손을 문지르고, 관상을 한 번 문지르고, 관중을 한 번 문지르고, 관하를 한 번 문지르고서 환자의 손을 마주 잡고 가볍게 천천히 흔든다. 이것이 유명한 '천문입호구(天門入虎口ㆍ천문의 호구에 들어가다)' 이다"라고 하고 있다.

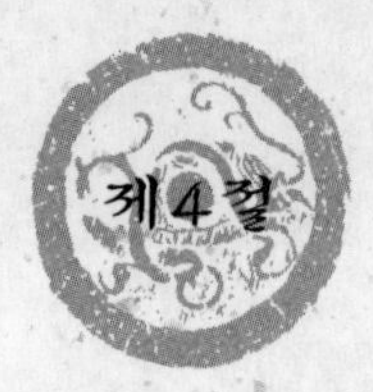

제4절

전염병의 예방과 무술 의식

이 주어는 고대 로마인들이 질병을 예방하고자 할 때 독송했던 주어 가운데 한 구절이다. 오늘날 우리들이 그것을 통해 질병의 예방을 기원하며 경건하고 정성스런 심리로 기도를 올리는 장엄한 기분을 알아본다는 것은 그다지 어려운 일이 아니다. 더욱 쉽게 상상할 수 있는 것은 무술적 의식이 고대의 전염병 예방에 작용하고 있었다는 점이다.

고대 중국의 전염병 예방은 매우 오래 전부터 무술적 의식과 밀접한 관계가 있었으며 일련의 법률로 규정한 제도가 있기도 했다. 일찍이 『주례』 천관에 "사도가 횃불을 장악하고 불의 정령을 행하는데 사시사철 나라의 변란을 불을 가지고 질병을 구제했다"고 하는 의례의 제도가 그것이다. 그 규정에 의하면 "봄에는 느릅나무, 버드나무의 불을 취하고, 여름에는 대추나무, 살구나무의 불을 취하고, 늦여름에는 뽕나무, 산뽕나무의 불을 취하고, 가을에는 갈참나무, 석류나무의 불을 취하고,

겨울에는 느티나무, 박달나무의 불을 취한다"고 했다.

이러한 사고방식에 따르면 계절의 변화에 따라서 수목의 종류를 바꾸어 그 불을 취하게 함으로써 자연계의 협조, 통일을 꾀함과 동시에 질병의 재발을 방지하고 그 예방에 봉사할 수 있다는 것이다. 이 이론은 분명히 오행 학설의 기초 위에 서는 것이다. 『주례』의 주석과 고증에 따르면 느릅나무와 버드나무는 청색인데 봄은 목에 속하고 색은 청색이라는 데서 봄에는 느릅나무와 버드나무 불을 취한다는 것이다. 여름은 화에 속하고 색은 적색인데 대추와 살구나무는 적색이기 때문에 여름에는 대추나무와 살구나무 불을 취한다. 늦여름은 토에 속하고 색은 황색인데 뽕나무와 산뽕나무는 황색이기 때문에 이 시기에는 뽕나무와 산뽕나무 불을 취한다. 가을은 금에 속하고 색은 백색인데 갈참나무와 석류나무는 백색이기 때문에 가을에는 갈참나무와 석류나무 불을 취한다. 겨울은 수에 속하고 색은 흑색인데 느티나무와 박달나무는 흑색이기 때문에 겨울에는 느티나무와 박달나무 불을 취하는 것이다. 불을 피워 괴역을 쫓아버린다는 것은 까마득한 옛날부터의 유풍(遺風)이다. 주대에 이르면 거기에 오행 학설이 배합되는데 그것이 의식화의 필요에 따라 행해지게 된 것은 당연한 일이었다.

사시 가운데서도 화와 대조되는 것이 '장빙(藏氷)' 이다. 장빙이란 겨울철의 얼음을 빙고에 저장하는 것인데 사시 기후 변화를 조절해서 역질의 사기를 구축하고자 할 때 썼다고 한다. 『좌전』소공 4년에는 다음과 같이 묘사하고 있다.

"옛날 사람이 말하기를 북 내륙에서는 얼음을 저장하고, 서 내륙에서는 아침에 그것을 대면한 뒤 내보내고…… 스스로 남편에게 명하고 부인에게 명하고 고질병에 이르게 된다면 얼음을 받지 않음이 없다. 그것을 저장하기를 두루 하고 그것을 사용하기를 널리 알린다. 그리하여 겨울에 펼치는 양이 없고, 여름에 엎드리는 음이 없고 봄에 선들바람이 없고, 가을에 장마가 없고, 여역(癘疫)은 내리지 않는다.”

『한서』 혜제기에는 ‘미앙궁(未央宮)능실재앙’이라는 기록이 있다. 당시의 왕궁에는 ‘능실’이 있었고 거기에 얼음덩이를 저장했다. 사고(師古)의 주석에는 “능실이란 얼음을 저장하는 방이다”라고 했다.『한서』 왕망전에도 “여름철에 남산에 엷은 얼음을 저장했다”고 적혀 있다.

무술적 의식 가운데 가장 자주 보이는 것이 복숭아나무이다. 그 이유는 복숭아나무가 귀신을 쫓아버릴 수 있다고 하는 전설에서 온 것이다. 그 근거는『산해경』이다.『산해경』에 의하면 창해에 도삭(度朔)이라는 산이 있는데 이 산에는 복숭아나무가 있다. 큰 것은 수천 리나 뻗는 것도 있는데 거기에는 두 신인(神人)이 있으며 그 신은 귀신을 제압하는 능력을 가졌기 때문에 모든 귀신을 징벌할 수 있었다고 한다.

복숭아나무가 전염병을 예방한다고 하는 것에 관해서는 다음의 세 가지 정황을 생각할 수 있다. 그 첫번째는 복숭아나무 가지가 마치 빗자루 모양을 하고 있어서 역병과 귀사(鬼邪)를 쓸어버리기 때문이다. 그 일례가『좌전』양공 29년에 있는데 “그리하여 복숭아나무 매로 먼저 시체의 사기를 털어낸다”고 하고 있다. 복숭아나무로 활과 화살을 만드는 일도 있는데 같은 책 소공 4년에서는 “복숭아나무 활, 가시·화살로 그 재앙을 제거한다”고 씌어 있다.

두번째는 복숭아나무를 재료로 해서 인형과 도부(桃符)를 만들어서 역병의 유행으로부터 피하려고 한 일이 있다. 도부는 도인(桃印)이라고도 한다. 도인의 기원은 한나라 때에 있으며 인간과 귀신의 형상을 한 것이 있고, 길상의 문자를 새긴 것도 있었다. 위나라 시대에는 거기에서 변화하여 복숭아나무 인형이 주가 되는 형상이었다. 『세시기』에는 다음과 같은 기록이 있다.

"위나라 때 어떤 사람이 그 뜻을 동훈(董勳)에게, 지금은 납월(섣달) 전에 연화, 도인, 교색, 송백을 만들고 닭을 죽여서 문에 거는데 그것이 역병을 쫓는 예(禮)인가, 라고 물었다. 훈이 대답하기를 '예이다'. 12월에 집에 인줄을 치고 역병을 쫓아 문호를 빛내고 닭을 잡는데 한나라는 불의 덕행을 행한다. 그러므로 불을 만들어 기의 운행을 돕는다. 복숭아나무는 귀신이 싫어하는 바로 사람의 머리를 그려서 죽지 않는 길상을 거두어 붙들어맬 수 있다, 라고."

세번째 정황으로는 도인탕(桃仁湯) 복용이 있다. 도인탕은 도탕이라고도 한다. 새해 원단에 이것을 마시면 역병을 물리칠 수 있는 음료가 된다 한다. 『사시의기』 권1에는 "원단에 도인탕을 마시면 5행의 정이 되어 모든 사기를 복종시킬 수 있다"고 했다. 『유설』 권6의 선목에도 "복숭아나무는 5행의 정으로써 능히 백귀를 제압할 수 있기 때문에 그것을 신선나무라 한다"고 했다.

복숭아나무와 같은 식물 외에 동물의 피도 여역(癘疫)을 제거하는 것으로 무술적 의식에 사용되는 '법물'도 적지 않게 있다.

일찍이 춘추전국시대 사람들은 개를 잡아 피를 얻어서 땅에 뿌리며 악역(惡疫)으로부터 벗어나는 방법을 사용하고 있었는데 그것을 책구(磔狗)라고 한다. 그것은 개가 양성 가축이므로 그 피가 음기를 흩어버릴 수 있다고 여겼기 때문이다. 이와 같이 개를 잡는 풍습은 남북조시대까지 전해오다가 '책계(磔鷄)'로 변했다. 이와 같은 역사적 변천은 이미 당시에 하안(何晏) 등이 흥미를 보이고 있었다. 닭을 잡아서 그 피로 악역을 쫓아버리는 풍습은 그 뒤에도 줄기차게 이어지고 있다. 『주역위

통괘험」에는 "닭은 양성 새이다. 사람을 모시면서 사시를 알려 사람으로 하여금 머리를 들고 허리띠를 매고 의상을 단정하게 한다"고 적혀 있다. 때문에 닭을 잡아서 그 피를 취한다는 것은 독특한 상징적 의의를 갖고 있었다.

책계 의식은 더욱 발전하여 '화계(畵鷄)'로 되었다. 그 방법은 정월 원단에 닭 그림을 현관문 위에 걸어놓고 거기에 갈대로 꼰 새끼를 매달고 그 옆에 부적을 붙인다. 그렇게 해놓으면 귀신이 도망쳐버린다는 것이다.『백공작육첩』권4에는 "화계를 문지방 위에 붙이고 그 옆에 부적을 꽂아두면 백귀는 벌벌 떤다"고 씌어 있다.

심지어 달걀에도 역병을 물리칠 수 있는 작용이 있다고 여기기까지 했다.『연화편』에는 "정월에 달걀, 붉은 팥 각각 7개를 씹어 삼키면 온 역병을 피할 수 있다"고 했다.

그 밖에도『산해경』의 기록에 따르면 등푸른 물고기, 자라, 새 및 세발 거북 따위에도 역병을 예방하는 효과가 있다고 한다. 같은 책 동산경에는 "그 가운데 등푸른 물고기에 많고…… 이것을 먹으면 역병이 없다", 또 같은 책 중산경에는 "새가 있는데…… 이름을 청경이라 하며 역병을 물리칠 수 있다고 했다.

무술 의식 가운데서도 전염병에 관해 커다란 영향을 끼치는 것은 나무(儺舞)이다. 나무의 역사는 매우 오래다. 일찍이『논어』에는 "시골 사람이 나(儺)를 읽고 굿을 했다"고 했는데 그 주석에 "나란 역귀를 쫓는 것이다"라고 하고 있다.

이상에서 보면 '나'란 고대에 역병을 쫓아버리는 무용의 하나로 샤먼들이 행하는 무용의 한 형식이었음을 알 수 있다.『세시광기』에 의하면 '나'의 무는 1년에 3번 행하는데 계춘, 계추, 계동에 각각 한 번씩

행했다고 한다. 『월령』에는 "계춘에는 나라에 '나'를 독송하며 굿할 것을 명하고, 계추에는 천자가 '나'를 독송하고 계동에는 유사가 옆에서 '책(磔)'을 하며 크게 '나'를 맡아 하도록 명했다"고 적혀 있다. 그 주석에 의하면 계춘, 계추, 계동의 3개월에는 모두 역귀가 있다. 요컨대 음기가 나옴과 동시에 사람을 해치게 된다. 그러므로 '나' 무용을 해서 사방 문에 있는 역귀를 털어버려야 하는 것이다. 이에 대해 『세시광기』에서는 다음과 같이 기술하고 있다. "음양의 기가 절도를 잃게 되면 역귀는 따라서 화를 짓는다. 그러므로 천자는 방상씨를 시켜서 황금을 사방에 깔고 곰가죽을 쓰고 경을 읽으며 굿을 하는데 그 소리에 역귀는 달아난다. 1년에 3번 한다."

나라는 무용은 목적에 따라서, 또는 그것을 운용하는 경우에 따라서 각각 형식과 내용이 다르다. 『세시광기』에 의하면 향인나(鄕人儺), 축제나(逐除儺), 사귀나(邪鬼儺), 매수나(埋祟儺), 송역나(送疫儺), 전전나(殿前儺), 대내나(大內儺) 등 수많은 종류가 있다. 그리고 '나' 무용이 거행되고 있을 때 그 분위기에는 비록 서로 다른 점이 있을지라도 전체적인 인상은 사람들에게 엄숙하고 경건, 성실할 것을 요구하고 있는 것이다.

보기를 든다면 악질적 역귀를 구축하는 나춤을 출 때는 나공, 나모를 설정해서 처음부터 끝까지 그 나공과 나모가 출연하고 있으며 별도의 사람이 귀신으로 분장해서 동반 출연하기도 한다. 향인나에서는 사람들에게 정숙해주기를 요구한다. 사귀나는 주로 집 안에서 거행된다. 궁중의 관원이 분장하는 경우 그 의상은 각종의 자수와 채색으로 현판하고 손에는 금으로 장식한 창과 용을 형상한 깃발을 들고 금관을 쓰는 등 온몸을 분장한다. 그리고 각자가 문짝신, 부엌신, 판관, 토지신, 종규, 소매(小妹) 등으로 분장하고 집 안에 있는 귀신을 축출한다. 아울러

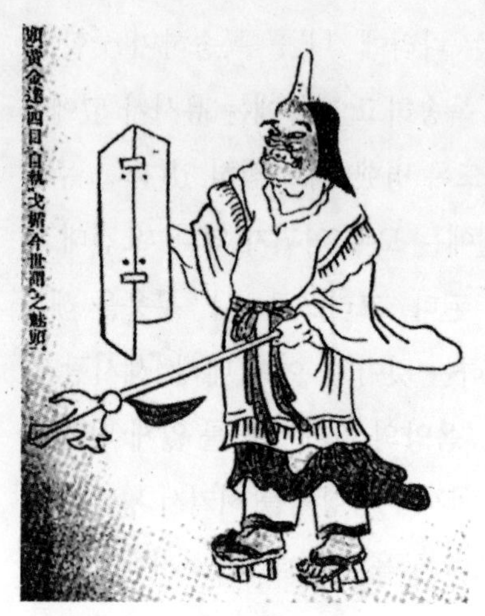

〈그림 44〉 방상씨(方相氏)

서 매수나에서도 역귀를 쫓아버릴 준비를 한다.

그 가운데서 송역나는 가장 대규모의 나춤이라고 할 수 있다. 『후한서』 예의지에는 궁중에서 거행한 송역나에 관한 장면이 상세하게 묘사되어 있다. 송역나의 목적은 역귀를 쫓아버리는 것인데 납월 하루 전날에 거행한다. 먼저 중황문 안에서 궁중의 자제를 선발하는데 10세 이상 12세 이하로 해서 합계 120명으로 한다. 그들을 '진자'라 부르는데 거기에는 '역을 쫓는 자'라는 의미가 있다. '선동'이라고 부르기도 한다. 모두 몸에는 검은 옷을 걸치고 손에는 붉은 기와 귀신을 쫓아버릴 커다란 매를 든다. 그 밖에 '방상씨'(方相氏·귀신을 붙잡는 일종의 괴력신)로 분장한 사람도 있다. 방상씨는 반드시 황금으로 만든 탈을 쓰는데 탈에는 4개의 눈이 있다. 그는 곰가죽으로 만든 겉옷과 붉은색 옷을 속에 받쳐입으며 손에는 창 혹은 지휘용 방패를 들고 입으로 여러 가지 소리를 내서 역귀를 쫓는다. 이 같은 방상씨의 분장과 행위는 역귀들이 공포에 떨며 도망치게 하는 것을 목적으로 한 것이다. 곰가죽과 붉은 옷은 모두 양기를 결집하는 상징물이다. 그리고 밤이 되어 물시계가 시간을 알리면 조신 가운데 시중상서어사, 호분우림랑장(일종의 관직명)의 지시에 따라 붉은 깃발 든 사람들이 무리지어 어전에 모인다. 그리고 황문령이 앞으로 나서서 "진자 준비

완료, 청컨대 역귀 구축 개시"라고 구령한다.

이때 중황문의 우두머리가 120명의 진자와 함께 큰 소리로 외치기를 "갑작(12신의 하나, 이하 같음)은 흉귀를 먹고, 폐위는 범을 먹고, 웅백은 도깨비를 먹고, 등간은 불상(不詳)을 먹고, 남제는 허물을 먹고, 백기는 꿈을 먹고, 강량과 조명은 함께 찢어 죽은 기생(寄生)을 먹고, 위수는 관을 먹고, 착단은 큰 것을 먹고, 궁기와 등근은 함께 식고(食蠱)를 먹는다. 무릇 12신으로 하여금 흉악한 것을 쫓아 그대의 몸을 빛내고 그대의 간절을 잡고, 그대의 살을 풀어헤치고 그대의 폐장을 거두고 그대급히 떠나지 않으면 뒤에 오는 자의 양식이 된다"고 했다. 그 의미는 귀신을 위협해서 떠나게 하는 데 있으며 그렇게 하지 않으면 12신에 의해 몸도 뼈도 가루가 되고 나아가서는 먹혀버린다고 하는 것이다. 그들은 이것을 부르며 방상씨와 12신으로 분장한 자를 거느리고 궁 안을 3바퀴 돌며 역귀를 단문 밖으로 쫓아버린다. 손에는 횃불을 들고 역귀를 쫓아버린 뒤에 단문 밖에서 기다리고 있던 5영의 1천 기병이 3대로 나뉘어 교대하면서 그 횃불을 궁전 문 밖으로 내보낸다. 다시 그것을 낙수로 보내는데 그 의미는 역귀를 완전히 쫓아버렸기 때문에 이제 역병에 걸릴 염려는 없다는 뜻이다. 이 의식이 끝나면 이미 역귀를 쫓아버린 갈대 창, 복숭아나무, 방망이 등은 횡제가 공경과 징군, 제후에게 하사해서 은총을 보인다고 여긴다.

장엄한 나춤 의식은 송나라 이후까지도 해마다 계속 거행되었다. 당나라 때에 이르러서는 이 축역 의식에 태복령, 무사, 태축 등이 참여하고 태고와 각적이 양쪽으로 각각 10개씩 배치되었다. 무사의 참여는 그 성질과 기세에서 의식을 더욱 장관스럽게 했다. 송나라 때 문인 소동파는 나춤을 관람하고 그 감동을 다음과 같이 시로 읊었다.

부졸이 와서 쫓은 나춤(府卒來驅儺)

노익장으로 멀리서 온 손을 놀라게 하네(躍爍驚遠客)

근심 걱정은 어찌 악마가 있어서 온 것인가(愁來닐有魔)

그대의 번민을 찍어서 털어버리네(煩汝僞襄磔)

　　이와 같은 대규모 나춤 이외에도 해마다 역기를 예방하기 위한 무술 의식을 수없이 거행할 필요가 있었다. 이를테면 음력 12월 8일의 '납고'가 있다. 속칭 '태고(太鼓)'라고 한다. 이날이 되면 사람들은 커다란 북을 두들기며 역기를 막는데, 이때 사람들은 허리에 '세요고'를 매달고 머리에는 독특한 모자를 쓰는데 금강역사를 흉내내서 역기를 쫓아버린다. 또 이날은 누구나 할 것 없이 모두 목욕을 해야 한다. 그것은 자신이 악장(惡障)으로부터 벗어났다는 것을 표시하기 위해서다.

　　또한 5월 5일 단양절 날에 초나라 사람들은 산 위로 올라 백초를 밟으며 쑥잎을 채취하는 풍속이 있었다. 그들은 이 쑥잎으로 인형을 만들어 현관 문지방 위에 매달아놓고 역독의 기를 털어버렸다. 이 쑥잎을 채취하는 데는 일정한 규율이 있는데 일반적으로 첫닭 울기 전에 채취해야 하고 그 쑥잎으로 만드는 인형도 사람을 꼭 닮은 것이라야 가장 좋다는 것이다.

　　또한 9월 9일은 중양절인데 이날 사람들은 어깨 위에 오수유를 매달고 국화주를 마신 뒤 높은 곳에 올라가 역귀를 피한다. 이 풍습의 기원은 『속제해기』에 따르면 남북조시대의 비장방(費長房)이라는 기록이 있다. "여남의 환경(桓景)은 비장방(費長房)을 따라가서 유학했는데 장방이 그에게 이르기를 9월 9일 여남에는 마땅히 큰 재액이 있을 것이다. 급히 집안 식구로 하여금 주머니를 만들게 해서 그 속에 오수유를 가득

채워 어깨 위에 올려놓고 산에 올라 국화주를 마시게 하면 그 재앙을 소멸할 수 있을 것이다. 경은 말을 마친 동시에 집을 나와 산으로 가서 앉았다가 석양에 돌아왔는데 닭과 개가 일시에 폭사해버린 것을 보았다. 장방이 이것은 대신 죽은 것이라고 했다. 지금 사람들이 9월에 높이 오르는 것은 여기에서 연유한다.”

역기를 피하는 이러한 방법은 의식, 특히 내용에 따라 여러 가지 다른 것도 있으나 약물을 취급하고 있는 형식도 있다는 데 주목할 필요가 있다. 일반적으로 송나라 이전에는 무도웅황산 2냥을 사용했는데 그것을 탄환처럼 조합해서 ‘피역랍환’이라 했다. 무술의 규정에 의하면 정월 원단에 필수적으로 남자는 왼쪽, 여자는 오른쪽에 그것을 지녀야만 했다. 이와 같은 환약의 유래에 관해『천의방서』에서는 다음과 같이 적고 있다.

“강하의 유차경은 귀신을 만났다. 정월 원단에 저잣거리에 이르러 한 서생의 저자에 들렀는데 많은 귀신이 무리지어 도망치는 것을 보았다. 유가 서생에게 묻기를 어떤 술수를 가지고 여기에 이르렀는가라고 했더니 서생이 나는 본래 술수가 없다. 집 어른은 한 알의 환약을 붉은 주머니에 넣어 그것을 어깨에 걸고 악귀를 막을 뿐이다라고 말했다. 그래서 유는 서생으로부터 환악을 얻어 가지고 귀신을 만난 곳에 이르렀더니 악귀를 막을 수 있었다. 그리하여 세속에서도 이것을 행하게 되었다.”

또한 양나라 때 정월 원단날에는 한 집안 늙은이도 젊은이도 의관을 단정하게 하고 차례차례 새해 인사를 한 뒤 초백주를 음복하고 도탕, 도소주, 교아당(膠牙糖)을 마신 뒤 오신반(五辛盤)을 내려 각귀환(却鬼丸)을 다시 먹고, 또 각각 달걀 1개씩을 먹으며 백역을 털어버리는 풍속이 있었다. 이 일련의 의식 가운데 초백, 도인, 도소주 등은 어느 것이나

다 방향, 신렬한 식품이기 때문에 혼귀를 흩뜨릴 수 있다. 교아당에는 그것을 견고하게 한 움직일 수 없는 우화적 의미가 있다. 다만 그들 식품은 각귀환과 마찬가지로 본래 갖고 있던 약물로서의 성격을 상실하고 오직 무술적 의식의 일부분이 되어버렸다.

구역 의식으로는 또 다음과 같은 것이 있다.

1. 연소하는 것 : 원단에 정향을 불사르고 폭죽을 터뜨린다.

2. 염승하는 것 : 진장기의 『본초습유』에는 "정월 아침 일찍이 기물을 무덤가에 가지고 가서 오래된 벽돌을 취하고 입으로 도주(禱呪)하기를 일 년 내내 역을 끊어 대문에 편안함을 걸고자 한다"고 기록되어 있다.

3. 부주를 붙이는 것 : 『법천생의(法天生意)』에는 다음과 같이 기술하고 있다. "섣달그믐날 밤, 행역사 인간에 강림함이 있으면 누런 종이에 붉은 글씨로 '하늘의 운행은 이미 지나갔다' 고 써서 문지방에 붙이면 길하다."

『포박자』에도 기공과 유사한 방법으로 기를 운행해서 역을 피하는 방법을 소개하고 있다. "신선이 온역비금법에 들어가면 그 몸은 오지(五至)가 되었다고 생각한다. 오지란 사시의 색을 따라간다. 봄의 색은 청, 여름의 색은 적, 하계의 색은 황, 가을의 색은 백, 겨울의 색은 흑색이 된다. 또 금두건을 썼다고 생각하고, 심장은 불꽃과 같다고 생각하는데 불의 크기가 한 말들이만하면 두려울 바가 없다. 또 1법이 있는데 산발해서 몸을 덮고 머리털 한끝에 갑자기 하나의 큰 별이 나타나게 되므로 그것을 거두는 것을 생각한다. 또 북두칠성이 괴(魁)를 지어 이마를 덮고 강별로써 앞을 가리킴을 생각한다. 또 오장의 기가 두 눈으로 나와서 운무처럼 몸을 감싸는 것을 생각한다. 간은 청기, 폐는 백기, 비는 황기, 신은 흑기, 심은 적기로 5색은 분분하게 섞였다. 그러므로 역병자도 침상을 같이할 수 있다.

무술 가운데 역병에 대한 일반적 인식은 다음과 같다. 역이란 역귀에 의해 얻는 것이므로 역에 의한 죽음은 귀신이 그 사람의 생명을 빼앗아 간 결과이다. 다만, 5행의 생극이 고정되어 있는 것처럼 무술적 입장에서 본다면 사람의 죽을 시기라는 것도 고정된 것이며 사람의 죽음은 반드시 그 사람의 속성이 '극(克)' 되는 날이라는 것이다. 이러한 관점에서 본다면 죽은 자의 5행과 같은 속성을 갖는 사람과 접촉해서는 안 된다는 것이다. 마찬가지로 이미 죽게 된 사람과도 접촉을 피하지 않으면 안 된다. 고대에 죽은 자를 장사지내는 사람 및 그 행사에 참가한 인원을 엄격하게 제한했던 것은 그러한 이유에서였다. 무술적 이론으로 참가할 수 있는 자를 제외하고 그 밖의 속성 및 탄생일을 맞은 자에게는 절대로 허가되지 않았다. 이것이 '피살(避煞)'이라는 것이다. 『육륜경』에는 "자의 날에 죽은 자는 살(煞)이 북방의 30 이상 40 이하의 남자를 상하고 갑자일에 죽은 자는 염할 때 살이 신축년에 태어난 남자를 상한다"고 했다.

『취검록외집』에서는 다음과 같이 기술하고 있다.

"당나라 태상박사 여재의 『백기력』에 의하면 상살손해법은 아래와 같다. 사의 날에 죽은 자는 웅살(雄煞)로서 17일에 살이 돌아다닌다. 13살에 죽은 여자는 자살(雌煞)인데 남쪽 제3의 집으로 나와서 백색 남자를 죽인다. 그 성이 정, 반, 손, 진이라면 20일과 29일 2회에 걸쳐 상가로 돌아간다. 그러므로 세속은 서로 전하고 때가 되면 반드시 이것을 피해…… 그리고 속사(俗師)는 또 사람이 죽은 날을 가지고 추산한다. 자일에 죽었다면 자, 오, 묘, 유의 왕성을 가진 사람에게 손해를 끼친다. 자를 범하는 자는 염에 들었을 때 비록 효자라 할지라도 이것을 피한다.”

　이와 같은 피살 형식은 객관적으로는 전염병 예방법으로서의 회피, 격리 제도를 만든 것이 된다. 그것은 전염병이 널리 퍼지는 것을 방지하는 데 일정한 역할을 했다.

　피살의 영향은 전염병 환자를 접촉하는 태도에서도 볼 수 있다. 『북사』 신공의전(辛公義傳)에는 다음과 같이 적혀 있다.

　“선비의 풍속은 병을 두려워한다. 만약 한 사람에게 질병이 생긴다면 곧 집안이 합동해서 피한다. 부자, 부부도 서로 간병하지 않고 효와 의리도 끊는다. 때문에 환자는 흔히 죽는다. 공의는 이것을 걱정한 끝에 그 풍속을 바꾸고자 했다. 그리하여 관리를 교대로 파견해 부내를 순시했다. 질병에 걸렸으면 병상을 들고 와서 안치해놓고 업무를 보았다. 여름철 역병 때 환자는 수백에 이르러 청랑은 빈틈없이 꽉 찼다. 공의는 친히 평상 하나를 마련해 놓고, 환자들 사이에 홀로 앉아 밤낮을 가리지 않고 환자를 대하며 일을 처리했다. 받는 녹봉도 모두 시중 약값으로 사용하며 의사를 불러다 치료하게 했다. 동시에 몸소 음식을 권하였던바 모두 차도가 있었다. 게다가 친척을 불러들여 깨우치기를 사생(死生)이란 천명에 따르는 것이므로 사람이 관여할 바가 아니다. 전날에는 그대들이 환자를 버렸기 때문에 많이 죽었다. 지금 나는 환자를 모아놓고 그들 사이에 앉거나 누워 있다. 만약 병이 감염된다고 할 것 같으면 왜 나는 앓지도 죽지도 않을까. 게다가 환자들은 모두 차도가 있는데 그대들은 믿지 않겠는가? 라고. 모든 환자의 가족들이 부끄러워 몸둘 바를 몰라하며 사례하고 떠났다.”

　신공의의 이 같은 행동은 간호라는 입장에서 본다면 조금도 탓할 것이 없다. 다만 여름철 역병의 치료와 간호에서 격리 및 회피하는 방법을 채용하지 않았던 점은 문제라고 할 수 있다. 특히 당시에는 간호나 소독이 매우 유치했다는 것을 생각한다면 그의 처치는 의심할 바 없이 극히 일면적이었던 것이다.

중국 소수민족 지구에서는 1949년 전 전염병 환자에 대해 격리 및 구축하는 방법을 취하고 있었다. 그 방법은 환자를 원시림 속으로 추방해서 수십 년 동안 귀향을 허락하지 않았다. 완쾌해서 돌아오는 경우도 있으나 사망해버리는 경우도 있었다. 이러한 관점에서 본다면 무술에는 공통적인 특징이 있다. 그것은 역병의 전염을 경계하는 동시에 그것을 회피하는 방법을 취하고 있다는 점이다.

무술적 의식 가운데서는 지금까지 기술해온 방법 외에도 5색 실을 손목에 두르는 것, 폭죽으로 구역하는 것 등 역병을 회피하는 여러 방법이 있는데 여기서는 생략하기로 하겠다.

양생 장수술과 무술

　　세계 의학사 가운데서도 중의만큼 살아 있는 사람의 불로장수를 중시하는 의학은 없다. 여기에서 말하는 장수란 단순히 요원한 목표가 아니라 실행 가능한 일종의 보건적 수단이다. 그리고 또 그것은 독립적인 학문의 한 과목이며 그 내용은 오늘날에 이르기까지 유효성이 증명되고 있다. 그리고 그 형식은 매우 간편하다. 그런데 그것이 수천 년 전의 옛날에 생겨난 일이고 보면 매우 대단한 사건이었다고 아니할 수 없다. 그러한 장생불사의 장수술의 원류는 선인(仙人)이 되어 신이 되기를 바랐던 샤머니즘 속에 있었다. 이 같은 사실을 아는 사람은 지금 그다지 많지 않을 것이다. 정확하게 말한다면 고대의 양생 장수술과 고대 무술에서 등선해서 신이 된다는 술수 사이에는 분명하게 선이 그어져 있는 것이 아니었으며, 오히려 양자의 목적과 수단이 일치하였던 결과 그렇게 되었다고 할 수밖에 없다.

— 저자의 일기에서

　　중국의 양생 장수술은 하나의 복잡하고 혼란스런 종합 체계이다. 그리고 그 구성은 비교적 자유스럽고 산만한데 기공, 도인, 복식, 약선, 목욕, 구법, 방중술, 예방법 등으로 나눌 수 있다. 따라서 지금까지 말해왔지만 중의의 양생 장수술의 기원은 신선불사라는 관념으로부터 발전해온 것이다. 또한 무술의 목적과 장수술의 목적은 일치하며 그것이 양자를 수천 년 동안 융합하도록 결정지었다.

다음에 양생 장수술에 관해서 체계적으로 소개해보기로 하겠다.

(a) 각곡

각곡(却穀)은 양생 장수술 가운데서도 가장 기이한 방법이다. 그 특징은 5곡과 양식을 먹지 않고 야생의 과실과 잎, 종자 따위만 먹으면서 산다는 데 있다.

『성혜방(聖惠方)』에는 ‘절곡승선불식법’의 항목이 있다. 그 방법은 "솔방울 씨를 채취한 뒤 절구에 찧어서 고(膏)를 만들고 술과 조합해서 한 번에 12그램을 먹는다. 하루에 3번 먹으면 굶주리지 않는다. 갈증이 있으면 물을 마시며, 이 밖에 다른 것은 일절 먹지 말아야 한다. 백일이 되면 몸은 가벼워져 하루에 5백 리를 갈 수 있다"고 적혀 있다.

또 『야인한화(野人閑話)』에는 ‘복호존사연송지법(伏虎尊師煉松脂法)’이라는 조항이 있다. 그 방법은 "10근의 송진을 5번 물로 삶아 쓴맛을 다 없앤 뒤에 매 1근마다 복령말 4냥을 넣고 고아서 매일 새벽에 약숟가락으로 하나씩 먹는다. 평생 동안 5곡을 먹지 않으면 수명은 연장되고 몸은 가볍고 상쾌하게 된다"는 것이다.

각곡의 이론은 상고의 본초학에서 온 것인데 그것은 인류의 식물에 관한 지식을 과장한 것이었다. 그 일례가 『포박자』에 있다.

"한나라 성제 때 사냥꾼이 종남산에서 사람을 만났는데 옷을 입지 않았으며 몸에는 검은 털로 가득했다. 웅덩이를 뛰어넘고 개울을 건너 뛰는 것이 마치 나는 듯 했다. 몰래 그가 사는 곳을 찾아내 포위해서 잡아 보았더니 뜻밖에도 그는 부인(婦人)이었다. 그에게 까닭을 물었더니 대답하기를, 나는 진나라 관리인데 관동에 도적이 일어나서 진나라 왕은 항복하였으므로 놀라 달아나서 산 속으로 들어왔다. 배가 고파도 먹을 것이 없어 마침내 굶어 죽게 되었는데 어느 노인이 나에게 송백의 잎과 열매를 먹으라고 가르쳐주었다. 처음에는 쓰고 떫어서 먹을 수 없었지만 얼마 뒤에는 먹을 수 있었고 마침내는 굶주림을 모르고 겨울에는 추위를 모르고 여름에는 더위를 모르게 되었다고 했다. 그녀가 진나라 사람이라고 한다면 성제 때와는 3백여 년이나 뒤가 된다."

(b) 방중술

방중술(房中術)이란 고대의 양생 장수술 가운데서도 가장 중요한 방법 중 하나다. 한나라 때 가장 번성했다. 당시 방중술에 관한 저작은 의학책 전체의 4분의 1을 차지할 정도로 많다. 『한서』 예문지에는 방중술만을 모아놓은 한 항목이 있다. 방중술이란 남녀 음양의 교접 방법과 법칙에 관해 논한 것으로 고대의 양생법이다. 그에 따르면 음양을 교접했을 때 기를 배설하지 않는다면 사람의 정혈의 기를 보익할 수 있고 인체의 경락을 잘 순행시킬 수 있으며 그 결과 연년불로하게 된다고 한다. 그것은 원시적인 음양학설을 인류의 성행위에까지 부연시킨 산물이며 고대 중국 성과학의 모델이며 그 기초가 된 것이다.

방중술의 비조로 전해지는 사람은 팽조(彭祖)이다. 『한서』 고금인표, 『신선전』 및 『사기』 순본기 등의 기록에 의하면 팽조는 성이 전(錢)이고 이름은 갱(鏗)이라는데 헌원, 즉 황제의 제8대 손자이고, 요·하·은 3대를 걸쳐 살았다고 한다. 전설에 따르면 방중에서 여자를 부리는 술(術)을 창시한 팽조는 8백 살 이상을 살았다고 한다.

방중술 거의 대부분은 팽조의 이름을 빌려 말하는 경우가 많다. 도은거(陶隱居)의 『양성연명록』 하권에는 팽조와 채녀(采女)의 문답에서 방중술이 생겨났다고 하여 다음과 같이 기술하고 있다.

"채녀가 팽조에게, 사람의 나이 60에 정을 닫고 한결같이 지켜야 하는데(사정을 하지 않았다는 뜻) 그대는 할 수 있는가(방중술을 가리킴), 없는가? 라고 물었다. 팽조 대답하기를, 그렇지 않다. 남자는 여자가 없는 것을 바라지 않는다. 여자가 없다면 뜻이 움직이고 뜻이 움직이면 신은 피곤하고 신이 피곤하면 수명을 던다. 만약 진정을 모두어 생각하는 바가 없다면 크게

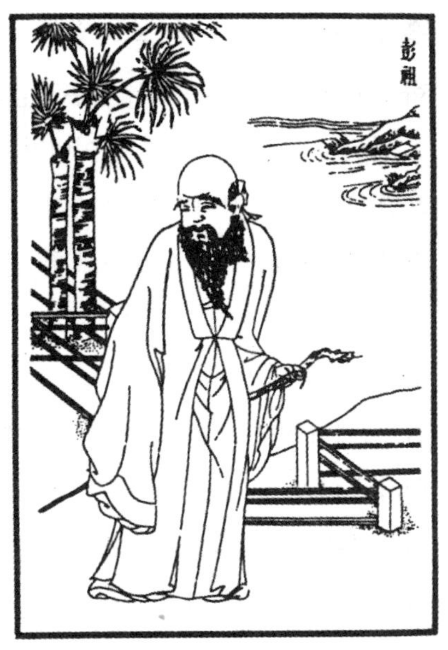

<그림 45> 방중술의 비조, 팽조(彭祖)

아름다운 것이다. 하지만 그것은 만에 하나나 된다. 강하고 울창한 것을 억지로 닫는다면 지탱하기 어렵고 잃어버리기 쉬우며, 사람들은 정이 새나와 오줌이 탁하게 되고 귀교병(鬼交病)을 얻게 된다. 기로 하여금 감동하지 않도록 하지 않는다면 양도는 약해지게 된다.

여자를 부리고자 하는 자는 먼저 양도를 요동시켜 강하게 일으켜 천천히 접해서 음기를 얻어야 한다. 음기가 이것을 밀치면 잠깐 동안 절로 강해지기를 기다렸다가 강해진 뒤 그것을 사용하며 조심해서 느리게 흩뜨려야 한다. 정이 움직이면 단정하게 정을 닫고 숨을 깊이 쉬며 눈을 감고 엎드려 누워서 도인하여 한 번 움직이고자 한다면 문득 사람을 바꾸고 사람이 바뀐다면 장생할 수 있다. 만약 한 여인을 부린다면 음기는 이미 희미해지고 더욱더 적어진다. 양도는 불을 법으로 하고 음도는 물

을 법으로 하는데 물은 흔히 불을 제압한다. 음은 또 양을 사그라지게 하는데 오랫동안 사용해서 멈추지 않는다면 음기는 양기를 빨아들여 양은 굴러서 덜어지게 된다. 잃어버린 것을 보하지 않고…… 무릇 정이 적으면 앓게 되고 정이 다하면 죽게 된다. 참지 않을 수 없고 삼가지 않을 수 없는 것이다. 자주 교접하고 한 번 배설하면 정기는 따라가서 자라고 사람은 허손(虛損)해지는 일이 없다. 만약 자주 교접해서 교접할 때마다 정을 배설한다면 정은 오래도록 보익되지 않고 마침내 다 가버리게 된다. 집에서 자주 교접하는 자는 한 번 움직여서 배설하지 않으면 여유가 생기고 한 번 얻어서 배설한다면 정은 감소되어 곧 자주 교접할 수 없게 된다. 다만 한 달에 두 번 정을 배설한다면 정기는 자연스럽게 생장한다. 다만 미미해서 빨리 일어날 수 없는 것은 자주 교접하며 빨리 배설하지 않는 것만 같지 못하다. (채녀는 조금은 득도하고 양성을 알아서 나이가 170세인데도 15세 처녀처럼 보였다. 은왕을 받들어 섬기던 해에 팽조에게 도를 물었다)."

중의(中医) 양생의 도는 성욕과 성행위에 대해 절대다수가 억제해야 한다고 말하고 있다. 도가에서도 '염담허무', 즉 마음을 맑게 하고 욕심을 적게 할 것을 주장하고 있다. 다만 방중술의 사고방식으로는 과도한 절제는 부정하고 있는데 그것은 신체와 정기를 손상시키기 때문이라고 한다. 당연한 것이지만 욕망을 방임해서는 안 된다. 방중술에서 말하는 남녀 교접의 도를 몸에 익히기 위해서는 교접할 때마다 사정하지 않고 정기를 보호 유지해서 망령되게 배설하지 않음으로써 장생불사에 이르게 된다는 것이다. 이러한 방중술은 남성에게 봉사하는 것을 목적으로 하고 있으며 여성을 도를 닦는 대상, 그 협력자로 삼고 있다. 그것이 고대사회의 봉건적인 의식이라는 것 또한 당연한 일이다.

방중술의 최대 목적은 음양이 조화된 상대를 얻는 데 있다. 그 때문에 남녀 성생활의 협조 상태를 강조함과 동시에 시간과 법칙, 채용 자세 및 주의 사항, 질병 따위에 관해 상세하게 기술하고 있다. 그것들 가운데서는 의심의 여지 없이 채용할 만한 것도 있다. 다만 방중술 그 자체에는 일정한 한계가 있으며 또 사회적으로는 발전적 요소가 있다. 그런데 봉건사회의 강한 의식이 방중술을 저해하는 요소가 되어 방중술은 정당하게 계승, 연구되지 못했다.

방중술에는 금기에 관해 논한 내용이 있다. 『도림』에서는 그에 관해서 상세히 기술하고 있는데 여기에 그 일부를 인용하고자 한다.

"방중에서의 일은 능히 사람을 살리기도 하고 죽이기도 한다. 그것을 피하기를 물, 불과 같이 하면서 그것을 이용할 줄 아는 자는 양생할 수 있고 이용할 줄 모르는 자는 바로 죽게 된다. 교접에는 특히 만취상태를 크게 꺼리는데 그것은 사람에게 손해를 끼치는 것이 백 배나 되기 때문이다. 소변을 참고 교접을 하게 된다면 사람으로 하여금 임병을 얻게 해서 소변란, 경중통, 소복통을 일으키게 된다. 크게 성을 낸 뒤에 교접을 하면 옹저가 생긴다. 도의 기미는 방중의 금기에 있는데 일월의 매삭, 상하의 현망, 일월의 식, 대풍, 악우, 지진, 뇌전, 벽력, 대한서, 춘하추동의 전후가 변하는 날, 송역의 5일간은 음상을 행하지 말며 본명이 행하는 년, 월, 일에는 더욱 엄중하게 금해야 한다.

음양이 교차할 때(즉 월경이 있을 때) 합방을 해서는 안 된다. 그것은 혈기를 손상하고 정기를 쏟으며 사기를 받아들여 정기를 심하게 손상시키기 때문에 이것을 경계해야 한다. 방금 머리 감고 목욕했을 때, 피곤할 때, 크게 기뻐하거나 노여워했을 때는 모두 다 방실(房室)을 거행해서는 안 된다."

(c) 복약

약물의 복용은 이미 기술했던 '각곡'과는 다르다. 그것은 사람들의 일상생활이나 단련하는 동안에 중의약이나 처방 조제한 약물을 복용하는 것을 말한다. 그것은 일반적으로 보익 작용이 있는 약물을 이용하는 경우가 많기 때문에 한편으로는 보약을 복용한다고 하기도 한다.

고대 중국의 보약은 매우 종류가 다양한데 주요 성분으로는 하수오. 지황, 인삼, 당귀, 황정, 녹용 따위가 있다. 그것들은 음기와 양기, 기혈을 보충하는 약물들이다. 보약법과 각곡법은 그 기초적인 이론에서 일치하고 있다. 이를테면『천금요방』제27권에는 '황정고방' '복지황방' '복오마법(服烏麻法)' 등 다수의 보약 방제에 관해 기술하고 있다. 구체적인 방법으로는 그것들의 약물을 깨끗하게 씻고 털을 제거하여 잘 부수어 찐 뒤에 찌꺼기를 걸러버리고(혹은 즙을 짜서) 벌꿀을 섞어 달여서 고약같이 만들어 술과 함께 복용한다. 이와 같이 해서 "그것을 먹으면 주리지 않고 장생하며 늙지 않게 된다"고 하고 있다.

이상과 같이 효과가 평범한 보약은 비록 많이 복용한다고 해도 손해가 없다. 다만 주의하지 않으면 안 되는 것은 방중술과 고대의 노인병과 보건의 내용에 상관적으로 영향을 끼쳐 양도를 강장시키는 약물이 대량으로 출현하게 되었다는 점이다. 따라서 그 대부분은 신열조렬성(辛熱燥熱性) 약품으로서 복용한 뒤에 번조증이 생기고, 혹은 발한(發汗), 옹저 등이 생기는 부작용이 있다는 점이다.

(d) 뜸법

뜸법은 오직 질병을 치료할 수 있는 방법이라고 일반인이 알고 있지만 사실은 고대 양생 장수법의 일종이다. 뜸법은 인체의 혈자리를 불로

지져 혈도를 통과시켜 외사의 귀물을 구축할 수 있고, 따라서 사람으로 하여금 무병장수하게 한다는 것이다. 송나라 때의 『편작심서』에는 인체에 쑥뜸을 수백 장 떠서 피부를 화농시켜 혈자리를 봉쇄함으로써 보건과 장수의 목적을 달성할 수 있다고 적혀 있다. 뜸의 이러한 작용은 실제로 쑥잎의 방향성에 의해 구귀제병하는 무술 풍습의 영향을 받은 것이다. 뜸에는 또한 귀신을 처벌한다고 하는 요소도 들어 있다.

(e) 식금

사람이 장수하기 위해서는 음식 조절에 주의하지 않으면 안 된다. 무술적 입장에서 본다면 음식물이란 본디 그것이 마땅한 바가 있으며 또 나름대로 주관하는 신이 있다고 여긴다. 만약 그 주관하는 신을 순종한다면 능히 장수무병할 수 있으나, 반대로 주관하는 신을 거역한다면 반드시 병에 걸려 요절한다는 것이다. 일찍이 한나라 때 음식의 마땅함과 삼갈 것을 전문적으로 다룬 『신농황제식금』이라는 책이 소개되었다. 그 뒤 위진 및 남북조 시대에는 『식경』 등의 저작이 있었고 당나라 때에 이르면 식금(食禁)의 이론은 더욱 발전하여 일정한 규모에 이르게 되었으며 그 내용에 있어서도 매우 풍부하게 되었다.

이를테면 『천금요방』에시는 동물올 먹는 데 있어 다음과 같이 상세하게 금기를 규정하고 있다.

"사슴 머리 고기…… 5월에는 사슴고기를 먹지 말아야 한다." "노루고기…… 5월에 노루고기를 먹지 말아라. 사람의 신기(神氣)를 상한다. 9월, 개고기를 먹지 말아라. 사람의 신기를 상한다. 12월, 쇠고기를 먹지 말아라. 5월, 말고기를 먹지 말아라. 6월, 양고기를 먹지 말아라. 8월, 돼지고기를 먹지 말아라. 2월, 토끼고기를 먹지 말아라. 3월 3일,

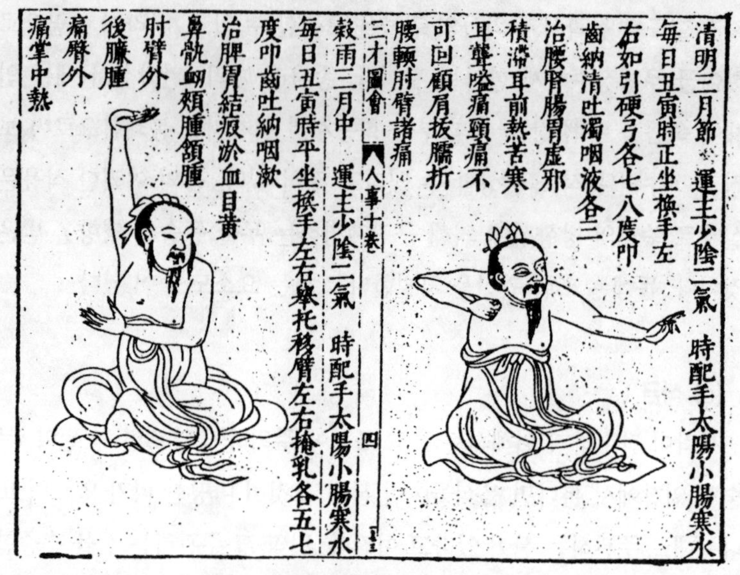

〈그림 46〉 수진(修眞)의 예

날짐승의 오장과 일체의 열매, 채소, 오신잡물(五辛雜物)을 먹지 않으면 크게 길하다. 11월, 12월, 새우, 조개, 갑옷 입은 것을 먹지 말아라. 4월, 뱀고기, 날고기를 먹지 말아라. 신을 손상하고 기를 상한다."

식금 이론은 원시적인 오행 학설을 근거로 한 것이다. 『태소(太素)』의 이론 가운데 그것을 발견할 수 있다.

"간의 색은 청, 단것을 먹는 것이 좋다. 맵쌀밥, 쇠고기, 대추 등은 모두 달다. 심의 색은 적, 신것을 먹는 것이 좋다. 깨, 개고기, 살구 등은 모두 시다. 비의 색은 황, 짠것을 먹는 것이 좋다. 콩, 돼지고기, 밤 등은 모두 짜다. 폐의 색은 백, 쓴것을 먹는 것이 좋다. 보리, 양고기, 은행 등은 모두 쓰다. 신의 색은 흑, 매운 것을 먹는 것이 좋다. 누런 기장, 닭고기, 복숭아는 모두 맵다."

"또 간을 앓으면 깨, 보리, 개고기, 자두, 부추를 먹는 것이 좋다. 심을 앓게 되면 보리, 양고기, 살구, 염부초를 먹는 것이 좋다. 비를 앓으면 맵쌀, 쇠고기, 대추, 아욱을 먹는 것이 좋다. 폐를 앓으면 누런 기장, 닭고기, 복숭아, 파를 먹으면 좋다. 신을 앓으면 콩, 누런기장, 돼지고기, 밤, 콩잎을 먹는 것이 좋다."

(f) 기공, 안마법

고대의 안마법은 전신과 국부 동작의 협조를 연구한 것이다. 지체의 좌우를 대칭적으로 안마하여 손바닥과 발바닥을 상호 대응시키고 그 가운데서 또 동작을 하는 등 수법(手法)의 종류가 매우 많은데, 각각 특색이 있다. 감각적으로는 냉과 열을 조정하는 것을 위주로 한다. 안마에 의해 질병을 예방하고 나아가 장수라는 목적을 달성하는 것을 고대 중국인들은 매우 중요시했다. 『천금요방』 권27에서는 천축국(인도)의 안마인 바라문법 18세(勢)를 소개한 뒤 다음과 같이 지적하고 있다. "노인이라 하더라도 18세를 하루에 3번 한다면 한 달 뒤에는 백병을 제거하고 다니기를 달리는 말과 같이 하고 보익해서 연년하며 잘 먹고, 눈은 밝고 경쾌하고 건강해서 피로해하는 일이 없다."

기공법이란 인체의 호흡을 조정하는 데 있어 동정의 결합을 원칙으로 하여 기를 인도하고 정을 통과시켜 정신을 단련하여 자연과 합일한다고 하는 최고의 경지에 이르러 장수불사하게 한다는 것이다. 『천금요방』 권27의 '조기법'에는 팽조의 말을 인용해 다음과 같이 강조하고 있다.

"도는 번잡한 데 있지 않고, 다만 옷과 먹을거리를 생각하지 않고, 소리와 색을 생각하지 않고, 이기고 지는 것을 생각하지 않으며, 굽고 곧은 것을 생각하지 않고, 얻고 잃음을 생각하지 않고, 영광과 치욕을 생각하지 않고, 마음에는 번잡함이 없고 형체는 지극함이 없으며 아울러 도인을 해서 행기하여 그치지 않는다면 오래 살 수 있게 되어 1천 살을 먹어도 죽지 않게 된다. 무릇 사람이 생각을 없애기 어렵다면 마땅히 차근차근 이것을 제거해가야 한다.”

어떻게 기를 조절하면 그러한 진리의 경지에 이를 수 있을까. 같은 책에서 소개하고 있는 기공법은 태식 등을 포함한 정양 공법인데 그 일부분을 인용해보겠다.

“밀실에서 문을 닫고 침상을 따뜻하고 편안하게 한 뒤 베개 높이는 2촌 반, 몸을 단정하게 누워 눈을 감고 기를 가슴속에 담는다. 마치 기러기 털을 콧구멍에 가져다 대도 움직이지 않게 3백 식을 경영하는데 귀에는 들리는 바가 없고, 눈에는 보이는 바가 없고, 마음에는 생각하는 바가 없다. 이와 같이 한다면 추위와 더위가 침입할 수 없고 벌과 전갈도 독을 쏠 수 없고 수명은 360살이 되어 이에 진인(眞人)과 이웃한다.”

구체적으로는 다음과 같이 한다.

“매일 아침 저녁에 얼굴을 남쪽으로 향하고 양손을 무릎 위에 펼친 후 천천히 지절(肢節)을 손가락으로 문지르고, 입으로 탁기를 뱉고 코로 정기를 이끌기를 오랫동안 한다. 천천히 손으로 왼쪽을 두들기고, 오른쪽을 두들기고, 위를 두들기고, 아래를 두들기고, 앞을 두들기고, 뒤를 두들겨서 눈을 부릅뜨고, 입을 벌리고 이빨을 다지고, 눈을 문지르고, 머리를 누르고, 귀를 비비고 머리털을 잡아당기고, 허리를 풀고 기침을 해서 양을 진동시킨다. 손을 깍지 끼고 손을 뒤집어서 또 깍지 낀다. 그렇게 한 뒤에 발을 잡아당겨 위로 치켜들고 흔들기를 80, 90을 하고 그친다. 아래로 내리고 천천히 마음을 안정한 뒤 참선의 관법으로 눈을 감고 존사(存思)해서 공중 태화의 기를 상상하면 마치 자색 구름이 덮개를 이룬 것 같은데 5색이 분명하게 내려와 머리털 속으로 들어와서 잠깐 사이에 정수리로 들어온다. 비가 그치고 날씨가 맑게 개기 시작하는 것처럼 구름은 피부를 뚫고 살 속으로 들어가서 뼈에 이르고 뇌에 이르렀다가 점차적으로 내려가 속으로 들어간다. 이때 사지 오장은 모두 그 부드러운 흐름을 받아서 마치 물이 땅 속으로 스며드는 것 같이 뱃속에서는 좔좔 흐르는 느낌을 갖게 된다. 뜻은 존사를 전적으로 받들어 밖과 인연을 끊으면 잠깐 사이에 원기가 기해(氣海)에 도달하는 것을 느끼게 된다. 또 잠깐 있다가 곧 용천에 도달하면 신체는 진동하고 양쪽 다리는 비틀린다. 또한 침상에 앉으면 삐걱거리는 소리가 들리는데 이것을 1통이라고 한다. 1통, 2통 하고 날짜를 바꾸어 3통을 한다. 3통을 하게 되면 몸에는 기쁜 빛이 돌며 얼굴은 광택이 나고 수염은 윤택하며 귀와 눈은 청명하고 먹는 것마다 맛이 있으며 기력은 강건해져서 백병이 모두 떠나버린다. 5년, 10년을 하게 된다면 길이 보존하며 잊어버리지 않고, 천만 통을 하게 된다면 신선 되는 길이 머지않다.”

이상의 방법을 분석해본다면 기공의 장수 비결은 존사와 내관에 있으며 인체의 기와 공중 자연의 기를 합류시켜 머리에서부터 용천혈까지 통하게 됨에 따라 원기의 내외 환경 순환 과정을 완성시키는 것임을 알 수 있다.

(g) 목욕

목욕은 종교, 무술 의식 가운데서도 중요한 형식의 하나이다. 재계하는 날에는 반드시 목욕을 하지 않으면 안 된다. 목욕은 또한 양생과 보건에 필수적인 것이기도 하다. 『황록간문경』에 “박경(博経)에는 위의가 있으며 재에 들어가 송경(誦經)할 때에는 목욕하고 정진해야 한다. 신기가 맑지 않으면 혼은 곧바로 달아나버린다"고 했다. 또한 『태상무량도 인상품묘경』에는 "도에 말하기를, 도를 거행하는 날 모두가 마땅히 향 수탕에 목욕해야 한다"고 했다.

목욕은 사람의 정신을 상쾌하게 해서 신기를 안에서 지키게 한다. 따라서 위생과 건강에 있어 필수적인 것이다.

목욕물 향수탕 속에는 적지 않은 방향성 중약이 들어 있는데 그것들은 개규통경(開竅通經)하는 약효가 있으며 또한 살충 및 청결의 효과도 있다. 목욕을 한 뒤에 편안한 옷으로 갈아입는 것도 상쾌하고 기분 좋은 일이다. 따라서 무술적 입장에서뿐만 아니라 보건과 건강이라는 입장에서도 목욕은 역시 고대 장수술의 일부분인 것이다.

(h) 종합적인 무술적 장수법

무술적 장수법이란 무술적 형식의 토대 위에 통일된 각종의 양생, 장수법의 총화이다. 즉 지금까지 기술해온 내용을 무술적 관점에서 총결한 것이라고 할 수도 있다. 이를테면 『태평경』에는 무술적 장수의 형식에 관해 다음과 같이 적고 있다.

"청컨대 『영서자문(靈書紫文)』을 받고자 한다. 구전의 경에 있는 것은 24이다.

1. 진체(眞諦)를 기억하고 눈을 감고 기억해내는 것이다(모두 존상, 명신을 가리킨다).

2. 신선의 금기를 상세하게 보존할 것을 잊지 말 것(금기 준수를 가리킴).

3. 비근을 채취하여 해의 정을 삼킨다(양기를 복용하는 것).

4. 개명의 영부를 복용한다(부적을 복용).

5. 월화(月華)를 복용한다(음기 수련).

6. 음이 생기는 부적을 복용한다.

7. 3혼을 구속한다.

8. 7백을 제압한다.

9. 별을 상징하는 부적을 찬다(이상은 무술적 부록 따위를 법술로 한다).

10. 화단(華丹)을 복용한다(외단 복용).

11. 황수 복용.

12. 회수 복용(이상은 신령스런 물의 종류).

13. 환강을 먹는다.

14. 풍뇌를 먹는다.

15. 소나무와 배를 먹는다.

16. 자두와 대추를 먹는다(이상은 식품류 복용).

17. 끓인 물을 먹는다.

18. 하얀 은, 검붉은 쇠를 진압한다(금단류).

19. 운유를 복용한다.

20. 하얀 은, 검붉은 쇠를 제작한다(금단류).

21. 진압할 것을 제작한다.

22. 죽순을 먹는다.

23. 기러기 포를 먹는다(이상은 약선류).

24. 5신부(神符)를 찬다. 이상의 24종을 갖추어 변화무상함이 그지 없고 3계의 밖으로 뛰어넘고, 6합 속에 흘러들고, 재해도 해침없이 귀사(鬼邪)도 감히 어렵지 않다."

이상 24종의 양생법은 고대의 양생, 장수술 가운데서 중요한 형식을 기본적으로 수집한 것이고 거기에 한결같이 도교적 명칭을 붙인 데 지나지 않은 것이다. 『운급칠첨』 현문대론에서는 더욱 통속화시켜 알기 쉽게 해서 양생 장수술을 9종으로 분류하고 있다. 그것은 다음과 같다.

"재법에는 대략 9종이 있는데 1. 조식 2. 채식 3. 절식 4. 정을 복용 5. 채 복용 6. 빛 복용 7. 기 복용 8. 원기 복용 9. 태식 등이다.

조식이란 깨 보리요, 채식이란 채소요, 절식이란 중등 정도로 먹는 것이요, 정을 복용한다는 것은 부적물과 단영이요, 채 복용이란 5방의 운채이다. 빛을 복용한다는 것은 일 월, 7원, 3광이요, 기를 복용한다는 것은 6각의 기, 태화사문의 기요, 원기를 복용한다는 것은 일체 3원의 기를 품수하는 바요, 태화의 정은 태허에 있는 것이다. 태식이란 나 스스로 원정(元精)의 화함을 얻은 바로, 포태(胞胎)의 근원이 되고 곧 청허해서 사체(四體)의 기를 내리는 것이며 다시 밖을 닫지 않는다."

여기에서 말하는 조식이란 실질적으로는 '각곡' 하는 것이며 정을 복용한다는 것은 복식하는 것이다. 또 복기, 원기를 복용한다, 태식 등의 표현은 각 시대의 기공을 개괄한 것이다.

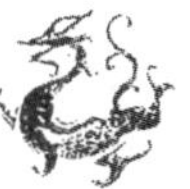

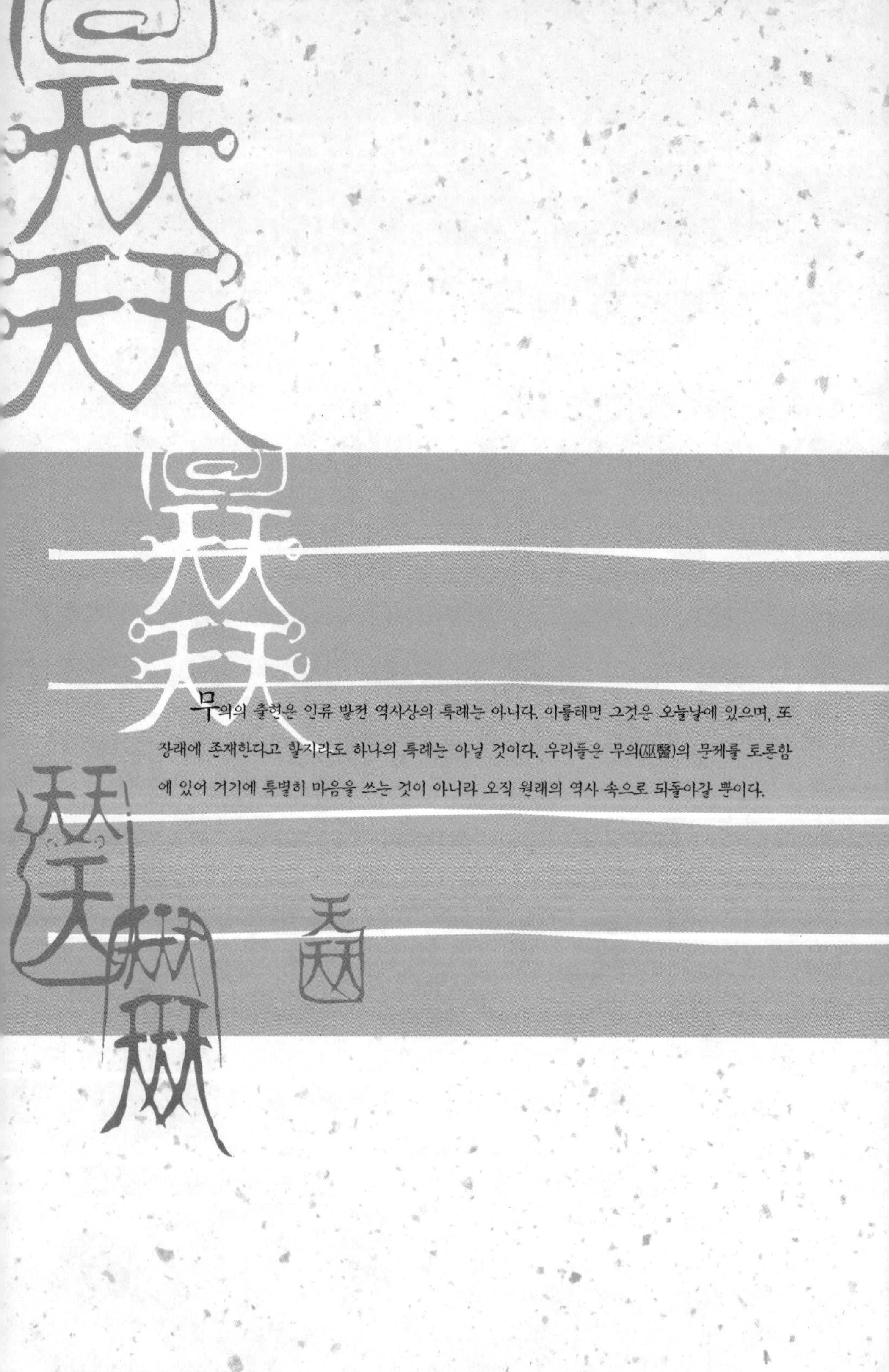

무의의 출현은 인류 발전 역사상의 특례는 아니다. 이를테면 그것은 오늘날에 있으며, 또 장래에 존재한다고 할지라도 하나의 특례는 아닐 것이다. 우리들은 무의(巫醫)의 문제를 토론함에 있어 거기에 특별히 마음을 쓰는 것이 아니라 오직 원래의 역사 속으로 되돌아갈 뿐이다.

제 6 장

역사상의 무의

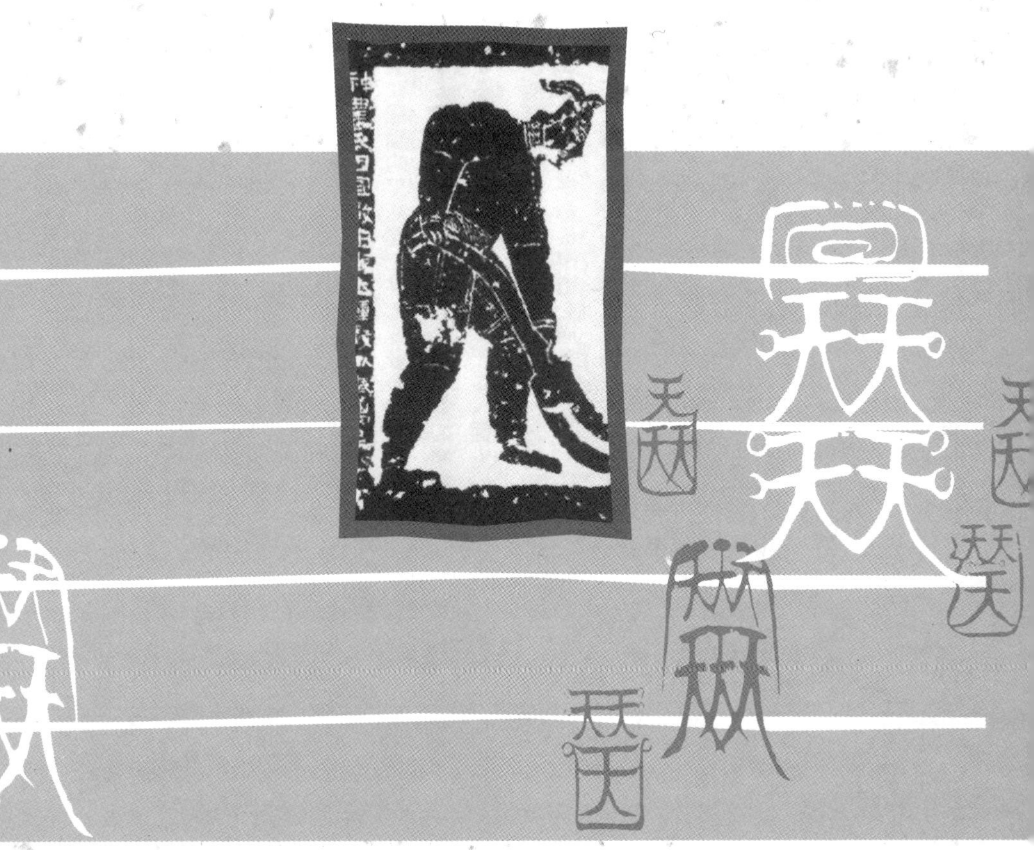

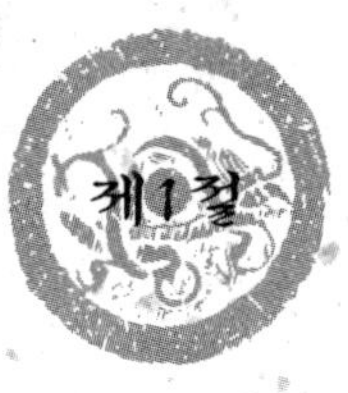

신화 및 전설 속의 무의

신화의 기본은 종교성에 있으며 그것은 종교와 습관에 이론적인 기초를 제공한다. 신화의 주제는 인류 존재의 기점과 종점을 분명하게 밝히는 것이다. 우리들과 세계의 사물은 어디에서 온 것일까. 또 어째서 지금 여기에 존재하는 것일까. 그리고 또 우리는 장차 어디로 가게 되는 것일까 ……

신화에는 일종의 해석과 기능을 갖추고 있는데 그것은 그림을 그리는 것처럼 질서정연한 우주를 묘사해내고 있다. 이 우주는 또한 우리들의 질서적 행위를 위한 무대가 되어주고 있는 것이다. 신화는 경험적인 방법을 사용하지 않고 자연계의 '진리'적 문화, 과학을 검증한다.

— W. A. 하빌란트, 『현대인류학』

1. 신농

중국 전설 가운데 가장 오래된 무의는 신농씨(神農氏)이다. 『수신기』 권1에는 신농에 대해 다음과 같이 적고 있다. "신농은 붉은빛 채찍을 들고 백초를 헤치며 그 줄기, 독, 한, 온의 성질, 냄새와 맛이 주관하는 바를 알아내서 백곡을 심었기 때문에 세상에서는 신농이라고 불렀다." 『회남자』 수무편에는 "신농은 백초의 맛을 맛보고 1일에 70번 독을 얻었다"고 했다. 이와 같은 정황을 보더라도 신농이 약물의 성질과 맛 및

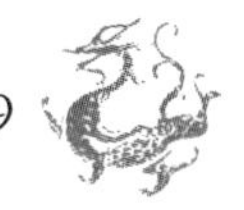

독성을 최초로 식별했던 사람이며 의약의 시조라는 것을 알 수 있다. 『술이기(述異記)』의 기록에 의하면 지금의 태원땅 신부강(神釜岡)에는 신농이 약초를 달였다고 하는 솥이 있다고 한다. 성양산에 있는 신농이 붉은빛 채찍을 휘두르면서 약초를 찾아다녔다고 하는 유적은 '신농원' 혹은 약초산이라고 불리고 있다. 그 산 위에는 자양관이 있는데 전설에 따르면 그곳은 신농이 약초를 찾아다닌 일대로서 관내에는 천년 묵은 용뇌(龍腦)와 같은 진귀한 약초가 있다.

전설상의 신농이 최후로 시험 삼아 맛본 것은 강렬한 독을 지닌 단장초(斷腸草)였는데 그것의 중독을 풀지 못하고 죽었다고 한다. 또 다른 일설에 의하면 신농은 백족충(百足蟲)의 일종을 시험 삼아 먹었다. 그런데 뱃속으로 들어간 벌레의 발 하나가 한 마리의 벌레로 되었는데 신농은 해독약을 찾지 못하고 죽었다고 한다. 사천성 동부에는 지금도 이 전설이 전해지고 있다. 아무튼 신농이 가장 오래된 약사였다는 것은 추호도 의심할 여지가 없으며 현존하고 있는 가장 오래된 약학책인 『신농본초경』이 신농의 이름을 따온 것이라는 것은 누구나 다 알고 있는 사실이다. '신농'으로 상정된 인물은 도대체 누구였을까. 이 문제에 관해서는 여러 가지 설이 있다. 일설에 의하면 신농이란 고대의 어느 한 부족을 이름인데 "1일에 70독을 얻었다"고 하는 것은 그것이 일개인으로서는 할 수 없고 집단이기 때문에 가능한 것이라고 한다. 또 다른 설에 의하면 신농은 의약의 상징이라고 한다. 심지어 신농은 고대의 영웅적인 인물 가운데서도 가장 걸출한 사람일 것이라고 하는 설도 있다. 다만 우리는 신농이 갖는 두 가지 의미에 주의해야 할 것이다. 그 하나는 그가 신이면서 붉은빛 채찍으로 백초를 찾아 70독을 시험할 수 있는 능력과 기백을 갖고 있었다는 점이고, 또 다른 하나는 그가 사람이요,

최후에는 독 때문에 죽었다는 점이다. 이렇듯 이중의 의미를 지닌 존재란 필자의 생각에는 샤먼, 즉 무사일 수밖에 없다고 여겨진다.

『제왕세기』에 의하면 "염제 신농은 몸통은 사람, 머리는 소"였다고 하고, 『수경주』에 의하면 "신농은 태어난 뒤에 스스로 9개의 우물을 팠는데 한 우물물을 기르면 다른 8개의 우물물도 움직였다"고 했다.

민간에서는 지금도 '머리는 소, 몸통은 사람'인 신농의 상이 전해지고 있다. 그 의미는 신농이 갖고 있는 사람과 신이라는 이중성에 있으며 또한 무와 의를 겸한 존재라는 데 있다. 사실 신농은 원시적 의약의 화신인 것이다.

2. 복희

복희(伏羲)는 전설에 따르면 최초로 침구학을 창시한 사람이다. 그는 또 8괘를 제창하기도 했다. 『제왕세기』에는 다음과 같이 적고 있다.

"복희는 8괘를, 그리고 6기, 6부, 5장, 5행, 음양, 4시, 수화(水火), 승강의 상을 얻었다. 백병의 이치는 유(類)로써 유추할 수 있다. 백초의 맛을 맛보고 9침을 제작해서 화(火)의 사기를 구한다."

'8괘'란 고대 점복의 산물로서, 고대 무사들이 점친 결과를 해석하는 도구이다. 복희가 8괘를 제작했다고 하는 것은 그에게는 신무의 색채가 있었다는 것이 된다. 복희의 형상에 관해서는 지금까지 몸통은 뱀, 얼굴은 사람이라고 하고 있는데 『습유기』에도 "몸통이 뱀인 신은 희황(羲皇)이다"라고 적혀 있다.

앞에서 인용했던 복희가 "백약의 맛을 맛보고 9침을 제작했다"는 것은 한편으로 그가 의학의 시조임을 말하고 있는 것이다. 특히 '9침'을 제작했다는 것은 침구학의 도구를 창작했다는 말이기도 하다. 다른 한편으로는 고대 전설에 흔히 보이는 혼잡성, 즉 복희도 신농과 마찬가지로 "백초를 맛보았다"는 점이다.

요컨대 신무인 복희가 8괘와 9침을 창작하게 됨에 따라 의학의 기원은 점점 더 신비적인 것이 되었다. 태곳적 무술문화의 배경을 조사해본다면 침구학의 원류는 무(巫)에 있으며, 그것이 중국 역사와 전설의 본래 면목과 더욱 부합한다는 것을 알 수 있다.

3. 황제

『사기』의 기록에 따르면 황제(黃帝)는 성을 공손, 이름을 헌원이라고 하며 신농의 대를 이어 천자가 되었다고 한다. 나조를 아내로 맞아 아들 둘을 낳았는데 하나는 현효요, 다른 하나는 창의이다. 창의는 고양을 낳았는데 그가 전욱(顓頊 · 5제 가운데 제2제)이다. 그 자손은 번창해서 많은 사람이 뒷날 여러 나라의 임금이 되었다. 때문에 황제는 중화민족의 선조라고 한다.

전설에 따르면 황제는 문자를 만들고 의학을 창시하여 의학의 시조가 되었다고 한다. 『황제내경』에 의하면 황제는 명당에 앉아서 사해에 관심을 두고 기백(岐伯) 등의 신하와 의학적 문제에 관해 토론했다고 한다. 그것이 『황제내경』 및 『팔십일난경』 등 초기의 의학책들이다. 그것들에 의하면 황제는 득도해서 승천했다고 한다. 신하들은 황제를 쫓아갔으나 미치지 못하고 다만 황제의 의복과 모자만을 교산 아래에 간직했다고 한다. 요컨대 고대 전설 속의 황제는 무소부지한 신제의 상징이다.

4. 묘부

묘부(苗父)는 축유를 통한 질병 치료의 창시자이다. 『설원』에는 다음과 같이 적혀 있다. "내가 듣건대 상고 때 의(医)를 묘부라고 한다. 묘부가 의료를 하는데 왕골로 자리를 만들고 꼴풀로 강아지를 만들어서(볏짚을 이용해 강아지 형상을 만드는 것) 북쪽으로 얼굴을 두르고 축원하는데(북쪽을 향해 기도하는 것) 10언(言)을 할 뿐이다. 많은 사람들이 도움을 청해오면 평온하게 회복해서 전과 같이 했다." 이것은 염승법 최초의 맹아라고 할 수 있다.

5. 유부

유부(俞跗) 역시 상고 때 무의의 한 사람이다. 『한시외전』에는 다음과 같이 적혀 있다. "유부는 병을 치료하는데 탕약으로 하지 않고 나무를 가지고 뇌를 삼고(수목으로 사람의 뇌 형상을 만들어서) 억새풀로 몸을 삼아(억새풀로 사람의 몸통을 만들어서) 구멍을 불어서 뇌를 안정시키면 죽은 자가 다시 소생한다." 이것은 염앙법(厭殃法)을 응용한 것인데 여기에는 무술적 치료가 신격화되어 있다.

6. 십무

『산해경』 대황서경에는 다음과 같이 적혀 있다. "대황의 가운데에 영산이 있는데 무함(巫咸), 무즉(巫卽), 무반(巫盼), 무팽(巫彭), 무저(巫抵), 무고(巫姑), 무진(巫眞), 무례(巫禮), 무사(巫謝), 무라(巫羅)의 10무가 여기로부터 오르내리는데 백약이 여기에 있다."

여기서 말하는 10인의 무란 일정한 약물 지식을 갖고 있는 무의이다. 그들은 대황산을 자유로이 오르내리며 약초를 채취했다. 또 『산해경』 해내서경에는 "개명의 동쪽에 무팽, 무저, 무음, 무리, 무풍, 무상이 있는데 벽을 뚫고 담을 뛰어넘어 시체를 사이에 두고 모두 불사의 약을

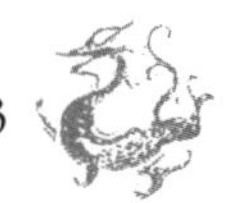

주물러서 그것에 맞섰다"고 했다.

이상의 인용을 보면 무팽과 무저는 어느 쪽에도 존재해 있는데 구체적인 인명이라고 생각된다. 여기서 말하는 '불사의 약' 이란 일정한 양생 작용을 갖는 약물을 가리키고 있을 것이다.

또한『설문』에는 무팽이 최초의 의(醫)가 되었다고 적고 있다.

『세본』의 기록에 따르면 "무함이 나무에다 축문을 외우면 나무는 마르고 새에다 축문을 외우면 새가 떨어졌다"고 한다. 또 "무함은 제요의 의(醫)가 되었다."(전설적 무함은 산가지를 이용한 점복의 창시자이다.)

이상의 정황에서 십무는 고대의 무의 집단이었음을 짐작하게 한다. 그들은 다 함께 산에 올라 약초를 채취해서 공동으로 사람들의 질병 치료에 임했을 것이다. 따라서 고대에는 상당히 오랜 기간 무의가 배출되고 또 그들은 커다란 영향력을 갖고 있었다고 생각된다.『황제내경』에서 기백은 상고의 의자(醫者)가 축유로써 질병을 치료한 예를 들고 있는데 그것은 그 무엇보다도 유력한 증거라고 할 수 있다.

7. 영보

영보(靈保)는 초기 신무의 한 사람으로, 그 연대를 고증하기는 어렵다.『초사』9가에는 "영보를 생각하면 어질고 어여쁘다"고 했다. 일찍이 춘추전국시대에 영보에 관한 기록이 있다.

『후한서』마융전에서는 역병을 구축할 때 일찍이 "귀구(鬼區)를 인도해서 신장을 오가게 하고 영보를 모시고 방상을 불러서 여역을 구축하며 역상을 달리게 한다"고 기술하고 있다.

영보 역시 상고 때 무의로서 귀신을 쫓고 역병을 물리칠 수 있는 능력을 갖고 있었다.

8. 무방

수나라 때의 손사막이 지은 『천금요방』에 의하면 상고 때 무방(巫妨)
이 있었는데 어린애들의 맥과 얼굴색으로 진찰을 했다. 그는 중국 소아
과의 시조라고 할 수 있는 무의이다.

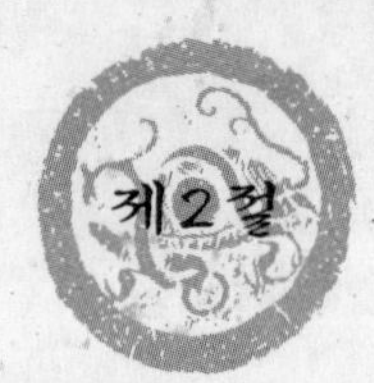

진·한 이전의 무의

고대의 무사들이 발전해서 현대의 무사에 이르게 된 역사적 과정은 참으로 기묘하기 짝이 없다. 그 과정은 일직선인 것도 아니며 명료한 것도 아니다. 오직 의사라는 일종의 직업이 없었던 것뿐이며 과거와의 관계가 오랫동안 밀접한 관계를 갖고 있다.

— 오토 L. 베트만, 『세계 의학사』

1. 상전무

『좌전』 성공 10년에는 다음과 같은 기록이 있다.

"상전무(桑田巫)는 진나라 사람이다. 경공이 아팠을 때 상전무를 불러서 물었는데 대답하기를 '햇보리쌀을 먹어서는 안 된다' 고 했다. 보리가 누렇게 익자 왕은 강제로 보리를 베어오게 해서 요리사를 시켜 그것으로 밥을 짓게 해서 먹었다. 그런데 미처 다 먹기도 전에 배가 불러 오르고 아파서 화장실에 가게 되었다. 마침내 화장실에 가다가 죽었다."

2. 장상군

『사기』 편작전에는 다음과 같이 적혀 있다. (편작이) "어렸을 때 여관집 심부름꾼이 되었는데 손님 중에 장상군(長桑君)이라는 사람이 홀로 드나들었다. 편작은 기이하게 여겨 항상 그를 공손하게 접대했다. 장상군 또한 편작이 범상한 인물이 아니라는 것을 알아보고 드나들기 10여 년 되어 하루는 편작을 조용히 불러앉히고 속삭이기를 '나에게 금방(禁方)이라는 것이 있는데 나는 이제 늙었으므로 그대에게 전해주고자 한다. 그대는 이를 누설하지 말라' 고 했다. 이에 편작이 대답하기를 '받들어 명심하겠습니다' 라고 했다. 장상군이 품속에서 약주머니를 꺼내 편작에게 건네주면서 말하기를 '상지(上池)의 물로 이 약을 먹으면 30일 뒤에는 사물의 이치를 훤히 알게 될 것이다' 라고 했다. 그리고는 금방서(禁方書)를 꺼내 하나도 빼놓지 않고 모조리 편작에게 건네주고는 홀연히 사라져버렸다. 아마도 그는 사람이 아니었을 것이다."

장상군이 어떻게 의료 활동을 했었는지에 대해서는 사서에 기록이 없으나 편작전에서 추리해본다면 그는 절묘한 기술을 몸에 익히고 있던 민간 의사였을 것이라고 여겨진다. 다만 '금방' '상지의 물' '홀연히 사라졌다' 는 등 그 정황으로 본다면 그에게는 무술적 특징이 있다. 그리고 또 편작으로 말할 것 같으면 장상군이 가르쳐준 금방을 복용하고는 담벽 저쪽 사람이 보인다든가, 오장의 증결(종양의 종류)을 투시할 수 있게 되었다고 한다. 그 금방의 내용에는 기공에 관한 부분이 포함되어 있었다.

3. 대태

『좌전』에는 다음과 같이 적혀 있다. "진후가 병이 들자 정백은 공손교를 진으로 보내 병을 보게 했다. 숙향이 묻기를 우리 주군의 질병을 복인(卜人)은 실침(實沈)이라 하고 대태(台駘)는 사수병이라 하니 '감히 어느 귀신에게 빌어야 할지 모르겠다' 고 했다."

4. 의지(문지)

의지(醫摯)란 춘추전국시대 사람이다. 전설에는 제나라 왕이 온몸이 쑤시고 아픈 병에 걸렸을 때 송나라의 의지에게 부탁해서 치료를 받았다고 한다. 의지가 제나라 왕의 병을 진찰하고 태자에게 말하기를,

"제나라 왕의 병은 단연코 치료할 수 있습니다. 다만 그 방법을 말한다면 제나라왕은 나를 죽일 것입니다"라고 했다. 태자가 "그것은 어째서 그런가?"라 묻자 의지가 대답하기를,

"제나라 왕을 격노하게 해야만 이 병은 낫습니다. 그런데 제나라 왕이 노여워한다는 것은 나의 죽음이 임박한 것입니다."

태자는 머리를 조아리고 의지에게 왕의 치료를 부탁하며 말하기를,

"만약 대왕의 병이 낫게 된다면 나와 황후는 목숨을 걸고 당신은 아무 죄가 없다고 간하겠습니다. 아무쪼록 안심하고 치료해 주십시오"라고 했다. 의지는 어찌할 수 없어

"알겠습니다. 제나라 왕의 병을 치료하기 위해서 나는 죽습니다"라고 대답을 했다. 그의 치료 방법은 진정 제나라 왕을 격노케 했다. 그 결과 병은 확실히 완쾌되었다. 그러나 제나라 왕은 태자와 황후의 충고를 듣지 않고 기름이 끓고 있는 커다란 가마솥에 의지를 던져버렸다. 3일 밤낮을 기름솥은 끓고 있었지만 의지는 보통 때와 다름없이 편안한 얼굴로 하등의 동요가 없었다. 그리고는 말하기를 "참으로 나를 죽이고 싶다면 나의 신체를 위아래로 뒤집으십시오. 그렇게 한다면 음양의 기를 끊을 수 있습니다"라고 했다. 제나라 왕이 신하에게 명령해 의지의 신체를 뒤집어놓게 했더니 정말로 죽어버렸다. 이것은 『좌전』에 기록되어 있다. 의지는 고명한 의사인데 그의 치료법에는 일정한 도리가 있으며 중의학에서 말하는 정지(情志) 치료 이론에 부합하고 있다. 다만

"삶아도 죽지 않았다"는 부분은 허구적인 것이고 무술적 색채가 짙게 덧칠해 있기 때문에 무의의 대열에 끼이게 된 것이다.

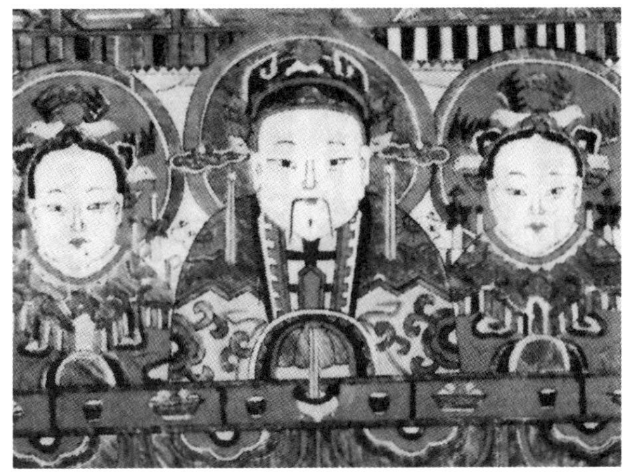

〈그림 47〉 부엌신의 상징이 된 이소군(李少君)

5. 이소군

이소군(李少君)은 한나라 무제 때의 방사이다. 그는 부엌신을 제사하여 양기를 기르며 벽곡을 하고 불로장생하는 처방약을 만드는 신선술이 있다고 해서 무제에게 중용된 사람이다. 이소군은 자신의 나이를 분명히 밝히지 않았는데 자칭 70세이라고 하였으나 소년의 얼굴을 하고 있었으며 능히 장생불로할 수 있다고 했다. 또 무제의 면전에서 낡은 구리그릇을 보고 그것은 제나라 환공 10년 백(柏)의 침대 위에 놓여 있던 물건이라고 증언을 했다. 그것이 사실이라면 이소군은 1백 세 이상이 된다고 할 수 있다고 해서 사람들을 놀라게 했다. 얼마 가지 않아서 이소군은 병사했다고 한다. 이것은 『사기』와 『한서』에 기록되어 있다.

6. 난대, 소옹

난대(欒大)와 소옹(少翁)은 한나라 무제 때 사람이다. 무제는 이 두 사람을 중용해서 대장군으로 봉했다. 그들은 방술에 의한 장생불사를 크게 부르짖은 사람들이었는데 그 효과가 없었기 때문에 죽임을 당하고 말았다.

7. 서등, 조병

『후한서』 서등전에는 다음과 같이 적혀 있다. "서등(徐登)은 민중 사람이다. ……무술에 능했다. 조병(趙炳)은 자를 아라고 하여 동양 사람인데 월방(금주의 술)에 능했다. 때에 병란을 만나 질병이 크게 퍼지자 두 사람은 오상의 계수(지금의 절강성 의오현 동부)의 상류에서 만나 마침내 언약을 맺고 함께 질병을 치료하기로 했다."

"서등은 원래는 여자였는데 장부로 변화했으며 무술에 능했다."

조병(趙炳)은 "기로써 사람을 금하면 그 사람이 일어나지를 못하고 호랑이를 금하면 그 호랑이는 땅에 엎드려서 머리를 떨구고 눈을 감으므로 잡아서 결박할 수 있다. 큰 못을 두들겨서 1자쯤 박아놓고 기를 불어넣으면 못이 퉁겨나가는 것이 화살과 같다."(『포박자』 참조)

8. 장각

『후한』 황보숭전 제61에는 다음과 같아 적혀 있다. "거록의 장각(張角)은 처음에는 대현량사라 자칭하고 황로의 도를 받들어 섬기며 제자를 길러내고 꿇어앉아 절하며 잘못을 빌고 부적 물과 주설로써 역병 환자를 상당히 치료했다. 백성들은 그를 우러러보며 병을 물었다." 장각이 제창하고 이끌었던 '오두미도' 는 도교적 입장에서 부적물과 주어로써 질병을 치료하는 무술적 방법을 처음으로 부르짖었다. 후세에 크게 영향을 끼쳤다.

9. 봉군달

『후한서』 감시전은 한나라 무제 때의 내전인데 봉군달(封君達)에 관해서 다음과 같이 적고 있다. "봉군달은 농서 사람인데 애초에 황련을 복용하기 50여 년, 오거산에 들어가 수은을 복용하기 1백여 년, 고향에 돌아와보니 20세 먹은 자와 같았다."

10. 비장방

『후한서』 비장방전에 의하면 그는 한나라 때 사람이다.

"시중에서 늙은이가 약을 팔고 있는데 항아리 하나를 가게 한편에 걸어놓고 시장이 파하면 항아리 속으로 뛰어들어가버려 시중 사람들은 그를 볼 수 없었다. 오직 장방만은 누각 위에서 그것을 보고 이상히 여겼다." 비장방(費長房)이 그 늙은이로부터 부록과 무술적 치료법을 얻어서 질병을 치료한바 낫지 않는 병이 없었다. 그 뒤에 부록은 망가져버리고 비장방은 죽임을 당해서 귀신이 되었다.

11. 감시, 동곽연년

『후한서』 감시전에는 다음과 같이 적혀 있다.

"감시(甘始)와 동곽연년(東郭延年) 및 봉군달 3인은 모두 방사. 일반적으로 젊게 보여 부인을 거느리는 술을 이루었다. 혹은 소변을 마시고 혹은 스스로 거꾸로 매달려 정기를 아끼고 지극하게 보지 않으며 큰 소리를 내지 않았다."

여기에서 말하는 "부인을 부리는 술"이란 음양 남녀 교합에 의한 정기 수련을 하는 고대 양생법에 관한 것이다. 이것을 '방중술'이라고도 하는데 실제로는 도인, 기공의 일종으로서 무술적 성질을 갖는 것이다. "소변을 마신다" "스스로 거꾸로 매달린다" "지극하게 보지 않으며 큰 소리를 내지 않는다"는 것은 모두 정기를 보존하는 일에 관해 말하고 있다.

12. 유오복

『한서』 고원풍소의전 67 하에는 다음과 같이 적혀 있다.

"박수 유오복(劉唔服)은 축조하고, 의사 서축성은 그대가 익힐 날이라고 말했다. 무제 때 영수씨는 무제를 침을 놓아 치료했는데 2천만을 얻었을 뿐이다."

13. 발근

『효무본기』 봉선서 제6에는 다음과 같이 적혀 있다.

"문성이 죽고 다음해에 천자가 앓게 되었다. 정호는 심하고 무의는 이르지 않는 바가 없는데도 낫지 않았다. 유수의 발근(髮根)이 말하기를 윗고을에 무병이 있는데 귀신이 이를 내린다고 했다. 상은 조칙을 내려 감천에 사당을 짓고 사람을 시켜 신군에게 병을 묻게 했다. 신군이 말하기를 천자께서는 병을 걱정하지 마시라. 병은 가볍고 낫는 것은 빠를 것이니 나와 감천에서 만나도록 하시라고. 그리하여 병이 차도가 있어 마침내 감천에 행차하여 완쾌하게 되었으므로 천하에 대사면령을 내리고 수궁(壽宮)에 신군을 안치했다."

14. 좌자

좌자(左慈)는 후한 말의 방사인
데 자는 원방, 노강(현재의 안휘성
내) 사람이다.『포박자』금단편에
갈홍이 적고 있기를 좌자는 갈현
의 스승이 되고 "갈현은 좌자로
부터 이것을 받았는데 무릇『태
청단경』3권 및『9정단경』,『금
액단경』각 1권이다"라고 했다.

전설에 따르면 조조가 뭇 신하
들과 베푼 연회석상에서 빈객들
에게 누가 송강의 노어를 낚아올

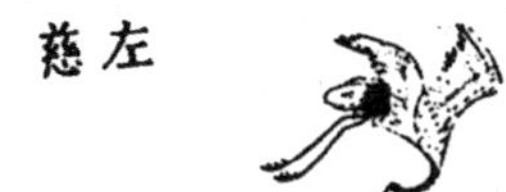

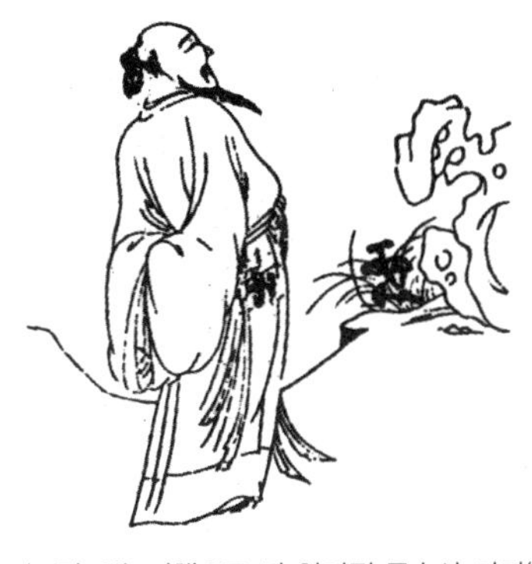

<그림 48> 기행으로 잘 알려진 무술사 좌자(左慈)

수 있는가? 라고 한 일이 있는데 그때 좌자는 구리 쟁반에 물을 담고
거기에서 노어를 낚아올렸다고 한다. 뒷날 조조가 좌자를 죽이려 하자
그는 홀연 벽 속으로 사라져버렸다. 그 뒤 양성산 산정에 모습을 드러
내더니 다시 양떼 속으로 모습을 숨겨버려 도저히 그를 잡을 수 없었다
고 한다. 좌자를 둘러싼 고사는『후한서』좌자전에 있다.

15. 화타

한나라 때 이전의 무의에 관한 정황은 서로 맞지 않고 지금까지 체계
가 세워진 것이 없기 때문에 다만 산재하고 있는 무의에 관한 기록을
더듬어보았다. 이 밖에 유명한 의가의 의료 활동 가운데도 적지 않게
무술적 형식과 내용이 포함되어 있다. 후한 말엽 화타(華佗)가 낭야의
유훈 태수 딸의 무릎 종기를 치료한 것은 그 좋은 예 가운데 하나다.

"낭야의 유훈은 하내의 태수가 되었다. 그에게는 딸이 있었는데 나이가 거의 20여 세, 무릎 근처에 종기가 생겨 가렵기만 하고 쑤시고 아프지는 않았다. 종기는 나은 뒤 10일이 되면 다시 재발하곤 하였는데 그렇게 하기를 7, 8년이 다 되었다. 화타를 불러다 보이자 화타가 이르기를 이것은 쉽게 나을 수 있다. 쌀겨, 황구 1마리, 좋은 말 2마리를 구해다가 질긴 끈으로 개 목을 묶어 힘껏 달리는 말로 하여금 개를 끌고 30여 리를 내달리게 하면 개는 더 이상 따라 달릴 수 없게 될 것이다. 그러면 다시 사람을 시켜 개를 끌고 걸으면서 50리를 가게 한 뒤 그때 여식에게 약을 먹인다면 여식은 곧 편안하게 잠들고 사람을 알아보지 못하게 될 것이다. 그때 큰 칼을 가지고 개의 배에 근접한 넓적다리 아래 앞쪽을 자르고 자른 곳을 창구를 향하게 하는데 여식과 2, 3촌 떨어지게 한다. 그렇게 잠깐 동안 하고 있으면 뱀과 같은 것이 종기 속에서 나올 것이다. 그때 철사로 그 뱀 대가리를 옆으로 꿰뚫으면 뱀은 살갗 속에서 한참 동안 요동을 치다가 곧 조용해질 것이다. 뱀을 끌어내면 길이가 3척 남짓한 진짜 뱀인데 눈은 있으나 동자는 없으며 비늘이 일어나 있을 것이다. 고약을 종기 속에 바르면 7일이면 나을 것이다."

이것은 『삼국지』 위서 화타전에서 인용한 것이다.

이 치료법의 사고방식으로는 무릎의 종기에는 반드시 뱀과 같은 벌레가 있으며 지쳐 나자빠진 개의 다리를 절단한 목적은 같은 종류의 물건에 의해 뱀 같은 벌레를 끌어낸다는 것이다. 다만 이 이론은 순전히 상상적인 것으로서 종기 속에서 3척이나 되는 뱀을 끌어낸다는 것은 불가능한 일이다. 형식과 내용으로 본다면 일반적으로 무술과 닮았으나 거기에는 말로 표현할 수 없는 비밀이 있는 것이다.

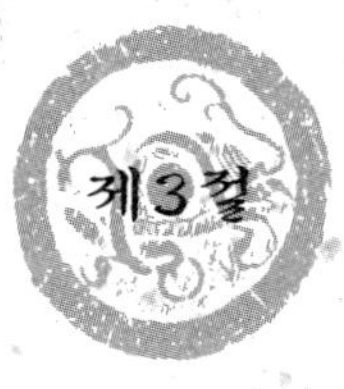

위진 남북조의 무의

시마추스 의사여 나는 가벼운 병을 앓고 있는데 그대에게 부탁하노라.

그대가 거느리고 온 것은 수백 명 학생 같은 의사.

그들은 얼음처럼 차가운 손으로 나의 맥을 짚는다고 한다.

그리고는 내 본래 앓고 있지도 않는 열병을 끌어내고 있네……

— 오토 베트만, 『세계 의학사화』

1. 관로

위진시대의 명의 관로(管輅)에 관해서는 『수신기』에 기록되어 있다. 그에 따르면 관로는 서복(筮卜)에도 통달했으며 사람의 생사와 길흉, 질병을 파악할 수 있었다고 한다. 『수신기』에는 관로의 점술에 관한 불가사의한 기적들이 있는데 이미 인용한 부분도 있으므로 여기서는 생략하기로 한다.

2. 위허

위허(韋虛)는 진나라 때의 기공사인데 『진방기전』에는 다음과 같이 적혀 있다.

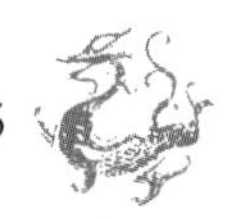

"위허라는 사람이 있는데 부모가 그에게 벼를 지키라고 했다. 그런데 소가 벼를 뜯어먹어도 허는 쫓지 않고 보고만 있다가 소가 다른 데로 떠나가자 어지럽게 남아 있는 벼마저 묻어버렸다. 부모가 화를 내자 허가 말하기를 '사물은 각각 먹게 되어 있습니다. 소가 방금 먹고 있는데 왜 쫓습니까?' 라고 했다. 부모는 더욱 화를 내면서 '그렇다면 어지럽혀진 벼를 묻어버린 까닭은 무엇이냐' 고 꾸짖었다. 허가 대답하기를 '이 벼는 또 살고자 합니다' 라고 했다. 이 묻어버렸다는 말에 허가 도를 얻었다는 뜻이 있을까."

"여의의 어머니가 발에 위비병을 앓기 10여 년. 허가 그 병을 고치고자 했는데 오랜만에 몇 발짝을 떼고는 어지럽다고 하며 앉아버렸다. 잠시 후에 부인을 부추겨 일으켜 앉히라고 했다. 여의가 말하기를 어머니는 병을 얻은 것이 10년인데 어찌 창졸간에 지금 일으킬 수 있겠는가라고 했다. 허는 그래도 시험 삼아 일으켜보라고 했다. 두 사람이 양옆에서 끼고 일으켜 세우고는 잠시 후에 붙든 손을 놨는데 드디어 걸을 수 있었다. 노모에 대한 위허의 치료는 실질적으로 고대의 포기(布氣)요법의 일종으로 기공요법인 것이다. "오랜만에 몇 발짝을 떼고는 어지럽다고 하며 앉아버렸다"고 그 경과를 묘사한 것이다.

3. 서사백

『남사』 장융전에는 서사백(徐嗣伯)에 관해 다음과 같이 적고 있다. "후말 사람 장경은 나이가 15세, 배는 창만하고 얼굴은 누렇게 떠 있어 많은 의사들이 고칠 수 없었는데 사백에게 물었다. 사백이 말하기를 이것은 석회라는 병인데 지극히 고치기 어렵다. 죽은 사람의 베개를 삶아서 먹이라고 했다. 그의 말대로 죽은 사람의 베개를 삶아 그 끓인 물을 투입했더니 크게 설사를 하는데 거기에는 머리가 돌같이 단단한 회충이 5되나 섞여 나왔다. 병은 바로 차도가 있었다.”

서사백은 남북조시대의 명의인데 그의 의도(醫道)는 유명해서 신통한 기술을 가지고 치료한다고 알려졌다. 여기에 인용한 “죽은 사람의 베개를 삶아” 그 물을 복용하는 방법은 명의 서사백이라 할지라도 당시에 행해지던 혹종의 무술적 이론과 방법의 영향에서 벗어날 수 없었음을 증명하고 있다. 무와 의는 통하는 바가 있으며 그것은 어느 정도 보편적인 현상이었던 것이다.

4. 도씨녀

『남사』 황교처양전에 다음과 같이 기록하고 있다. “또한 제기 동쪽 오리의 도씨녀(屠氏女)는 아버지가 실명하고 어머니는 고질병을 앓고…… 돌연 공중에서 한 소리가 났는데 ‘너는 성품을 지극하게 한다면 중하게 쓰일 것이다. 산신은 너로 하여금 사람들의 질병을 치료하게 하고자 한다. 반드시 크게 부귀를 얻을 것이다. 그녀를 도깨비라고 했다. 감히 그의 말을 따르지 않으면 마침내 병을 얻게 된다고 했다. 이웃 사람 가운데 계역독에 걸린 사람이 있었는데 그녀가 시험 삼아 그를 치료했던바 병이 차도가 있음을 자각하게 되었다. 마침내 무도로써 질병을 치료하였는데 못 고치는 병이 없었다.

5. 반구

『남사』 진현달전 35에는 다음과 같이 적혀 있다.

“현달은 두로댁을 출발해 선양의 진양문에서 크게 싸워 많은 적을 부수었다. 이때 화살이 눈에 적중했는데 화살촉이 빠지지 않으므로 금법

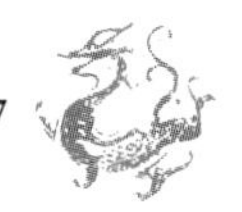

을 잘하는 지황촌의 반구(潘嫗)가 우선 못을 기둥에 박고 우보를 해서 기를 불어넣으니 못이 빠져나왔다. 즉 현달의 눈에 박힌 화살촉을 금법으로 뽑았다."

"화살촉을 금법으로 뽑았다"고 하는 것은 이미 앞에서 인용했던 조병의 조항에도 있다. 주목해야 할 것은 "우보를 해서 기를 불어넣으니" "못이 빠져나왔다"는 점이다. 그것은 기공에서 말하는 발공과 닮은 동작이다. "화살촉을 금법으로 뽑는다"는 것은 아마도 운기에 의한 치료의 일종이며 거기에 이어서 "현달의 눈에서 화살촉을 금법으로 뽑았다"고 하는 것은 직접 발공해서 살촉을 뽑아냈다는 것일 것이다. 충분한 고증도 없이 성급하게 인용했으나 보다 훌륭한 고증을 기대한다.

6. 저징

저징(褚澄)은 건원 연간(479~489)에 오군의 태수였는데 『남사』 저징전에는 다음과 같이 적혀 있다.

"백성인 이도념이 공무로 군에 도착했는데 징이 만나보고 '너에게는 중병이 있구나' 라고 했다. ……답하기를 '너의 병은 냉병도 아니고 열병도 아니며 백리의 달걀을 과식해서 된 것이다.' 소엽 1되를 달여 처음 한 번 복용에 한 가지 물건을 토하는데 됫박만한 것이 포장한 것처럼 되어 움직인다. 그것을 열어보았더니 닭병아리 같은 것이 날개깃을 펴고 발을 움직였다. 징이 말하기를 '이것은 아직 다한 것이 아니다. 다시 내가 주는 약을 먹어야 한다' 고 했다. 또 토했는데 닭과 같은 것이 13마리. 병은 다 나았다. 참으로 묘하다고 칭찬했다."

저징은 의도에 정통한 유명한 의사인데 여기에 인용한 치료 예는 근거 없는 엉터리라고 생각된다. 그것은 무술에 의한 질병 치료의 일례이겠는데 중약을 이용해서 토해내게 하고 있다. 소엽에는 최토 작용이 있다. 다만 곰곰이 생각해본다면 거기에는 정신요법의 요소가 있다. 질병의 원인은 달걀을 지나치게 먹은 데 있다고 했다. 그런데 뱃속에서 달걀이 부화하여 10여 마리의 병아리가 되었다는 것은 당연히 있을 수 없는 일인 것이다. 그것은 고대인들의 공상으로 도저히 믿을 수 없는 일이다. '치료 후' 병의 물건(공상적인 달걀)을 토해냈다고 하는 것은 확실하게 '병의 뿌리가 뽑혔다' 고 하는 인상을 환자에게 주고 있다. 그 결과 자신의 병을 이리저리 의심하면서 과식했던 달걀이 병아리로 부화했다고 여긴 환자는 마음이 한없이 밝아지게 된 것이다. 그리하여 질병은 완쾌했다.

7. 완효서, 경검루

『남사』 완효서에는 다음과 같이 적혀 있다.

"어머니인 왕씨가 별안간에 앓게 되어 형제를 불러놓고 말하기를 '완효서(阮孝緒)는 성을 지극하게 하고 명상을 통해 반드시 스스로 도달해야 마땅하다' 고 했다. 과연 마음을 깨치고 사람이 바뀌었는데 고향마을 사람들은 '아~ 사람이 달라졌도다' 라고 했다."

『남사』 경이전에는 다음과 같이 적혀 있다.

"경검루(庚黔婁)는 장릉령으로 전근되어 현에 도착한 지 채 10일도 못되었는데 역(경검루의 부친 경역을 이름)은 집에서 병을 앓게 되었으므로 검루는 몹시 놀라고 당황하여 진땀을 흘리며 거동을 했다. 즉 그날로 관을 버리고 집으로 돌아왔다. 집안 식구들은 그가 갑자기 돌아 온 것을 보고 놀랐다. 때에 역은 병을 앓기 시작한 지 겨우 2일밖에 안 되었다."

이상의 두 가지 예는 어머니와 아들, 아버지와 아들이 멀리 떨어져 있을지라도 상대방의 병고를 감지하게 된다는 매우 불가사의한 사례이다. 지금도 해외에서는 특이한 공능(功能)에 관한 보도가 많은데 이 보기는 친인척이 감응한다고 하는 보도와도 유사하다. 앞으로의 연구에 기대한다.

8. 수춘농민

『삼국지』 위서 명제기에는 다음과 같이 적혀 있다.

"처음 청룡 3년 253년경 수춘농민(壽春農民)은 스스로 천신이 강림해서 등녀가 되라는 명령을 받고 황실의 호위가 되었다고 하면서 사기를 내쫓고 복을 받아들인다는 물을 사람들에게 먹이고 그 물로 환부를 씻어주면 많은 사람들이 치유됐다. 그리하여 후궁에 관을 세우고 조서를 내려 양이라 칭하고 대단한 복룡을 나타냈다. 제가 앓게 되자 물을 마시게 했는데 효험이 없었다. 그리하여 죽임을 당했다."

9. 사문혜린

『북사』 청하왕역전에는 다음과 같이 적혀 있다.

"때에 사문혜린(沙門惠燐)이라는 사람이 있었는데 스스로 주문을 외우고 사람에게 물을 먹이면 모든 병이 차도가 있었다. 그를 찾는 환자가 하루에 1천여 명이나 되었다. 영태루가 조칙으로 의식을 주고 힘써 맡은 일에 성심을 다하게 하고 성서의 남쪽으로 사신을 보내 백병을 치료하게 했다."

10. 목제파

『북사』 목제파전 제80에는 다음과 같이 적혀 있다.

"목제파(穆堤婆)는 호후가 정의로써 하지 않고 이간하는 것을 두려워
해서 밖으로 사도를 구해 염고의 술을 실행했다. 순삭(旬朔) 사이에 호
씨는 마침내 전신이 황홀하게 되어 때없이 지껄이고 웃어댔다. 후주가
마침내 점점 염을 싫어하고 믿지 않게 되었다."

11. 고상군

『남사』 초교처양전에는 다음과 같이 적혀 있다.

"어머니가 일찍이 앓고 있었다. 숙위는 밤중에 기도하는데 돌연 한
사람이 나무 밑에 있는 것을 보았다. 자칭 고상군(枯桑君)이라고 하며
'만약 사람의 병환을 없애고자 한다면 지금 해시에 기를 배설하여 서남
쪽에 있는 하얀 돌을 구해 진정시키라' 고 하고는 사라져버렸다. 다음달
에 가르쳐준 대로 했더니 병이 나았다."

12. 순우지

순우지(淳于智)는 진나라 때의 유명한 무술사다. 『진서』 순우지전에
보인다. 일찍이 무술로써 병을 진찰하고 치료하기로 이름이 있었다.
『수신기』에도 순우지에 관한 기록이 적지 않게 있다. "응첨은 어렸을 때
병을 많이 앓았는데 지(순우지)가 부적을 만들어 첨에게 그것을 몸에 차
게 해서 모두 효험이 있었으나 배울 수는 없었다." 이것은 그 일례이다.

13. 불도징

불도징(佛圖澄)은 진나라 때 인도 사람이다. 『진서』 불도징전에 보인다.

"불도징은 천축국 사람인데 본성은 백씨이다. 어려서 도를 배워 현묘
한 술수에 묘통했다. 영가 4년 낙양에 이르러 자칭 1백 세를 넘겼다고

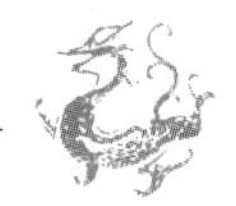

하면서 항상 물을 먹으며 양생하는데 여러 날이 되어도 음식을 먹지 않았다. 또 신비한 주문을 암송하면서 귀신을 잘 부렸다.”

불도징은 인도 사람으로 도교를 배운 일도 있으며 고대의 양생술에 정통해 있었다. “그가 여러 날 동안 음식을 먹지 않을 수 있었다”는 것은 각곡으로 인한 식기의 일종에 속한다고 여겨진다. 그는 불교와 도교를 하나의 화로불에 녹여 융합했던 것이며, 무의 가운데서도 고도의 문화적 자질을 지녔던 사람이었다.

14. 행영

『진서』 행영전에는 다음과 같이 적혀 있다.

“공중유의 딸은 해묵은 병을 앓고 있었는데 기가 끊어질 것 같아서 재물을 많이 허비했다. 행영(幸靈)이 그에게 물을 머금게 하고 억지로 일으켰는데 그때 바로 크게 나았다. 또 여의의 어머니 황씨가 위비병을 얻어 10년 넘게 앓고 있는데 영이 이 병을 고쳤다. 황씨를 몇 자쯤 떨어져 앉혀놓고 눈을 감고 숙연하게 잠깐 동안 있다가 의를 돌아보고 말하기를 ‘부인을 부축해서 일으키라’ 고 했다. 의가 대답하기를 ‘노인이 병을 얻은 지가 여러 해 되는데 어떻게 창졸간에 일으킬 수 있겠는가?’ 고 했다. 영이 말하기를 ‘시험 삼아 부축해서 일으켜보라’ 고 했다. 그리하여 두 사람이 양옆에서 끼고 일으켜 세우고 멈춰 섰는데 영은 다시 부축해서 걸으라고 했다. 곧 혼자 걸을 수 있었다. 이렇게 해서 병은 드디어 다 나았다. 백성들이 크게 찬양하며 수륙에서 폭주해오는 그를 따르는 자가 구름과 같았다. 황씨는 자신이 오래도록 앓았기 때문에 재발하지나 않을까 하고 두려워했다. 그리하여 영은 그릇에 물을 떠다가 마시게 했다. 그리고 매일 새 물을 떠다가 먹기를 20여 년 해야 하는데 그

물은 맑고 신선해야 하며 티끌 먼지로 더럽혀진 것은 안 된다고 했다.”

여기에서 인용한 행영의 음수(飮水)요법은 역시 주목할 만한 가치가 있다. 우선 환자로부터 몇 자쯤 떨어져서 “눈을 감고 숙연하게 잠깐 동안 있다가”라는 것은 실제로 포기요법인 것이다. 물을 마시게 하는 것은 단순한 책략에 지나지 않고 발공(發功)의 형식을 속이고 있는 것이다. 또한 행영의 기록은 앞에서 본 ‘위허’의 포기요법과 닮았으며 치료 대상도 여의의 어머니로 양자 사이에 혼잡함이 있다고 생각된다.

15. 추부

추부(秋夫)는 남북조시대 사람으로 『남사』 장융전에는 다음과 같이 적혀 있다.

“일찍이 밤에 귀신이 신음하는 소리가 있는데 매우 처량해서 추부가 왜 그런가고 묻자 답하기를 성모가 집은 동양에 있는데 요통을 앓다 죽어서 비록 귀신이 되었지만 그 아픔을 참을 수 없으니 이 병을 치료해 주기 바란다고 했다. 추부가 그 치료법을 물었더니 귀신은 꼴풀로 인형을 만들어 침구멍에 침을 놔줄 것을 청했다. 추부가 그 말대로 사방에 뜸을 뜨고 견정 두 곳에 침을 놓고 제사를 지낸 뒤 이것을 묻었다. 다음날 사람이 찾아와서 은혜를 사례하고 홀연 사라져버렸다. 당시에는 그 통령(귀신)을 세복이라 했다.”

귀신이 사람의 질병을 치료한다고 하면 사람도 또한 귀신의 질병을 치료할 수 있을 것이다. 여기서 인용한 것은 신묘한 의술에 의해 귀신의 질병에 침을 놓는다고 하는 것이다. 또 볏짚 인형을 대체해서 하는 치료법은 상고 적 묘부의 치료법과도 일치하고 있으며 어느 것이나 무술적 염앙법인 것이다.

16. 최호

『북사』 최호전에는 다음과 같이 적혀 있다.

"처음 최호(崔浩)의 아버지가 중병을 앓고 있는데 호가 참외 껍질을 벗기어 썰어놓고 밤에 마당에서 북두성을 바라보며 아버지의 건강 회복을 위해 목숨 바쳐 빌기를 작정하고 머리를 조아리고 피를 흘리기를 1년이 넘도록 그치지 않았다."

17. 의자

『북사』 장문후전 제76에는 다음과 같이 적혀 있다.

"문후는 늘 허리병이 있어서 의자(醫者)를 불렀는데 자칭 금법을 잘한다고 했다. 문후가 그에게 금법을 하라고 했는데 마침내 칼로 상처를 내게 되어 별안간 침상에 쓰러졌다. 의자가 머리를 조아리며 죄를 청했는데 문후는 의자를 내보내고 그 상처를 감추고 처에게 이르기를 '내가 어제 어지럼증이 생겨 웅덩이에 떨어져 상처를 입게 되었다' 고 했다."

금법, 즉 금주법은 기공의 요소를 포함하고 있는 것이지만 만물의 금법에는 몸에 접근할 수 없는 것도 있다고 한다. 여기에서 인용한 '의자' 는 자칭 금법을 잘한다는 무의였을 것이라고 생각된다. 그는 실제로 금법을 실시하고 있는데 유감스럽게도 그 묘사가 애매하게 되어 있다.

18. 무가 충병을 치료하다

『진서』 오행지 제18에는 다음과 같이 적혀 있다.

"원제 영창 2년(323년) 대장군 왕돈은 벼슬을 내놓고 고소에 살았다. 민간에 충병이 유행해서 사람을 먹고 대공이 되어 수일 동안 뱃속으로 들어가 있었다. 뱃속에 들어가면 죽게 되는데 치료해도 효과 없이 죽는

다. 이것을 치료하는 방법은 흰 개 쓸개를 구해 약으로 해야 한다고 했
다. 회사(淮泗)에서부터 마침내는 경도에까지 이르게 되어 여러 날 동안
백성들은 놀라고 당황하여 사람마다 자신이 충병을 얻었다고 생각하고
또 밖에 있을 때는 쇠를 달구어 이것을 몸에 지져야 한다고 했다. 그리
하여 흡연히 달구고 지지는 자가 10에 8, 9가 되었다. 흰 개는 별안간
품귀해지고 서로 다투어 빼앗는데 그 값은 10배나 뛰었다. 또 쇠를 달
구고 지지는 자는 백성에게 지지는 것을 빌려주어 하루에 5, 6만을 얻
는 자도 있었다. 피곤해서 지치게 된 후에야 그쳤는데 4, 5일 지나서야
점차 조용해지게 되었다.”

무술이 유행하는 것은 정체를 알 수 없는 역병에 대한 사람들의 공포
심이 원인이 된다. 그 질병이 기괴하면 할수록 사람들은 무술에 의존하
게 되었다. 그로 인해 무술은 인기를 누리는 것이다.

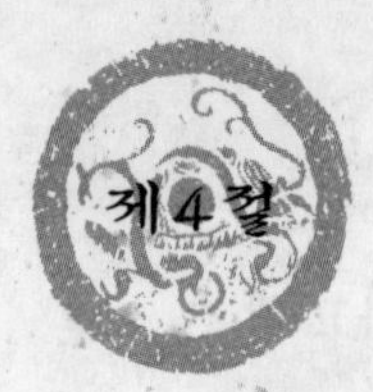

수·당 시기의 무의

너희들이 과연 이 장전에 귀를 기울이고 삼가 그것을 준수한다면…… 여호와는 일체의 병증을 너희들에게서 떠나보내게 될 것이다.

—『성경』

1. 축금박사와 주금사

『수서』백관지에는 '축금박사 (2인) 등원' 이라고 있다. 『구당서』지 제24 직관에는 "태의를 시켜 의료법을 장악하게 하였는데 자주 이것을 둘로 하여 그 소속에 4를 두고 의사, 참사, 안마사, 주금사를 모두 박사를 두고 그것을 가르치라"고 하였다. 또 "주금 박사 1인(종9품 아래) 주금사 2인, 주금공 8인, 주금박사는 주를 관장하며 생은 주금으로써 사악한 도깨비가 역병이 되는 것을 제거한다." 또 "약국에…… 주금사 4인" 등이 있다. 『신당서』백관지에는 "태의 서령에서…… 4를 주금사라하고…… 주금사는 2인, 주금공은 8인, 주금생은 10인" "주금박사 1인, 종9품 아래 주금의 가르침을 관장하고 역병이 되는 것을 발제하여 재계로써 받는다"고 적혀 있다.

태의서에 주금사를 두었다고 하는 것은 무술을 합법화한 것이다. 또 한편으로 병원에 주금사를 두었다는 것은 무술을 의식화한 것이다. 다만 무는 의의 일부가 되었던 것이다. 그리하여 의는 조금씩 확대되고 무는 조금씩 축소되었다고도 할 수 있을 것이다. 그러나 의와 무는 또한 어느 정도까지 한 덩어리로 결합되어 있었다고도 할 수 있다. 『수서』 예술전에는 "의와 무란 요물을 부려서 성명을 기르는 자이다"라고 했다. 이처럼 당시에는 양자가 다 같이 양생, 치병 방법의 하나라고 생각하고 있었던 것이다.

2. 무의 흡기요법

『수서』 경적지 4에는 다음과 같이 적혀있다.

"어떤 무사는 나무를 도장으로 해서 그 위에 성진, 일월을 새겨 기를 흡입한 뒤 그것을 잡고 질병을 찍는다면 흔히 낫는 자가 있었다."

여기에서 말하는 "기를 흡입한 뒤 그것을 잡고 질병을 찍는다면"의 내용은 오늘날 말하는 기공의 납기(納氣) 방법과 유사하다. 납기법에서는 일반적으로 태양 및 달을 향해 음양의 기를 끌어낸다. 무술이 이 방법을 변통, 응용하고 있는 것은 그 상징적인 의의를 이용한 것이다.

3. 설영종

『수서』 위소왕상전 제9에는 다음과 같이 적혀 있다.

"미아상은 병들어 잠을 자는데 왕은 무사인 설영종(薛榮宗)을 시켜서 그를 보게 했다. 말하기를 뭇 귀신이 역려가 되었다고 하므로 상은 좌우를 시켜 이를 구축하라 하였다. 수일이 지나 귀물이 와서 영종을 공격하므로 영종은 층계 아래로 굴러떨어져 죽었다."

이 보기는 무사도 귀신을 이기지 못했다는 예이다. 미아상은 질병으로 혼수 상태가 계속되었지만 그 수면이 장기간인 점, 특히 꿈과 귀신이 관계가 있다고 무사는 판단했던 것이다. 무사가 귀신의 면전에서 패배해서 쓰러졌다는 것은 '귀신들' 쪽에서 상(爽)의 권세를 빌렸다는 것이다.

4. 섭법선

『신당서』 설이전 129에는 다음과 같이 적혀 있다.

"섭법선(葉法善)이라는 사람이 있는데 괄주 괄향 사람이다. 세상에서는 도사라고 한다. 음양, 점요, 부가의 술을 전하며 능히 괴이와 귀신을 제압했다. 황제가 이것을 듣고 도성으로 초청해 벼슬을 주고자 했으나 받지 않으며 재장에 머무르므로 예로써 특수한 인끈을 하사했다. 때에 제가 방사를 초청해서 황금으로 단을 다스리도록 했는데 법선이 아뢰기를 단이란 급히 완성할 수 있는 것이 아니며 잘못하면 쓸데없이 재물과 날짜만 허비하는 것이므로 청컨대 진위를 따지십시오, 라고 했다. 제는 이에 윤허를 했다."

또 『구당서』 섭법선 제14에는 다음과 같이 적혀 있다.

"법선은 일찍이 동도의 능공관에 단을 세우고 초제를 지냈다. 성중의 남녀가 다투어 달려가서 그것을 구경했다. 별안간 수십 명이 스스로 불속으로 뛰어드므로 구경꾼들은 크게 놀라 그들을 구해내고자 하며 그 까닭을 물었던바 법선이 말하기를 '이것은 모두 귀병이다. 내가 법으로써 잡을 것이다' 라고 하며 법선이 모두 금법으로 탄핵을 하여 그 병은 바로 나았다."

이상과 같이 섭법선은 다채로운 무술적 형식을 갖고 있었으나 "황금으로 단을 다스린다"는 데만은 반대했던 것이 된다. 표면상 매우 신중한 언동인 것 같지만 방술사들 사이에서는 서로 배척하는 일도 있었다는 것을 알 수 있다. 실제로 한 종류의 무술 가운데서도 형식을 별다르게 하고 있는 것도 있다.

5. 호주의 부도

『신당서』 이덕유전에는 다음과 같이 적혀 있다.

"때에 호주(亳州)의 부도(浮屠)는 거짓으로 물이 질병을 치유한다고 하면서 그 물을 성수라고 했다. 소문을 전해 들은 남방 사람이 10호를 인솔하고 한 사람을 고용해서 물을 길어오게 했다. 기왕에 간 자는 물을 마셨으나 병자는 훈혈로 감히 접근할 수 없고 위중한 노인은 비교적 많이 죽었다. 물은 1말에 3천, 사들인 자는 거기에 이익을 더 붙여 팔고 물을 떠다 전매를 하며 서로 속이는데 물 뜨러 가는 자가 하루에도 수십, 수백이다."

어느 시대에나 "성수로 질병을 치료한다"고 하는 전설이 있는데 수년 전 필자도 들은 바 있다. 고대에는 오나라에 성수가 있고, 송나라와 제나라에는 성화가 있다고 해서 당시에 커다란 화제가 되었다. 그런데 '성수'라고 불리는 것은 실은 광천수에 속하는 것으로 일정량의 미량 원소와 특수한 광물질을 함유하고 있는 것이라 여겨진다. 그것이 일정한 치료 효과가 있었는지 어쨌는지는 일괄적으로 논할 수 없다. 다만 신성한 것에 가깝고 그것이 의료를 달성할 수 있다고 하는 심리는 시대에 따라 추이하고는 있으나 소멸한 일이 없다. 오히려 반대로 그것은 더욱 절박하고 더욱 강렬해지고 있는 것이다. 이 점에 관해서는 깊이 있게 생각해보지 않으면 안 될 일이다.

6. 제후의 평유기도

『신당서』숙종폐후서인장씨전에는 "제(帝)가 건강이 좋지 않아 후는 침으로 피를 내서 불서를 사경하여 정성을 보였다"고 적혀 있다. 또한 『신당서』두중방전에는 "처음에 수나라 고조 때에 태종은 어리고 병이 들어 형양의 불사에 옥에다 상을 새겨놓고 수명을 빌었다"고 적혀 있다.

수·당 2대에 걸쳐 제왕들의 불교에 대한 신앙은 가히 열광적이라고 할 만했다. 그런데 침으로 찔러서 피를 낸다든가, 옥에 상을 새겨서 신령에게 질병의 치유를 비는 따위는 무술적 형식의 하나이다. 현재에도 티베트족의 지역에서는 병을 앓으면 산으로 올라가 석불을 새기고 치유를 비는 습관이 있다. 제왕이 그렇게 하고 있었다면 일반 백성은 짐작할 만하다.

7. 부도(화상) 노가일

『신당서』학처후전에는 "때에 부도 노가일(盧伽逸)은 흔히 단을 다스리며 말하기를 수명을 이어갈 수 있다"고 했다. 고종은 그렇게 하고자 마침내 그것을 믿었다.

8. 무종, 부록으로 불사를 구했다.

『신당서』본기팔찬에는 다음과 같이 적혀 있다.

"무종(武宗)은 이덕유를 등용하여 마침내 그 공렬을 이루었다. 그런데 분연히 부도의 법을 매우 날카롭게 제거하고 몸소 도가의 부록을 받아 약을 복용해서 수명을 늘리고자 했다. 이로써 본다면 그것을 알고 미혹하지 않음이 없는 것은, 좋아하고 싫어함이 같지 않기 때문이다."

무종은 대대적으로 불교의 불살생을 반대하고 불사설도 강하게 반대했다. 그러나 그는 도가의 부록을 받아들이고 도가의 약을 복용해서 신선이 되고자 했다. 이처럼 그는 신선설을 불신한 것이 아니고 다만 별도의 방법을 좋아했을 뿐이다.

9. 유필, 부도대통

『신당서』 황보박전 제92에는 다음과 같이 적혀 있다.

"방사 유필(柳泌)은 부도에 크게 통해서 수명을 연장하는 약을 만들었는데 제는 거기에 유혹되어…… 유필은 본래는 양인주라고 했다. 방기(方伎)를 습득…… 자칭 죽은 자를 살려내는 약을 만들 수 있다고 했다. 그의 말에 따르면 천태산은 영선이 사는 곳으로 특이한 풀이 많은데 관천태(官天台)에 부탁해서 이것을 채취……. 필은 이속과 백성을 내몰아 산골짜기에서 약을 채취하는데 채찍으로 때리기를 가혹하고 잔인하게 하였으며 그렇게 하기를 1년 남짓 하였으나 얻는 바가 없었다. 그리하여 그는 거짓말이 들통날까 두려워 가족을 데리고 떠나 숨어버렸다. 제는 필의 약을 먹고 잠자리에 들었는데 조급하고 노함이 평소와 같지 않았다. 환관은 두려워 떨면서 죽음을 지켜봤다. 크게 통달했다는 그는 자칭 150세라고 했다."

여기서 주의하지 않으면 안 되는 것은 수·당 시대 무술의 대부분이 승려들에 의해 행해졌다는 점이다. 그리고 또 그 대부분의 경우 지배자의 지지를 얻고 있었다는 점이다. 이 시점의 불교는 이미 인도식 불교가 아니고 중국류의 무술적 형식으로 바뀌어 있었다.

10. 반사정, 사마승정

『구당서』 사마승정전에는 다음과 같이 적혀 있다.

"반사정(潘師正)은 그(사마승정을 지칭)에게 부록, 곡이, 도인, 복이의 술을 전했다. 사정은 그 기이함에 특히 찬상하여 이르기를 나는 도은거로부터 정일한 법을 전하고 너에게 이르러 4엽이 되었다고 했다."

11. 왕희이, 노장용, 유현박

『구당서』 왕희이에는 다음과 같이 적혀 있다.

"왕희이(王希夷)는 연주 조래산 속에 사는데 도사 유현박(劉玄博)과 서둔(栖遁)의 친우가 된다. 역과 노자를 좋아했다. 일찍이 먹는 것은 소나무와 잣나무 잎과 잡다한 꽃가루였다. 경룡 연간(707~709년), 나이 70여 세가 되었는데 기력은 더욱더 건장했다." 『구당서』 노장용전에는 "노장용(盧藏用)은 종남산에 은거하며 벽곡과 연기의 술을 배웠다"고 적혀 있다.

여기에서 말하는 '벽곡과 연기의 술' 이란 도교의 양생술을 가리키며 일찍이 무술이라 불렸던 것을 말한다. 그중 일부 방법과 내용은 현재 사회적으로 재인식되고 있다. 의술과의 관계에서 말한다면 고래로 그 둘은 혹은 떨어지고 혹은 합치기도 하는데 실제로는 동일한 근원으로부터 나온 것이다. 기공에 관해 말한다면 언제나 무술적 형식을 갖는데 실질적으로는 의학이다. 금후에 해야 할 일은 어떻게 해서 양자를 형식적·내용적으로 협조하게 할 것인가의 문제이다.

수·당 시기 도교, 불교, 유교 3가지의 모순은 어느 정도 조화를 이룬 상태였다. 무와 의는 상응하고 융합해서 일체가 되어 무의라는 이름으로 불리고 있었다. 『구당서』 유빈전 제115에서는 다음과 같이 질병에 관해 논하고 있다.

"이 다섯은 옳지 않다. 심하면 좌저(痤疽)가 된다. 좌저가 되면 터뜨린

후에야 낫는다. 오실(五失)은 무의가 미칠 바 아니다." 수·당 시기의 명의인 손사막의 의학 활동 속에도 짙은 무술적 색채가 있다. 이를테면 후세에 와서 전설처럼 되어 있는 "비를 내리게 해서 용을 구했다" "호랑이를 엎드리게 해놓고 약을 만들었다" 등은 그 좋은 본보기이겠으나 여기서는 생략하기로 하겠다.

송대 이후의 무의

모세는 신의 뜻에 따라 구리로 뱀을 만들었다. 뱀에게 물린 사람들은 그 광경을 보고 신심을 되돌려 건강을 회복했다. 그리하여 신에 대한 회의도 깨끗하게 씻어버렸다. 고대에 있어서는 마귀에 대한 관념이 크게 유행하고 있었으며 환자가 유해한 동물과 악마의 모형을 만드는 것은 일상적이었다. 목적은 그것들을 구축하는 데 있었다. 모세는 그러한 관념을 이용해 일체 치료할 권리를 신에게 돌리고 신을 믿기만 한다면 건강을 회복하게 된다고 주창했던 것이다.

— 오토 L. 베트만, 『세계 의학사화』

1. 주금박사

『송사』 직관팔지에는 '안마주금박사'라는 직위가 기록되어 있다. 그 것은 당나라 제도를 모방한 것인데 송나라 태의국에도 역시 주금과가 있었다는 점으로 미루어본다면 주금술은 역시 영향력을 갖고 있었음을 알 수 있다.

2. 이약지

『역대소설필기선』에는 송나라 때 소식(蘇軾)의 『지림(志林)』을 인용해 다음과 같이 적고 있다.

"도를 배우고 기를 기른다면 지극히 만족한 나머지 남에게 기를 줄수 있다. 도성에 있는 도사 이약지(李若之)는 거기에 능한데 이르기를 포기(布氣)라고 한다. 나의 자식 적은 어려서 파리하게 여위고 병이 많았는데 약이 이 애를 마주 앉히고 포기를 했다. 적의 뱃속은 비로소 햇볕을 쬐는 것처럼 따뜻해졌다"고 하는 것은 기공으로 기를 받았을 때의 감각이다.

3. 사의도인

사의도인(莎衣道人)은 성을 하(何)라고 하며 송나라 때 회양 사람이다. 전설에 따르면 채병 환자가 의(사의도인)를 구했는데 풀을 가지고 가라고 명했는데 열흘 만에 병이 나았다. 뭇사람들은 흡연했다. 전설에 사초는 질병을 고친다고 전해졌는데 구할 수 없다. 구하지 못한 사람은 일어날 수 없다. 이로 말미암아 그것을 요원하고 이상하게 여겼다.(『송사』 사의도인전 참조)

풀을 손에 쥐고 병을 고친다는 것은 이미 기술했던 볏짚으로 인형을 만들어 그것으로 치료를 한 무술적 주금법이 발전한 것이다.

4. 방천우

방천우(龐天佑)는 송나라 때 사람이다. "아버지가 병환이 들었는데 천우가 살을 베어서 먹였더니 병환이 나았다."(『송사』 방천우전 제25 참조)

넓적다리 살을 베어서 어버이의 병을 고친다는 것은 고대 효도 실천의 하나이다. 거기에는 분명 무술적 의식이 있다. 여기에서 무술이 유교와 어떤 면에서는 모순되고 있지만 동시에 공존하는 부분도 있다는 것을 알 수 있다.

5. 궁정의 부적물 치료

『송사』맹황후전에는 다음과 같이 적혀 있다.

"후의 딸 복마공녀가 병을 얻었다. 후에게 언니가 있는데 제법 의를 알아서 일찍이 후의 위급한 질병을 고쳤으므로 금액(궁정)을 출입하게 되었다. 공주는 약효가 없었기 때문에 도가의 치병술인 부수(符水)요법을 쓰고자 했다. 후가 놀라 말하기를 '언니는 궁중에서는 외간의 괴이한 짓을 엄금하고 있다는 것을 모르는가' 라고 하고는 좌우에 명을 내려 감추게 했다. 제는 그 까닭을 자세하게 고하기를 기다리다가 말하기를 '그것은 인지상정이다' 라고 했다. 후는 즉시 제 앞에서 부적을 사르고 궁에서 금한다고 하는 염매의 단초를 만들었다."

6. 장원소

『금사』장원소전에는 다음과 같이 적혀 있다.

"현소(즉 원소)는 후덕하고 강의(剛毅)해서 사람들은 그를 두려워하고 꺼렸다. 왕왕 편지 위에 자(字)를 서명하였는데 그것으로 학질을 치료하면 감쪽같이 나았다. 사람들이 모두 괴이하게 여겼다."

장원소(張元素)는 금원 시기의 저명한 의사이다. 종이에 자를 써서 학질을 치료한다든가 부록 비슷한 것으로 질병을 고쳤다고 전해지고 있는데 그것은 그를 신격화한 것일 것이다.

7. 손희현

손희현(孫希賢)은 원나라 때 사람인데 『원사』손희현전에는 다음과 같이 적혀 있다.

"또 고당 손희현의 어머니가 이질병을 앓는데 희현이 방서(方書)를 열

람해보니 혈온신열한 자는 죽고 혈랭신량한 자는 산다고 했다. 회현이
그것을 맛보았는데 그 피가 따뜻했다. 그리하여 울부짖으며 어머니 대
신 죽게 해달라고 기도했던바 어머니는 마침내 치유되었다.”

　이질을 맛보아서 병을 치유한다는 것은 무술적 치료형식의 하나이며
의서 속에도 흔히 보인다. 여기에서 인용한 것은 피가 따뜻하고 몸에
열이 있으면 죽고, 피가 차갑고 몸이 서늘하면 산다고 하는 예후적 방
법이다. 이것은 그 기원이 분명하지는 않지만 원시적인 음양관을 근거
로 한 것이며 장기간에 걸쳐 전해진 것이다.

8. 여무 초고

『요사』 목종상기에는 다음과 같이 적혀 있다.

　“955년 4월 무오, 삭(朔) 도성으로 올라 돌아왔다. 처음 여초(女肖·
肖古)가 약방문을 올리면서 마땅히 남자의 쓸개를 이용해 이것을 화합
하라고 했다. 몇 해가 되지 않아 살인이 매우 많아졌다. 여기에 이르자
그가 망령됨을 깨치고 신사년에 그를 쏘아 죽였다.”

9. 묘축

『명사』 원충철전에 다음과 같은 기록이 있다.

　“제(帝)가 매양 질병을 얻을 때마다 문득 사신을 보내 신에 묻게 했는
데 묘축(廟祝)은 거짓으로 신선의 약방문을 진상했다. 약성에는 열이 많
아 그것을 복용하면 문득 병은 막히고 기는 거슬러 올라 노여움이 폭발
해서 실음(失音)하는 경우가 많다. 중외가 감히 간하지 못하는데 충철이
하루는 입궐해서 간언하기를 이 지화는 허역의 증상이며, 실은 영제궁
의 부적약을 써야 한다고 했다. 제가 화를 버럭 내며 선약을 복용하지

않고 범속한 약을 먹어야 하는가? 고 꾸짖었다."

10. 명나라 태의원의 축유과

『명사』 직관지 3의 기록에 따르면 "태의원이 의료를 관장하는 법은 무릇 13과 축유라고 한다"고 되어 있다.

11. 강희제의 기도

『청사고』 성조 2기의 기록에 따르면 1687년 12월 "을사 삭에 상(강희제)은 태황태후의 불예(질병) 때문에 친히 축문을 지어 날마다 천단에 가서 빌었다"고 적혀 있다.

무의에 대한 탄압과 투쟁

사람의 정신은 사물의 정신과 같은 것이다. 사물이 태어나서 정신이 병들게 되고 그것이 죽으면 정신은 소멸한다. 사람도 사물과 마찬가지로 죽으면 정신 역시 소멸하는 것인데 어찌 해로운 병이 될 수 있겠는가?

—왕충, 『논형』 권20

무의는 역사 전체의 기나긴 흐름 속에서 의학에 영향을 끼치면서 발전을 계속하였다. 따라서 역사의 상당 기간 동안 무술은 세상을 풍미했다. 물론 그렇게 될 때마다 반대파도 나타났다. 반대파 가운데는 무신론자들의 반대기 있는기 히면 유파를 달리하는 유신론자들의 반대도 있었고, 또 외부 세계라고 할 수 있는 지배 계급의 특별한 목적 때문에 반대하는 경우도 있었다. 그 밖에 무술 집단 내부의 각종 투쟁도 있었다. 또한 의학 진영으로부터의 반대도 있었을 뿐 아니라 의학 이외의 진영으로부터의 반대도 있었다.

여기서 지적해두지 않으면 안 되는 것은 고대사회라는 역사적인 조건 아래 생활하고 있던 사람들이 때로는 매우 복잡한 모순에 빠진 심리 상태가 되었다는 점이다. 경우에 따라서는 똑같은 사람이 무술에 어느 때는 찬성했다가 어느 때는 반대하며 모순된 의견을 펼쳤다. 또 혹자는 무술의 일부 내용에는 찬성하면서 다른 부분에 대해서는 반대하기도 했다. 이러한 정황은 언제 어디서나 있을 수 있는 것으로 그렇게 특이한 것이 아니다.

무술에 반대했던 가장 오래된 기록은 『사기』 편작전이다. 편작은 질병에는 여섯 가지 불치병이 있다고 주장했는데 그 가운데 "무를 믿고 의를 불신하는 자는 6불치에 속한다"고 하는 구절이 있다. 이것은 무사와 무술에 대한 최초의 도전이다. 다만 이 주장에서 알 수 있는 것은 무와 의의 분리가 일찍이 춘추전국시대에 시작하여 서로 격렬하게 투쟁했다고 하는 것은 일종의 오해에 따른 것이라는 점이다. 그 이유로는 다음과 같은 것을 생각해볼 수 있다.

1. 편작의 의학 활동 자체가 무술적 색채를 띠고 있다는 점이다. 그 하나의 보기가 "조간자(趙簡子)의 불오(불면증)를 살폈다"이다.

2. 편작은 "무를 믿고 의를 불신하는 자"는 불치라고 하고 있으나 실제로는 어떠했던가? 사람들은 때때로 의를 믿기도 하고, 또한 무도 믿는 것이다. 질병이 위급하면 의를 내팽개치더라도 낫기만 하면 되는 것이다. 이것은 역사적 한계이다. 무를 믿으며 의 또한 믿는 사람의 불치에 관해서는 편작은 다루고 있지 않다.

3. 어떤 정황에서는 의와 무가 종종 혼합되어 있으며, 의자가 무의 신분을 겸하는 일이 있는가 하면 무사가 약을 사용해 질병을 치료하는 일도 있다. 이 같은 사실은 중국의 고대로부터 수·당 시기까지 존재했던 객관적인 사실이다. 편작도 이러한 정황을 분석하는 것은 불가능했을 것이다.

이상과 같이 편작이 말한 '여섯 가지 불치' 라는 견해는 인식상 하나의 전환점이었다고 할지라도 당시에 의와 무가 분열해 있었다는 사실을 증명하는 것은 되지 못한다.

『여씨춘추』 진수에는 다음과 같이 적혀 있다.

"요즈음 세상은 복서, 주사 때문에 병이 더 덧쳤다. 그것을 비유하면 활을 쏘는 것과 같다. 쏘아서 적중하지 않으면 반대로 불러들여 닦는다(재난을 초래한다). 적중한다면 무엇이 득되는가? 대저 물을 끓이는데 끓으면 그친다. 끓는 것이 그치지 않으면 그 불을 제거하여 그치게 한다. 그러므로 무의의 독약은 마침내 그것을 제거하고 다스려야 한다. 그러므로 옛사람들이 그것을 천하게 여기고 그것을 말째로 삼았다."

여기에 반영되고 있는 것은 점이나 기도에 대한 불만스런 정서이다. 다만 그러한 심정은 무술 자체에 대한 명확한 반대에서 나온 것이 아니다. 점이나 기도 따위의 무술적 활동은 귀신을 제압해서 복종시킬 수 없고 반대로 귀신에게 보복을 받아 역병이 엄중하게 된다고 여겼던 것이다. 인용문의 진의는 의와 무를 깡그리 배제해버린다면 이 세상에는 질병도 없어지고 귀신도 배반해서 보복하는 일은 없을 것이라는 데 있다. 이 견해는 귀신관을 기초로 하고 있으며 의약을 모조리 폐지해야 한다는 것이다. 즉 일종의 과격한 생각이라고 할 수 있다. 글 가운데 '독약' 이라고 한 것은 고대인의 생각에, 약물에 치우친 성질이라는 것이 있기 때문에 독이라고 지칭한 것이다. 어떤 학자는 이 문장 가운데 제1구절만을 끄집어내서 무술의 미신적 관점을 단호하게 반대하는 입장에 서서 타협할 만한 가치가 없다고 논하고 있다. 그러나 실제로는 그 반대이다. 이 한 문장만 보더라도 당시 사람들은 무와 의를 일체로 논하고 있었음을 알 수 있다. 그렇지 않다면 어째서 진나라 시황제가 분서갱유를 했을 때 의학과 복서, 식수(植樹)에 관한 책만을 예외로 다루었을까.

당연한 일이지만 의약적 형식과 결합하지 않는 단순한 무술적 내용은 사람들에게 믿음을 주기 어렵다. 『좌전』에는 "비록 그가 축도를 잘한다고 할지라도 어찌 억조의 저주를 감당할 수 있을까!"라고 적혀 있으며, 무술로써는 민의를 이겨낼 수 없다는 생각을 드러내고 있다. 기원전 458년 초나라 소왕이 병을 앓게 되었을 때 점치는 자가 "황하의 귀신이 빌미를 지었다"고 해서 대부가 교제(郊祭)를 지낼 것을 청했는데 왕은 허락하지 않았다. 공자가 병을 앓게 되었을 때 자로가 그를 위해 기도를 하고자 했으나 공자로부터 거절을 당했다. 『소문』 오장별론편에는 "귀신에 구애받는 자는 지극한 덕이 있다고 할 수 없다"고 적혀 있으며, 의학 이론에서는 일찍부터 '귀신론'을 반대하였다.

전한 때의 『회남자』와 『사기』 등은 유신론에 대해 비판적인 태도를 취했다. 후한 때 왕충은 『논형』 가운데서 유신론 중의 복화, 생사, 귀신, 복서, 변수, 일기 따위에 대해 빼놓지 않고 비판을 가하고 있다. 그러나 무술 속의 '골상'에 관해서는 굳게 믿고 의심하는 바가 없었다. 이러한 사실은 무술적 관념이 어느 영역에는 침투하는 데 장애가 되었으나 무와 의가 혼합해 있는 현상을 근본적으로 개혁할 수는 없었다. 『한서』 원고 조착전에는 "무의를 설치해서 질병을 구제하도록 했다"고 했다. 한나라 때에는 '고'를 제거한다고 하는 대사건이 있었으며 '고독'을 탄압, 단속하고자 했다. 그러나 이처럼 있지도 않은 터무니없는 일을 수사해서 금지한다는 것은 도리어 민중에게 '고독'을 믿게 하는 것이 되어 그것이 물결처럼 크게 퍼져나갔었다.(본서 '무술적 병리' 1장의 상관 내용 참조)

당연한 일이지만 지배자는 무의가 말하는 장생불로를 토대로 해서 개개인에 대해 효험을 드러내지 못하는 무의에 대해서는 단속하여 징벌을 가했다. 그러나 그것도 그들의 귀신에 대한 숭배와 장생에 대한 갈망에 영향을 끼치지는 못했다. 한나라 무제는 난대(欒大)와 소옹(少翁)을 죽였으나 계속해서 선약을 구하고자 했다. 3국의 하나인 위나라 명제는 무사인 수춘농민이 아무런 효험도 드러내지 못한다고 해서 죽였으나 질병을 고친다고 하는 '성수'는 믿었다. 기도에 의한 질병 치료는 왜 금지되었던 것일까. 무의의 활동이 통치자 자신의 이익에 영향을 끼쳐 손해가 될 경우에 한해 통치자는 금지령을 내렸던 것이다. 수·당 시기에는 축고를 금했고, 당나라 이립백이 만든 단제(丹劑)를 제(帝)가 복용하고 등에 종기가 생겼다고 해서 의종에게 죽임을 당했다.

이 밖에도 제왕과 관리 가운데 큰 담력과 탁월한 식견으로 무의를 단속, 탄압한 자가 있었는데 그것은 송나라 이후에 많았다. 그들은 사회의 기풍을 호전시키기 위해 노력하였던 것이다. 이를테면 기원 1117년 송나라 휘종은 6월 임오 무당과 박수를 금하는 조칙을 내렸었다. 송나라 때 주담(周湛)은 관리가 되어 계주에 이르렀는데 현지의 풍속은 의료에 관해서는 알지 못하고 환자가 생기면 기도에 의한 소멸 의식을 거행하고 무축으로 치료하고 있는 것을 보았다. 그는 옛날 처방책을 꺼내어 그것을 커다란 돌에 새겨놓고 의약을 널리 전파하게 했다. 이로부터 사람들은 병이 들면 처방에 따라 약을 사용하여 치료했다고 한다. 송나라 때 유이가 건주지사가 되었을 때 현지인들의 귀신 숭배 사상을 개혁하기 위해 무술사 3천7백 집을 봉쇄하고 그들에게 직업을 바꾸게 하여 풍속을 새롭게 했다고 한다.

1301년, 원나라 성종은 조칙을 내려 탁발승, 음양의 무당과 박수, 도인, 주사에게 먹을거리 주는 것을 금지하였으나 그 뒤에 다시 바뀌었다. 1392년 전후에 원나라 조정에서는 3회에 걸쳐 조칙을 내리고 석, 도, 의, 유, 복서하는 자를 모집했다. 아울러 바로 그 직전에 의, 복, 장인을 사면하고 그 기능이 탁월한 경우에는 그 자손을 채용했다. 이와 같이 의, 복, 장인의 자손을 채용해 그 직업을 충실하게 했다는 사실은 『원사』 영종2본기 제28에 있다.

명나라 때 임순태는 자신의 살을 베어낸다고 하는 할고(割股)요법을 금지하도록 제기하고 있다. 그의 비판은 봉건적인 윤리적 각도에서 하는 것이지만 자신의 살로 어버이를 치료하는 일은 '무지몽매'한 짓이라는 것을 명백히 밝히고 있다. 당시의 조건으로 본다면 대단히 용기 있는 주장이라고 할 수 있다.

무의에 대한 금지와 탄압에도 경중이라는 것이 있었다. 즉 일률적으로 탄압해서 단절시켜버린다면 의약 지식을 전파할 수 있는 사람이 사라진다는 교훈을 사람들은 얻기 때문이다. 『청사고』 배솔도전에는 "의복, 성상은 왕왕 그 술을 빌려서 민을 현혹시킨다. 그러므로 비록 사교가 아닐지라도 마땅히 즉시 엄벌에 처해야 한다. 상은 매우 기뻐할 것이다"고 적혀 있다.

의학도 이 금지 대열에 끼어들게 된 것은 편파적인 실수를 면할 수 없다.

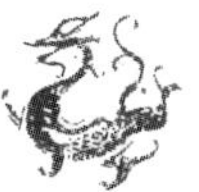

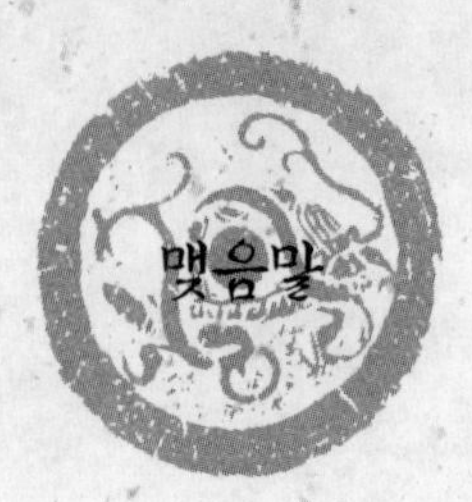

영국의 조지프 니담 박사는 에든버러에서 있었던 과학 기술 심포지엄에서 다음과 같이 주장했다. "누가 심신의 상관 개념이 미래의 의학 속에서 어떻게 발전할 것인가를 알 수 있을까? 이 방면에서 중국 전통 과학의 복합적 사상은 과학이 계속해서 발전한다고 하는 정황 아래서 사람들이 상상하는 이상으로 크게 작용을 하게 될 것이다."

무(巫)가 되든 의(醫)가 되든, 그 밖의 과학 기술과 문화적 형식이 되든, 인간이 세계와 인간 자신에 대해 갖는 미망은 공통적인 것이다. 마찬가지로 중국이든 그 밖의 다른 나라이든 '무술'이 완전히 소멸되는 일은 없을 것이고 때에 따라서는 새로운 형식과 내용을 갖고 더욱 급속도로 퍼지는 일도 있을 수 있다.

필자는 다음과 같이 예언하는 바다. 시대의 진전에 따라서 무술적 개념도 변화하여 지난날의 무술적 형식과 끊임없이 갱신되는 무술적 형식 사이에는 격렬한 충동이 벌어질 것이다. 그와 동시에 무술과 의학을 포함한 현대 과학과의 융합은 더욱 강화되어서 무술과 그 밖의 과학과의 경계는 나날이 불투명해질 것이다.

기공학의 급속한 발전은 우리들이 전통에 대해 갖고 있는 어떤 편견을 수정하도록 우리들에게 압박을 가하고 있다. 역사란 정지해 있는 것이 아니라 끊임없이 발전하고 있는 것이다. 따라서 하나의 고정된 모형으로써 전통 문화를 평가해서는 안 되는 것이고 동태적인 관점에서 전통 문화를 관찰하여 선택하지 않으면 안 되는 것이기 때문에 거기에 대한 연구 공작에 힘을 쏟지 않으면 안 된다. 기공학을 보기로 든다면 그것은 고대 의학과 무술이 서로 교류하며 융합하는 과정에서 생긴 것으로 일종의 무술적 형식을 갖는 의학과 보건적 방법이다. 그것은 오늘날 인류사회에 있어 매우 귀중한 자산인 것이다.

우리가 이미 보아온 것처럼 중국인의 조상은 기공학을 창조하고 발전시키면서 그것을 의료 실천 속에서 운용해왔다. 다만 명·청 이후에 그때까지 발전해왔던 기공학은 쇠퇴하고 조락해버렸기 때문에 근대 의학의 연구 가운데 기공의 작용과 지위는 거의 무시되었다. 혹자는 기공학에는 아무런 전망도 보이지 않는다면서 의학 밖으로 배척하기도 했다. 그런데 오늘의 역사는 다시금 기공학을 새롭게 발견해서 그것을 선택하게 된 것이다. 오늘날 의학 연구의 중요 과제로서의 기공학은 인체과학이 인류의 첨단 과학으로 나아가기 위한 가장 유망한 돌파구가 될 것이다. 기공학의 전도가 대낮처럼 훤하게 밝다는 것은 의심의 여지가 없다.

오늘날 기공학이 바야흐로 광범하게 퍼져 발전하는 것을 눈앞에 두고 우리들은 기뻐하기도 하고 혹은 걱정도 하고 있다. 기뻐한다는 것은 민족의 유산인 기공학이 이처럼 훌륭하게 발전할 수 있는 조건이 있기 때문이다. 이는 1979년의 부흥으로부터 1988년까지 겨우 10년이라는 짧은 기간에 거대한 성과를 올렸을 뿐 아니라, 국제적으로도 크게 영향을 끼치게 되었다는 사실이다. 한편 걱정된다는 것은 지금까지 꽤 오랫동안 우리들은 기공학의 연구와 정리를 해오지 않았기 때문에 우리들의 기공학 이론이 아직도 불충분하다는 점이다. 이 점에 주의를 기울인다면 왜 기공학의 많은 유파가 정리되고 있지 않는 것일까? 왜 기공학의 고대 저작이 충분하게 연구되고 있지 않는 것일까? 일부의 중요한 술어와 명사에 왜 권위 있는 해석이 없는 것일까? 등등의 까닭을 알 수 있게 될 것이다.

필자가 다시 한번 더 주의를 기울이고 있는 것은 중국 역사상 문화사조의 발전이 항상 폐단을 바로잡고자 하다가 거꾸로 망가지는 현상을 보이고 있다는 점이다. 그만큼 문화 연구가 구부러진 길로 달린 것이 보통이고 때에 따라서는 그릇된 길로 끌고 가는 일도 있었다. 현재 기공학의 발전에도 그러한 작은 싹이 나와 있다는 점에 주의하지 않으면 안 된다. 이 점은 매우 우려되는 바이다. 기공학의 연구는 전략적 문제이기도 하므로 반드시 하나의 통일적인 대규모 계획을 세울 필요가 있다. 다만 목전의 중국 국내에는 그러한 계획이 없기 때문에 기공학의 장래 발전에 일정하게 마이너스 영향을 끼치게 될 것은 뻔한 일이다.

당연한 일이지만 목전의 기공학 연구는 국내의 각 영역에서 폭넓게 전개되고 있다. 중국의 의와 무의 관계에 관한 연구는 이제 겨우 막이 올랐을 뿐이다. 중의학의 문화적인 배경을 둘러싼 연구에 대해 사람들의 관심이 나날이 높아가고 있다. 얼마 전 개최되었던 국제의학기공학술교류회의 제1회 심포지엄에서 필자는 다음과 같이 예언을 했다. "국제적인 규모로 기공을 학습하고 운용해서 신체적 건강을 도모하고자 하는 열풍이 일어나게 될 것이다. 중국의 기공은 세계를 향해 전진하고 있다"고. 이 책을 마감함에 이르러서는 스스로 예언한 전도에 대해 더욱더 확신을 갖는 바이다.

  건강과 장수. 그것은 유사 이래 거의 모든 사람들의 소망일 것이다. 그래서 뜻있는 사람들은 예부터 건강하게 오래 살기 위한 양생술을 연구해왔으며 또 지금도 연구하고 있을 것이다. 그리고 역자 역시 누구 못지않게 건강의 소중함을 깨닫고 건강하게 살 수 있는 방법을 찾아 40여 년이 넘도록 오늘도 연구에 골몰하고 있다.

  그러던 작년 어느 날 에디터 출판사 김석성 사장님께서 의학박사 전홍준님의 소개라면서 찾아와 중국인민출판사 발행, 치하오 지음『중국 양생술의 신비 ─ 의술·무술·기공』이라는 책을 내놓고 번역을 부탁했다.

  시간을 내서 일독을 했던바 건강 연구에 매우 귀중한 자료가 되겠다 싶어 번역에 손을 대기 시작했다. 그런데 번역해가면 갈수록 책 속으로 빨려들어가면서 마침내 마지막 쪽을 마무리할 무렵에는 형용할 수 없는 감동으로 들뜨는 기분이었다. 그것은 이 책을 통해 수많은 중국 고전들을 부분적으로나마 맛보면서 150일이라는 결코 짧지 않은 세월에 걸쳐 번역을 해내게 되었다는 성취감 때문만은 아니었다. 오히려 저자의 폭넓은 지식이 부러웠으며 나아가 유물주의를 국가 체제로 하고 있는 사회에서, 게다가 과학 지식을 지상으로 하고 있는 의학도가 관념론의 산물인 무술과 기공을 심도 깊게 다루고 그것들의 장래에 대해 긍정적으로 평가하고 있는 데 대한 감동이기도 한 것이다.

저자 치하오는 샤머니즘, 즉 무술이란 인류의 종말까지 존속해갈 것이라고 전망하고, 또 기공에 대해서는 그 전망이 대낮처럼 밝다고 결론을 내리고 있다. 참으로 공감이 가는 바가 크다.

역자의 견해라면 21세기에는 유심과 유물의 조화, 정신과 육체의 통일, 즉 유심론과 유물론의 조화 통일이라고 믿기 때문이다.

지금 지구상에는 4백여 종에 이르는 건강 이론이 있어 사람들로 하여금 많은 혼란을 갖게 한다. 그런데 역자의 생각으로는 이 한 권의 흥미진진한 책이 그러한 혼란을 어느 정도 다잡아줄 뿐 아니라 평소의 생활 속에서 건강을 관리해 나가는 데 있어서 많은 도움이 되리라 믿는다.

끝으로 이 같은 훌륭한 내용을 담고 있는 책을 번역하도록 배려해주신 의학박사 전홍준님, 그리고 에디터 출판사 사장 김석성님께 감사드리며 건승을 빌어 마지않는다.

2003년 3월 정 민 성

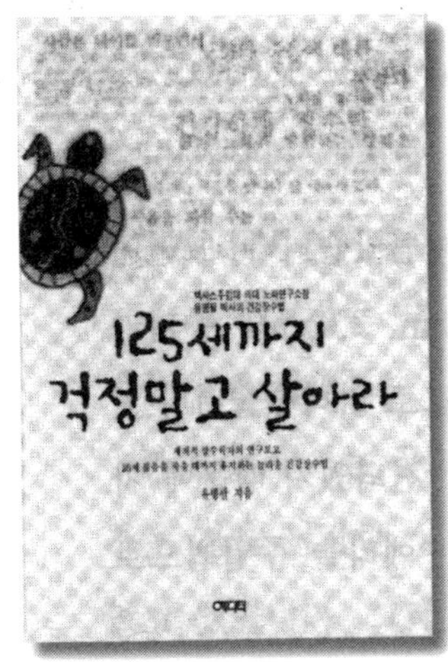

125세까지 걱정말고 살아라

유병팔 지음 (텍사스주립대 교수)

1997년도 삼성문화대상 수상저작
미국 국립보건원 지원대상 연구 프로젝트

사람은 나이를 먹으면서 몸의 생리적 기능이 쇠퇴하고, 그에 따른 질병이 생기며, 마침내 죽음을 초래한다.
이것이 노화와 죽음에 대한 일반적인 이해이다. 하지만 이런 인식은 수정되어야 한다.
노화란 결코 나이를 먹으면서 일너나는 자연적인 현상이 아니다.
노화는 스스로의 불찰과 노력 부족이 빚은 결과일 뿐이다. 다시 말하면, 노화를 방지하기 위해 노력한다면
몸의 생리적 기능은 노화되지 않을 것이며, 어떤 질병에도 걸리지 않고 오래도록 살 수 있다.

　사람은 왜 늙는 것일까. 죽을때까지 건강하게 오래 살 수는 없을까. 인간의 생로병사의 비밀을 연구하는 미국 텍사스주립대 보건과학센터 한국인 교수 유병팔 박사는 그 대학이 자랑하는 세계적 노화연구소 팀장을 맡고 있으면서 평생 동안 노화연구를 해오고 있는 학자다. 유박사는 각종 연구결과를 토대로 인간은 절식과 운동을 통해서 건강하게 오래 살 수 있다고 말한다.

　미국 국립보건원(NIH)으로부터 매년 1백20만 달러의 연구비를 지원받고 있는 세계적 노화연구자인 유박사는 '사각형의 죽음'을 말한다. 즉 인간의 생리학적 최절정기인 25세때의 젊음을 죽을 때까지 수평으로 유지하고 있다가 어느날 갑자기 죽는다는 것.

　유박사는 이 책에서 병없이 125세까지 사는 비결을 세계 노화연구학계의 최신 연구결과를 가지고 흥미 진진하게 소개하고 있다. 유병팔박사는 이 책의 출간으로 1997년 삼성문화대상(상금 1억원)을 수상했다.

주요 내용

사각형의 스타일, 무병장수의 비결 / 나이와 노화는 일치하지 않는다 / 나의 노화 채점표 / 작고 마른 사람이 오래 사는가
장수는 유전되는가 / 아침식사, 꼭 해야하는가 / 공해도시, 운동해야 ㅏ나 말아야 하나 / 매끼의 반주, 좋은가 나쁜가
뇌의 노화는 일어나는가 / 치매 7가지 유형 / 지금 미국은 대두 햄버거가 인기 / 나이가 들면 탈수현상 일어나기 쉽다
노화는 독성산소가 촉진한다 / 많이 먹으면 독성산소도 많이 나온다 / 식탁이 소박해야 오래산다 / 비타민은 노화방지 약이다
단백질 섭취는 얼마나 해야 하나 / 떠오르는 스타. 식물성 섬유를 먹어라 / 운동으로 노화 방지를 할 수 있는가?
80세까지도 성생활을 즐긴다 / 정력제는 없다 / 쥐의 일생에서 내 일생을 읽었다 / 단조로운 생활이 좋다 / 125세를 젊게 사는 비결…

신국판 / 325쪽 / 값 7,500원　**에디터**

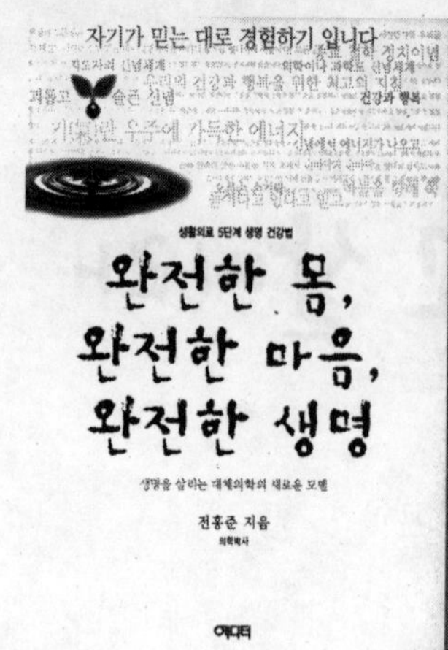

완전한 몸, 완전한 마음, 완전한 생명

전홍준 지음 (의학박사)

생명을 살리는 대체의학의 새로운 모델

질병을 다만 신체의 부분적인 문제로만 취급해 온 종래의 의학적 시각에서 벗어나 의식, 몸, 환경, 문명구조를 하나의 생명으로 통찰하는 '전체적 생명의학'의 방법과 원리를 추구하고 있다.
「생활의료 5단계 건강법」을 통해 생명의 본성에 따르는 완벽한 행복을 찾는 길을 제시.

세상의 모든 일은 '자기가 믿는 대로 경험하기' 입니다. 세상만사와 우리들 각 개인의 어떠한 일도 '믿는 대로 경험한다'는 원리와 공식을 벗어나지 못합니다. 모든 종교, 철학, 정치이념도 실은 뛰어난 지도자의 신념체계이며 '믿는 대로 경험한다'는 공식 내에 있습니다. 의학이나 과학도 신념체계이므로 '믿는 대로 경험한다'는 원리가 우리의 건강과 행복을 위한 최고의 지침이 되는 것입니다. 괴롭고 슬픈 이념이나 상념은 질병이나 고통을 경험하게 하고, 밝고 고운 신념이나 상념은 건강과 행복을 경험하게 합니다. 즉 내가 평소에 믿는 바가 나의 육신과 생활에 그대로 나타나는 것입니다. - 본문에서

주요 내용

자신이 믿는 대로 경험한다 / 건강과 행복을 부르는 신념 / 건강한 몸과 마음을 위한 생활의료 5단계 / 화해와 축복의 산책 / 암 발병의 심리적 배경 / 어두운 신념, 상념, 감정 지우기 / 기는 곧 신념의 힘 / 토마토 농장의 기적 / 단식과 생식이 난치병을 낫게 한다 / 물리적 현실 다스리기 / 죽음에서 해방되기, 빛의 명상법 / 서로 다른 관점에서 보는 의학 / 대체의학에는 독특한 장점이 있다 / 암 환자 수술에서 얼마나 고쳤소? / 의학의 근본은 의식의 탐구 / 기-그 생명에너지 / 생명의 본성대로 사는 길 / 이 세계는 집합 의식의 반영…

신국판 / 337쪽 / 값 7,500원　　**에디터**